JN297605

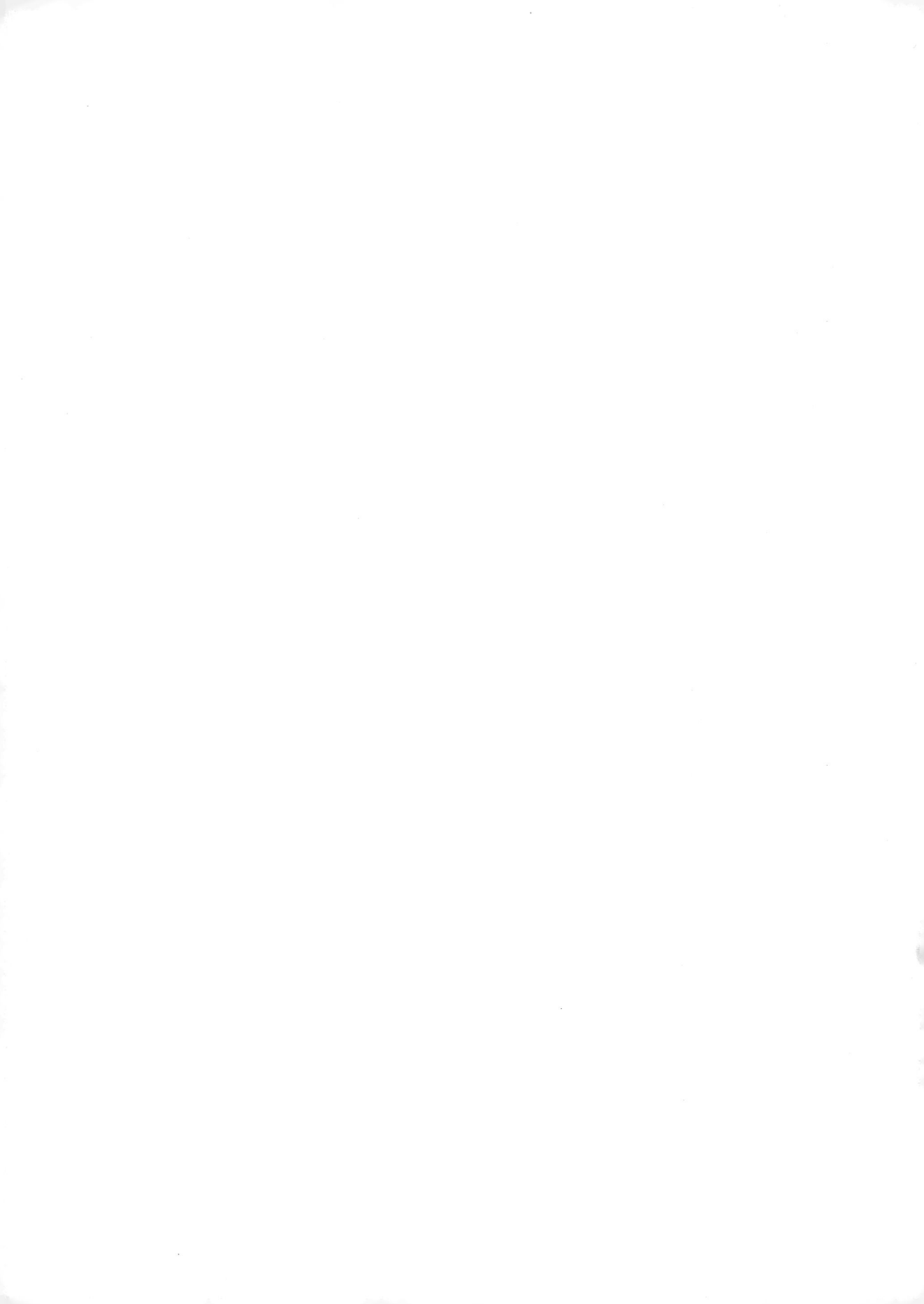

わかば病院版
WAKABA HOSPITAL

医療安全対策総合ハンドブック

看護・医事・医療技術部門必携

医療法人相生会 わかば病院
医療安全総合対策委員会 編

序　文

医療施設における安全対策

　医療を施すことは、ほとんどの場合、多かれ少なかれ侵襲的である。それも多くは直接目に見えない人間の体の内部に、神ではない人間が行わなければならない行為である以上、おそらく、以前から患者に生じる損害を最低限に抑える努力をすることは、他の領域と比較しても遜色なかったものと思われる。

　一方、人間は必ず誤りを犯すという人間工学の指摘もあり、残念なことながら、患者さまの取り違えといった重大なレベルでの医療事故も起こることがある。このため、医療安全があえて叫ばれるようになった当初は、事故が発生したときに、被害を最小限度に食い止めることを第一とした、いわゆる「事故処理」の方法論が主体であった。

　当然のことながら、それがある程度完成された後、現在は事故の予防に対する取り組みが主体となってきている。しかし、やはり人間の行動原理を考えれば、個人の努力による自己の軽減には限度があり、個人の責任に頼るものではなく、組織として、システムとしての予防力の発揮が必要である。あらゆる医療施設がこの問題に取り組んでいる今日、当院でも日夜この問題に取り組んでいる。

　本書は、医療法人相生会　わかば病院のスタッフが、この問題に取り組んだ努力の跡をまとめたものとなっている。ただ、残念ながら、組織やシステムは、完成した瞬間から陳腐化するという至言もあるように、すでに現在の当院のシステムと一部違っている個所がある可能性がある。したがって、一つひとつの内容をそのまま評価するのではなく、努力する方向性や方法論を読み取ったり、システムを検討するたたき台に利用したりしていただけると少しは、お役に立てるものと考える。

2013年1月

　　　　　　　　　　　　　　　　　　　　　医療法人相生会　わかば病院
　　　　　　　　　　　　　　　　　　　　　　病院長　南雲　俊之

はしがき

　医療の進化は学問・技術・医療機器の開発とともに大きな成長と成果を遂げています。私たちが健康で健全な社会生活を営んでいくうえで、医療の進歩はこのうえない喜びであり、それに従事する私たち医療従事者にとっては誇りであります。

　「人の命を守る」「人の痛みを取る」「人の苦しみを楽にする」など全人的な医療を行うためのプロセスにおいて、医療チームの団結・パートナーシップは重要な要素の一つと考えられます。それぞれの専門職集団は自分の領域を越えて多職種間の相互理解を深め、情報を共有し、協働して医師の治療方針を適切に進めていく、それが安全の第一歩であるといえるでしょう。

　医療職はいつでも・どこでも・誰にでも常に適度の緊張感を持ち、倫理的感性を磨き、医療のプロ意識を最大限に発揮させながら患者さまや医療従事者間のコミュニケーション不全を起こすことなく、安全な医療・看護を提供しようと努めています。

　しかし不幸なことに医療事故・医療過誤は後を絶つことはありません。最近では小さいものまで数えれば交通事故より多いとさえささやかれていることもまた悲しい現実です。医療が進化すればするほど、それに併行する医療事故・医療過誤防止対策の質の向上に努力していくことが求められますが、医療人のヒューマンエラーに至った深層心理の追及や時代の変化に伴う環境改善やシステム構築など、組織として取り組むことの重要性が問われているといえるでしょう。同時に一人ひとりの医療従事者たちは、自らの自己責任を意識的に全うすることが求められます。そういった危機管理意識の育成は危険を予見したり、回避できたりするもので医療事故を未然に予防するための絶対的な要件となるはずです。

　医療法人相生会　わかば病院の危機管理意識において課題であると考えられる問題点は、高度救急医療を担う医療機関も中小規模の慢性期医療を担う医療機関も適切な安全対策・医療事故防止対策になんら変らない遂行レベルが必須であることを全職員が再認識していくことでした。

　そこでこの課題解決に向けての取り組みとして、危機管理意識の高い職場風土の構築と、医療行為の標準化を再点検することを目標に『医療安全の指針』の見直しを行いました。2009年が2回目の見直しであり、2012年は3回目の見直しとなりましたが今回は組織的な関与が行われたことで、病院全体の士気が上がり、各部門の専門性を発揮した建設的な介入が行われたことは医療安全管理者としてまた担当者として組織の成長を実感しました。

本書は、紙面の都合で、その全文を掲載することができませんが、「医療安全の指針」総論を中心に掲載しています。本書の構成として『医療法人相生会　わかば病院の概要』『医療安全体制確立への取り組み』『安全の指針総活編』『システムと運用の実践編』『各種マニュアル編』『図・表の資料紹介』の６つに大別しています。

　多種の専門職集団が医療を必要とする対象のために、一つのチームとして着実に治療のプロセスを協働し最善・最短のアウトカムを追及していくことは当たり前のことですが、そこには高度な知識やテクニック、そして質の高いコミュニケーションが備わってこそ達成できるものといえます。

　いつ、どのような場面で、どんなスタッフが揃い、どんな医療が求められるかわからない未知の部分も多い医療現場は、万全を期する時ばかりではありません。

　このようなとき、組織として医療安全に対する組織の考え方を示した基本方針が明確であり、基準や手順による業務の標準化が図られていることは、患者さまにとっても職員にとっても安心と信頼のよりどころといえるでしょう。ひいては医療者も患者さまも家族さまもともに協力して、最善の医療を納得する中で実施していくことが重要だと考えられます。

　医療機関には必ず設置されている「安全の指針」ではありますが、当院では医療安全管理者養成研修を修了したメンバーが研修での学びや紹介された文献を参考に、自院に適応する実践活用に十分可能なものを可視化しようと、医師およびコ・メディカルと連携しながら協議・検討を重ね作成してきました。

　５～７日間にわたる医療安全管理者養成研修はこの土台づくりに欠かすことのできない基礎知識を習得する場であり、安全管理の視点を十分に養うことができる意義深い研修です。この研修を忠実に習い院内展開してきたことは大きな価値を生むこととなりました。毎年の養成者の修了に合わせて「安全の指針」や医療事故防止マニュアルの見直の機会としてきましたが、新たな知識の吸収や方略の改訂などの地道な進化を遂げてきたと言えます。

　医療安全管理体制の確立とは、組織が正しく機能し、活発な活動が行われ、医療事故防止に向けた具体的改善がなされ、日々更新されるものでなくてはならないと考えます。

　最後に、この医療安全の指針・事故防止対策マニュアルの作成に当たり、日本看護協会・日本医療機能評価機構・日本赤十字社・医療安全管理者養成研修講義資料等をはじめ、多くの文献を参考にさせていただき学習しながら完成できましたことに心より感謝申し上げます。

平成13年１月

　　　　　　　　　　　　　　　　　　　　医療法人相生会　わかば病院
　　　　　　　　　　　　　　　　　　　　医療安全管理者（兼）看護部長

　　　　　　　　　　　　　　　　　　　　　　小宮　美恵子

医療法人相生会　わかば病院版

医療安全対策総合ハンドブック

序　文（病院長　南雲俊之）／1　　はしがき（医療安全管理者　小宮美恵子）／2
本書の構成　／13　　わかば病院の沿革　／14
わかば病院の概要　／15　　わかば病院の組織図　／16
わかば病院医療安全管理の機能図　／17
わかば病院医療事故防止対策委員会の位置づけと報告経路図　／18

総　論

わかば病院　医療安全体制確立への取り組み　19
医療安全管理者（兼）看護部長　小宮　美恵子

Ⅰ　医療安全管理体制 …………………………………………………… 21
　医療安全管理対策への取り組み／21　医療安全の組織図と機能図／24

Ⅱ　医療安全管理指針 …………………………………………………… 25
　医療安全に関する基本的な考え／25　医療安全管理指針の構成／27　医療安全
　対策室の設置／32　医療安全対策室の業務／33

Ⅲ　医療安全管理者の業務指針 ………………………………………… 34
　医療安全管理者の位置づけ／34　医療安全管理者の業務／35

Ⅳ　今後の課題 …………………………………………………………… 51

Ⅴ　おわりに ……………………………………………………………… 52

第1編
医療安全管理指針　53

Ⅰ　医療安全管理指針 ………………………………………………………………………… 57
　医療安全に関する基本的な考え方 ……………………………………………………… 57
　1　総則 ……………………………………………………………………………………… 57
　　基本理念／基本方針／用語の定義／組織および体制
　2　医療安全対策室 ………………………………………………………………………… 59
　　医療安全対策室の設置／医療安全管理者の位置づけ／医療安全管理者の業務／感染
　　管理者の位置づけ／感染管理者の業務
　3　医療安全総合対策委員会の運営 ……………………………………………………… 61
　　医療安全総合対策委員会の設置／委員会の構成／委員会の任務／委員会の開催およ
　　び活動の記録
　4　報告等に基づく医療に係る安全確保を目的とした改善方策 ……………………… 62
　　報告とその目的／報告に基づく情報収集と調査／報告内容の検討等／その他
　5　医療安全管理者の業務指針 …………………………………………………………… 64
　　医療安全管理者の位置づけ／医療安全管理者の業務
　6　医療安全管理者のための指針・マニュアルの整備 ………………………………… 68
　　医療安全管理マニュアル等／医療安全管理マニュアル等の作成と見直し／医療安全
　　管理マニュアルの活用
　7　医療安全管理に必要な研修 …………………………………………………………… 69
　　医療安全管理のための研修の実施／医療安全管理のための研修の実施方法
　8　事故発生時の対応 ……………………………………………………………………… 69
　　救命措置の最優先／病院長への報告等／患者・家族・遺族への説明
　9　患者からの相談への対応 ……………………………………………………………… 70
　　患者相談・苦情処理に係る指針／自殺防止対策の指針
　10　その他 ………………………………………………………………………………… 75
　　本指針の周知／本指針の見直し、改訂／本指針の閲覧

Ⅱ　医療安全に係る各種安全管理指針 ……………………………………………………… 76
　1　医薬品安全管理指針 …………………………………………………………………… 76
　　基本理念／医薬品安全管理責任者の配置と業務／医薬品安全使用マニュアル／患者
　　への情報提供と説明

2　医療機器安全管理指針 ·· 78
　　医療機器安全管理責任者の配置と業務／医療機器の安全使用のための研修／医療機器の保守点検計画の策定、実施

　3　院内感染対策指針 ·· 79
　　院内感染対策に関する基本的考え方／院内感染対策のための委員会等／院内感染対策に関する職員研修に関する基本方針／院内感染発生時の対応に関する基本方針／患者への情報提供と説明に関する基本方針／その他院内感染対策推進のために必要な基本方針

　4　医療情報安全管理指針 ·· 81
　　基本理念／情報管理の基本方針／情報の定義

　5　輸血安全管理指針 ·· 84
　　輸血療法の考え方／輸血管理体制のあり方／輸血用血液の安全性／患者の血液型検査と不規則抗体スクリーニング検査／交差適合試験／血液製剤に関する記録の保管・管理／自己血輸血／実施体制のあり方／輸血に伴う副作用・合併症／細菌感染への対応

　6　褥瘡予防対策指針 ·· 94
　　基本理念／褥瘡／褥瘡予防／褥瘡対策に関する基本指針

　7　医療倫理指針 ·· 97
　　基本理念／基本方針

　8　患者相談・苦情処理に係る指針 ·· 98
　　基本理念／基本方針／実施体制／患者への情報提供と説明

　9　自殺予防対策指針 ·· 101
　　基本理念／基本方針／用語の解説／組織と体制

第2編
医療事故発生後の対応ガイドライン　105

看護基準：医療事故発生時の行動基準 ·· 107

Ⅰ　医療事故発生時の対応 ·· 108

　1．医療事故発生時の初期対応 ·· 108
　　A　事故発生部署での対応 ·· 108
　　B　医療事故の記録（経時的記録）·· 111

C　組織管理者の役割と責任 …………………………………………………………… 114
　　　D　具体的な対応方策 …………………………………………………………………… 115
　　　E　民事手続き上の証拠保全 …………………………………………………………… 119
　　　F　事故当事者および病院内職員に対して ………………………………………… 120
　　2．長期的対応 …………………………………………………………………………………… 121
　　　A　患者・家族への対応 ………………………………………………………………… 121
　　　B　事故当事者への対応 ………………………………………………………………… 122
　　3．事故調査 ……………………………………………………………………………………… 123

　Ⅱ　**医療事故に伴う看護職の責任** …………………………………………………………… 125
　　　医療事故に伴う法的責任の決定過程 ………………………………………………… 125
　　　（図）医療事故に伴う法的責任の決定経過 ………………………………………… 129

第3編
医療安全総合体制
医療安全に係る各委員会の運営規程と年間事業計画　131

　Ⅰ　各委員会規程 …………………………………………………………………………………… 133
　　　■医療事故対策委員会規程 …………………………………………………………………… 133
　　　■医療安全総合対策委員会規程 ……………………………………………………………… 134
　　　■リスクマネジメント委員会規程 …………………………………………………………… 136
　　　■医療倫理委員会規程 ………………………………………………………………………… 138
　　　■薬事審議委員会規程 ………………………………………………………………………… 139
　　　■輸血安全管理委員会規程 …………………………………………………………………… 140
　　　■褥瘡予防対策委員会規程 …………………………………………………………………… 142
　　　■院内感染対策委員会規程 …………………………………………………………………… 144
　　　■医療機器安全管理委員会規程 ……………………………………………………………… 146
　　　■臨床検査適正化委員会規程 ………………………………………………………………… 147
　　　■救急委員会規程 ……………………………………………………………………………… 149
　　　■医療ガス安全管理委員会規程 ……………………………………………………………… 150
　　　■透析機器安全管理委員会規程 ……………………………………………………………… 151
　　　■診療録管理委員会規程 ……………………………………………………………………… 152
　　　■防火管理委員会規程 ………………………………………………………………………… 153

■医薬品安全管理委員会規程 …………………………………………………… 156
■情報管理委員会規程 …………………………………………………………… 158

Ⅱ 各年間事業計画と委員会構成員・出席簿（平成24年度） ………… 159
■医療安全総合対策委員会年間事業計画／医療安全総合対策委員会 ……… 159
■リスクマネジメント委員会年間事業計画／リスクマネジメント委員会 …… 161
■医療倫理委員会年間事業計画／医療倫理委員会 …………………………… 163
■薬事審議委員会年間事業計画／薬事審議委員会 …………………………… 165
■輸血安全管理委員会年間事業計画／輸血安全管理委員会 ………………… 167
■褥瘡予防対策委員会年間事業計画／褥瘡予防対策委員会 ………………… 169
■院内感染対策委員会年間事業計画／院内感染対策委員会 ………………… 171
■医療機器安全管理委員会年間事業計画／医療機器安全管理委員会 ……… 173
■臨床検査適正化委員会年間事業計画／臨床検査適正化委員会 …………… 175
■救急委員会年間事業計画／救急委員会 ……………………………………… 177
■医療ガス安全管理委員会年間事業計画／医療ガス安全管理委員会 ……… 179
■透析機器安全管理委員会年間事業計画／透析機器安全管理委員会 ……… 181
■診療録管理委員会年間事業計画／診療録管理委員会 ……………………… 183
■防火管理委員会年間事業計画／防火管理委員会 …………………………… 185
■医薬品安全管理委員会年間事業計画／医薬品安全管理委員会 …………… 187
■情報管理委員会年間事業計画／情報管理委員会 …………………………… 189

第4編
医療安全管理指針　各種マニュアル編　191

（注：目次には紙面の都合により掲載マニュアルのみ記してあります。細部のマニュアルは扉（192ページ以降参照）に掲載してあります。

－医薬品－
第6章　病棟における医薬品の管理マニュアル ……………………………… 206
救急カート医薬品の運用・点検／病棟における定数配置医薬品の管理／〈フォーマット〉医薬品安全管理チェックリスト（2階病棟）／2階病棟定数薬品チェック表（処置室・ナースステーション内）／麻薬・毒薬・覚せい剤原料受渡し伝票類／向精神薬在庫数確認表／特定生物由来製品使用記録表

第12章　副作用発生時の対応マニュアル ……………………………………… 227
副作用とは／院内副作用発生時／緊急安全性情報通達時対応／〈フォーマット〉

夜間・休日特定生物持ち出し記録／薬局からの献血アルブミン25ーニチヤク払い出し・購入数チェック表／医薬品副作用等発生報告書／薬剤課入退室記録／資料・薬剤または医療材料　紛失・ロス・廃棄・破損、報告書／○○号室・内服トリプルチェック表／向精神薬定数薬申し送り簿／２階救急ボックス医薬品

－感染対策－

第６章　処置別感染対策マニュアル ……………………………………………… 236
調剤／中心静脈カテーテル／末梢静脈カテーテル／尿道カテーテル／人工呼吸器回路交換／経管栄養／褥瘡の処置／血液および排泄物の処理／口腔ケア

－輸血実施－

第９章　輸血実施手順マニュアル ………………………………………………… 251
輸血実施手順①輸血（オーダーから輸血開始まで）②輸血実施手順（輸血開始から終了まで）／夜間、時間外の対応／〈フォーマット〉夜間、時間外の血液発注フローチャート／輸血実施手順フローチャート／輸血過誤防止のチェックポイント／血液製剤発注票／輸血副作用チェック表（検査控）／血液請求箋（検査控）

第10章　輸血拒否患者対応手順マニュアル …………………………………… 266
目的／輸血拒否患者の受け入れ／輸血療法とインフォームド・コンセント／輸血の同意の努力／本マニュアル使用における手順および用語等の定義／輸血実施に関する基本方針／補足事項／〈フォーマット〉輸血拒否と免責に関する証明書（例）

第11章　輸血事故防止マニュアル ………………………………………………… 271
適正な輸血療法の選択／輸血の説明と同意書・承諾書の取得／患者血液の採血・輸血血液の申し込み／血液型／輸血の保管／輸血用血液バッグの受領／期限の厳守／血液の加温・冷却／血液への補液混合／輸血の準備／輸血副作用の予防と対策／輸血の開始／輸血中／不適合輸血時の対処法／輸血終了時／時間外輸血検査体制／血液製剤受け取りフローチャート

第12章　輸血副作用・合併症の対処法マニュアル …………………………… 278
輸血副作用の分類／輸血副作用の対処法／〈フォーマット〉副作用分類フローチャート／急性輸血副作用の診断項目表／症状別輸血副作用対応フローチャート／ABO型不適合輸血時のフローチャート

第14章　輸血緊急時対応マニュアル …………………………………………… 290
夜間・時間外に輸血を行う場合／緊急時の輸血（夜間・時間外を含む）／夜間・時間外の血液発注フローチャート

－褥瘡対策－

第３章　褥瘡予防マニュアル ……………………………………………………… 297
褥瘡の定義と発症メカニズム／褥瘡の好発部位／褥瘡発生要因／褥瘡の経過評価／体位変換／褥瘡の分類／褥瘡予防の方法／体圧分散寝具選択基準／スキンケア

―行動抑制―

行動抑制に関するマニュアル ･･ 306
行動制限の理念と概念／抑制についての指針／行動制限の目的と適応基準／身体拘束の実施基準／薬剤による抑制／看護記録における記載基準と観察事項／行動制限検討用紙について／抑制を解除する基準／〈フォーマット〉身体抑制フローチャート／行動制限に関する説明・同意書／行動抑制方法のご説明／行動制限検討用紙／行動抑制患者の評価と解除の基準

―転倒・転落―

転倒・転落防止対策マニュアル ･･ 316
転倒・転落の発生要因（状況・病状）／一般的防止対策／個別的防止策／転倒・転落予防の具体的留意点／転倒・転落危険度別対応策／転倒・転落が生じた時の対応／転倒・転落防止マニュアルの運用方法／〈フォーマット〉患者さま家族にお渡しする（転倒・転落防止対策）説明文と注意点／危険度別シグナル／『転倒・転落』アセスメントシート／『転倒・転落』アセスメントシート注釈

―患者誤認防止―

第1章　誤認防止マニュアル ･･ 331
目的／方法

第2章　外来患者呼出マニュアル ･･ 333
原則／職員の対応

第3章　入院患者識別バンド使用基準マニュアル ･･････････････････････････････････ 335
目的／リストバンド装着対象患者／説明と同意／リストバンドの作成／リストバンド装着部位／患者確認／リストバンド装着中の取り扱い／退院時のリストバンドの取り扱い／〈フォーマット〉リストバンド装着のお願い

―自殺事故防止―

自殺事故防止マニュアル ･･ 338
目的／自殺予防の対応手順（概略説明）／〈フォーマット〉入院時の危険物持ち込み制限の院内周知文書／自殺の危険因子／身体疾患患者の自殺の危険を高める要因／こころとからだの質問票／無断離院時の対応フローチャート／自殺発生時の対応／病院外の社会資源／社会資源の利用

第5編
医療安全管理指針　資料編　353

■院内掲示・わかば病院　医療安全の基本的な考え方 ･････････････････････････････････ 355

- ■院内掲示・わかば病院　院内感染対策の指針 …………………………………… 356
- ■院内掲示・わかば病院　患者さまサポートの基本的な考え方 ………………… 357
- ■医療安全対策・報告書および改善計画等の書類運用システム ………………… 358
- ■医療安全対策室：業務日誌 …………………………………………………………… 359
- ■医療安全対策室会議 …………………………………………………………………… 360
- ■医療安全ラウンドカンファレンス記録 …………………………………………… 361
- ■2011年度　医療安全推進月間キャンペーン ……………………………………… 362
- ■医療安全研修サマリー ………………………………………………………………… 363
- ■医療安全対策室からの「インシデント報告」に関する実態調査結果 ………… 365
- ■苦情対応カード ………………………………………………………………………… 366
- ■患者サポートチーム　相談業務日誌 ……………………………………………… 367
- ■患者サポートチーム　患者支援に関する実績記録 ……………………………… 368
- ■インシデント・アクシデント報告経路図 ………………………………………… 369
- ■インシデント報告分類基準 ………………………………………………………… 370
- ■医療事故報告書 ………………………………………………………………………… 371
- ■インシデント・アクシデントレポート（例） …………………………………… 372
- ■重要インシデント事例検討報告書 ………………………………………………… 374
- ■医療事故の概要調査書 ………………………………………………………………… 375
- ■医療事故および再発防止に資する事例分析ツール ……………………………… 376
  　　１．ヒューマンファクター：コミュニケーション（C）／２．ヒューマンファクター：訓練（T）／３．ヒューマンファクター：疲労・勤務体制（F）／４．環境（E）・設備機器（e）：（1）環境（E）／環境（E）・設備機器（e）：（2）設備機器（e）／５．ルール・方針・手順（R）／６．バリア（B）
- ■インシデント・アクシデント改善計画書 ………………………………………… 380
- ■インシデント・アクシデント改善報告書 ………………………………………… 381
- ■平成24年度　感染制御チーム事業計画 …………………………………………… 382
- ■感染制御チーム日誌 …………………………………………………………………… 383
- ■ICTチェック項目一覧（まとめ５月） ……………………………………………… 384
- ■感染制御チーム院内巡視報告書 …………………………………………………… 388
- ■第２回　感染対策地域連携カンファレンス資料 ………………………………… 389
- ■７月　感染対策ニュース …………………………………………………………… 390
- ■コードブルー要請マニュアル ……………………………………………………… 391
- ■コードブルー訓練評価項目 ………………………………………………………… 392
- ■救急カート内常備品 …………………………………………………………………… 393
- ■医療機器　修理・点検フローチャート …………………………………………… 394
- ■医療ガス設備日常点検記載簿 ……………………………………………………… 395

本書の構成

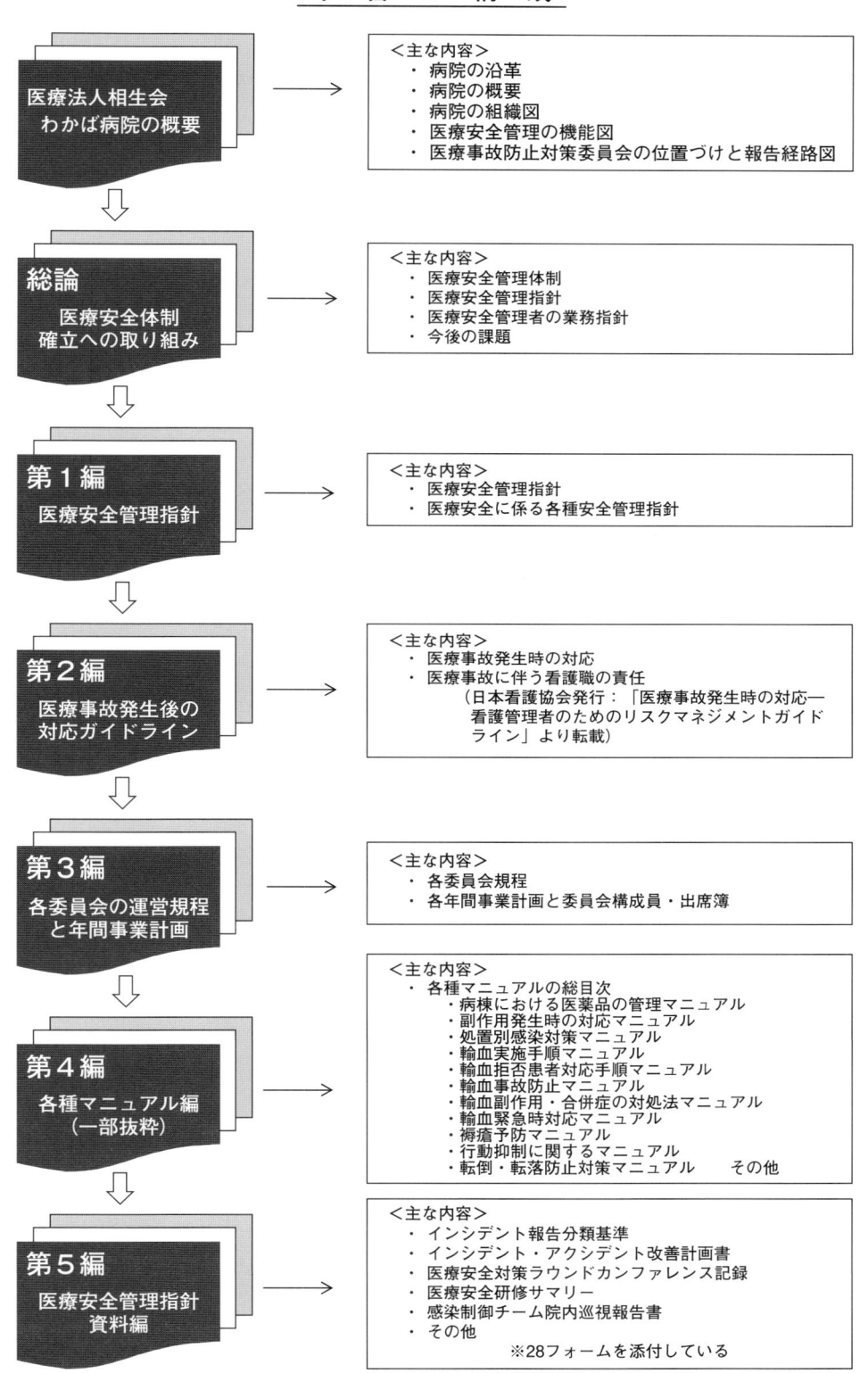

医療法人相生会 わかば病院の概要
→ <主な内容>
- 病院の沿革
- 病院の概要
- 病院の組織図
- 医療安全管理の機能図
- 医療事故防止対策委員会の位置づけと報告経路図

総論 医療安全体制確立への取り組み
→ <主な内容>
- 医療安全管理体制
- 医療安全管理指針
- 医療安全管理者の業務指針
- 今後の課題

第1編 医療安全管理指針
→ <主な内容>
- 医療安全管理指針
- 医療安全に係る各種安全管理指針

第2編 医療事故発生後の対応ガイドライン
→ <主な内容>
- 医療事故発生時の対応
- 医療事故に伴う看護職の責任
  （日本看護協会発行：「医療事故発生時の対応—看護管理者のためのリスクマネジメントガイドライン」より転載）

第3編 各委員会の運営規程と年間事業計画
→ <主な内容>
- 各委員会規程
- 各年間事業計画と委員会構成員・出席簿

第4編 各種マニュアル編（一部抜粋）
→ <主な内容>
- 各種マニュアルの総目次
  - 病棟における医薬品の管理マニュアル
  - 副作用発生時の対応マニュアル
  - 処置別感染対策マニュアル
  - 輸血実施手順マニュアル
  - 輸血拒否患者対応手順マニュアル
  - 輸血事故防止マニュアル
  - 輸血副作用・合併症の対処法マニュアル
  - 輸血緊急時対応マニュアル
  - 褥瘡予防マニュアル
  - 行動抑制に関するマニュアル
  - 転倒・転落防止対策マニュアル　その他

第5編 医療安全管理指針 資料編
→ <主な内容>
- インシデント報告分類基準
- インシデント・アクシデント改善計画書
- 医療安全対策ラウンドカンファレンス記録
- 医療安全研修サマリー
- 感染制御チーム院内巡視報告書
- その他
  ※28フォームを添付している

医療法人相生会　わかば病院の沿革

平成10年	2月	医療法人相生会　設立
	9月	開院式
	10月	わかば病院開設　108床（うち、療養型病床群　41床）
平成11年	4月	言語療法リハビリテーション開始
	6月	一般病棟3対1看護基準に
	9月	リハビリテーション部門、理学療法Ⅱ認可
	10月	日本透析医学会認定医制度施設に認定
	12月	透析センター新装オープン
平成12年	4月	日本腎臓学会研修施設に認定
	7月	透析室拡張（20ベッド　→　30ベッド）
平成13年	10月	2階病棟を2看護単位に拡張
平成14年	4月	リハビリテーション部門、言語聴覚療法Ⅱ認可
	6月	皮膚科増設
		外来診療時間の変更（午後4～6時　→　午後3～6時）
	9月	第2透析室増室（30ベッド　→　41ベッドに増設）
平成15年	4月	外科、呼吸器科増設
	9月	日本リウマチ学会教育施設に認定
平成16年	8月	日本静脈経腸栄養学会・
		NST（栄養サポートチーム）稼動施設に認定
平成17年	4月	日本透析学会専門医制度施設に認定
平成18年	1月	日本医療機能評価機構審査認定（Ver.5.0）
	4月	一般病棟入院基本料　15：1体制
		リハビリテーション新体制
		脳血管疾患等リハビリテーション科（Ⅰ）
		運動器リハビリテーション科（Ⅰ）
		呼吸器リハビリテーション科（Ⅰ）
	10月	療養病棟入院基本料　8割以上体制
平成23年	1月	日本医療機能評価機構審査認定（Ver.6.0）

医療法人相生会　わかば病院の概要

名　　称	医療法人相生会　わかば病院 院長　南雲　俊之
開 設 者	若松　良二
許可病床数	108床（一般病床　65床、療養病床　43床）
職員総数	170人（うち看護職員数　65人）
診療科目	内科・リウマチ科・呼吸器科・外科・整形外科 リハビリテーション科・皮膚科
施設基準	一般病棟入院基本料15：1　　　平均在院日数　47日 看護補助加算Ⅰ 療養病棟入院基本料Ⅰ　　　平均在院日数　118日 療養病棟療養環境加算Ⅰ 入院時食事療養・生活療養Ⅰ 検体管理加算Ⅰ 運動器リハビリテーション料Ⅰ 呼吸器リハビリテーション料Ⅰ 脳血管疾患等リハビリテーション料Ⅰ 地域連携診療計画退院時指導料 退院調整加算 医療機器安全管理料1 薬剤管理指導料 CT撮影マルチスライス加算 透析液水質確保加算2 医療安全対策加算2 感染防止対策加算2 がん治療連携指導料 患者サポート充実加算 退院調整加算 CT撮影およびMRI撮影 救急搬送患者地域受入加算
認定施設	病院機能評価認定（Ver.6） 禁煙認定施設 NST稼働施設認定 日本腎臓研修学会認定
関連施設	西片貝クリニック（有床診療所） 大胡クリニック 訪問看護ステーション西片貝 わかば病院居宅介護支援事業所 居宅介護支援センター西片貝

2012年7月1日現在

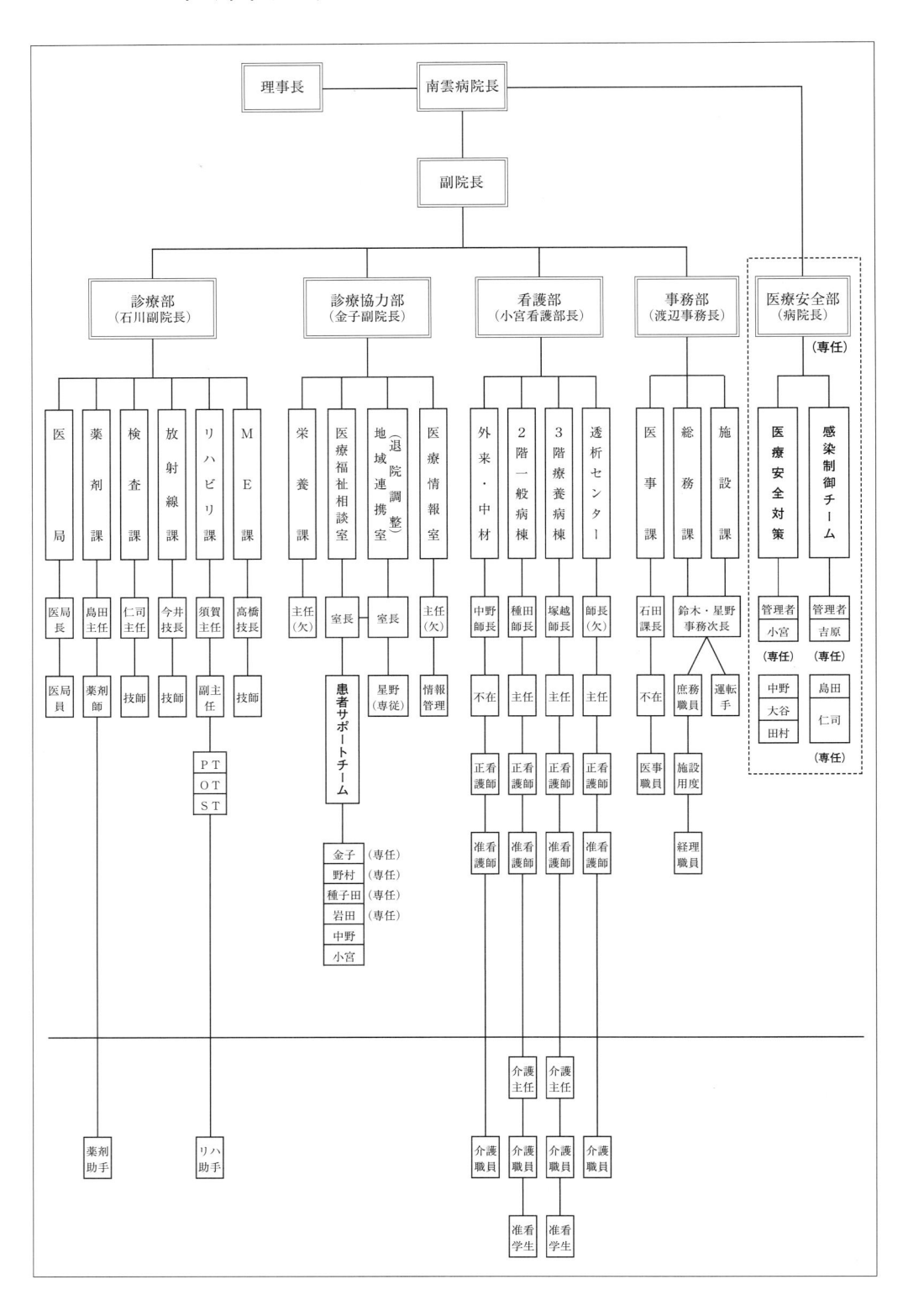

医療法人相生会　わかば病院の組織図

```
理事長 ─── 南雲病院長
              │
            副院長
              │
  ┌───────────┬───────────┬───────────┬───────────┬───────────┐
診療部       診療協力部    看護部       事務部      医療安全部
(石川副院長) (金子副院長)  (小宮看護部長)(渡辺事務長) (病院長)
                                                    (専任)
```

診療部（石川副院長）
- 医局 ─ 医局長 ─ 医局員
- 薬剤課 ─ 島田主任 ─ 薬剤師 ─ 薬剤助手
- 検査課 ─ 仁司主任 ─ 技師
- 放射線課 ─ 今井技長 ─ 技師
- リハビリ課 ─ 須賀主任 ─ 副主任 ─ PT/OT/ST ─ リハ助手
- ME課 ─ 高橋技長 ─ 技師

診療協力部（金子副院長）
- 栄養課 ─ 主任（欠）
- 医療福祉相談室 ─ 室長 ─ 患者サポートチーム
  - 金子（専任）
  - 野村（専任）
  - 種子田（専任）
  - 岩田（専任）
  - 中野
  - 小宮
- 地域連携室（退院調整）─ 室長 ─ 星野（専従）
- 医療情報室 ─ 主任（欠）─ 情報管理

看護部（小宮看護部長）
- 外来・中材 ─ 中野師長 ─ 不在 ─ 正看護師 ─ 准看護師 ─ 介護職員
- 2階一般病棟 ─ 種田師長 ─ 主任 ─ 正看護師 ─ 准看護師 ─ 介護主任 ─ 介護職員 ─ 准看学生
- 3階療養病棟 ─ 塚越師長 ─ 主任 ─ 正看護師 ─ 准看護師 ─ 介護主任 ─ 介護職員 ─ 准看学生
- 透析センター ─ 師長（欠）─ 主任 ─ 正看護師 ─ 准看護師 ─ 介護職員

事務部（渡辺事務長）
- 医事課 ─ 石田課長 ─ 不在 ─ 医事職員
- 総務課 ─ 鈴木・星野事務次長 ─ 庶務職員 ─ 経理職員
- 施設課 ─ 施設用度 ─ 運転手

医療安全部（病院長）（専任）
- 医療安全対策
  - 管理者　小宮（専任）
  - 中野
  - 大谷
  - 田村
- 感染制御チーム
  - 管理者　吉原（専任）
  - 島田
  - 仁司（専任）

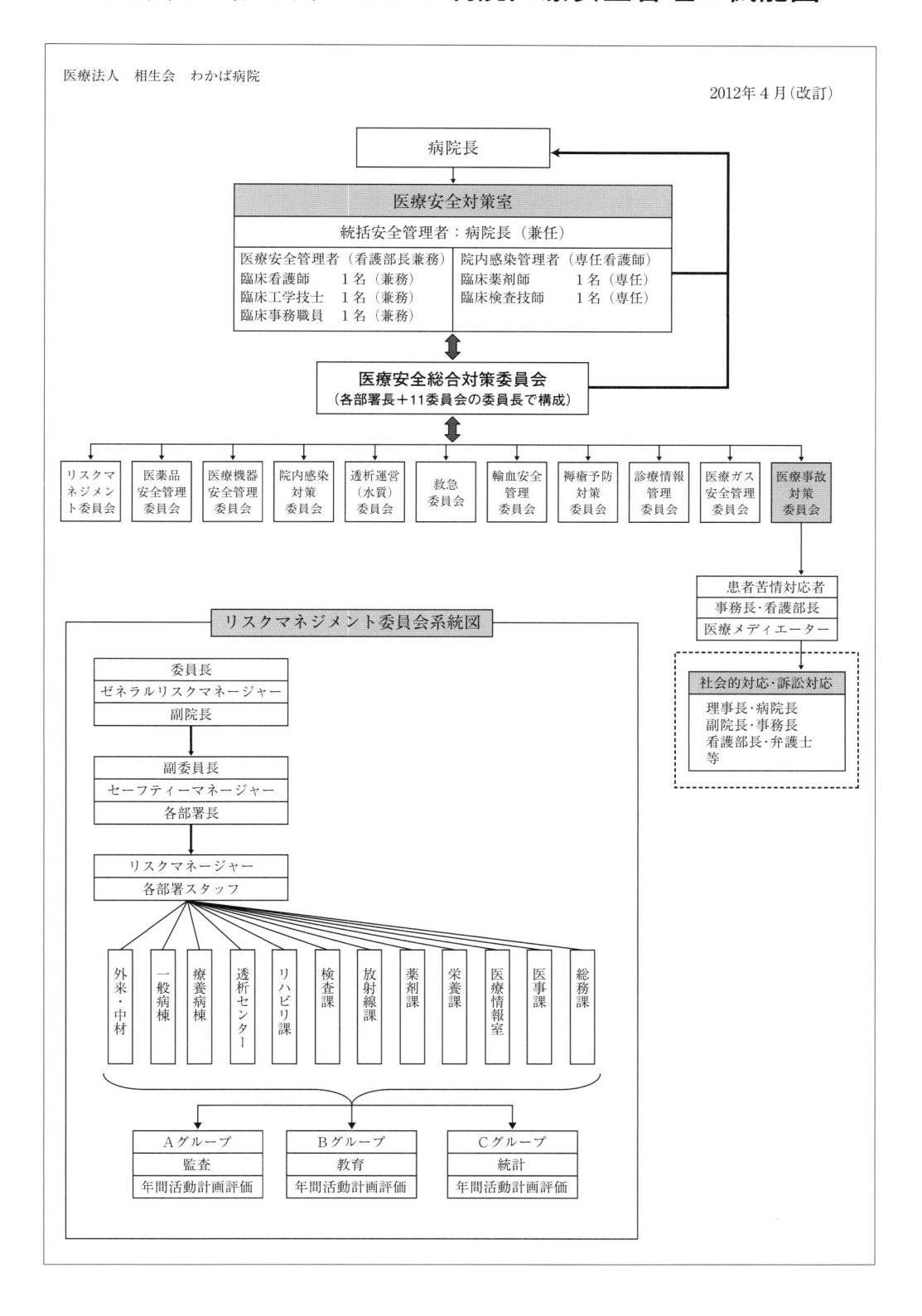

医療法人相生会　わかば病院医療安全管理の機能図

医療法人　相生会　わかば病院　　　　　　　　　　　　　　　　　　　　2012年4月(改訂)

```
                    ┌──────────────┐
                    │   病院長     │◀─────────┐
                    └──────┬───────┘          │
           ┌───────────────┴──────────────┐   │
           │      医療安全対策室          │   │
           ├──────────────────────────────┤   │
           │ 統括安全管理者：病院長(兼任) │   │
           ├──────────────────────────────┤   │
           │ 医療安全管理者(看護部長兼務) │ 院内感染管理者(専任看護師) │
           │ 臨床看護師   1名(兼務)       │ 臨床薬剤師   1名(専任)     │
           │ 臨床工学技士 1名(兼務)       │ 臨床検査技師 1名(専任)     │
           │ 臨床事務職員 1名(兼務)       │                            │
           └──────────────┬───────────────┘   │
                          ▲                   │
                          ▼                   │
           ┌──────────────────────────────┐   │
           │   医療安全総合対策委員会     │   │
           │ (各部署長＋11委員会の委員長で構成) │
           └──────────────┬───────────────┘   │
```

| リスクマネジメント委員会 | 医薬品安全管理委員会 | 医療機器安全管理委員会 | 院内感染対策委員会 | 透析運営(水質)委員会 | 救急委員会 | 輸血安全管理委員会 | 褥瘡予防対策委員会 | 診療情報管理委員会 | 医療ガス安全管理委員会 | **医療事故対策委員会** |

患者苦情対応者
事務長・看護部長
医療メディエーター

社会的対応・訴訟対応
理事長・病院長
副院長・事務長
看護部長・弁護士
等

リスクマネジメント委員会系統図

委員長
ゼネラルリスクマネージャー
副院長

↓

副委員長
セーフティーマネージャー
各部署長

↓

リスクマネージャー
各部署スタッフ

- 外来・中材
- 一般病棟
- 療養病棟
- 透析センター
- リハビリ課
- 検査課
- 放射線課
- 薬剤課
- 栄養課
- 医療情報室
- 医事課
- 総務課

Aグループ	Bグループ	Cグループ
監査	教育	統計
年間活動計画評価	年間活動計画評価	年間活動計画評価

医療法人相生会　わかば病院
医療事故防止対策委員会の位置づけと報告経路図

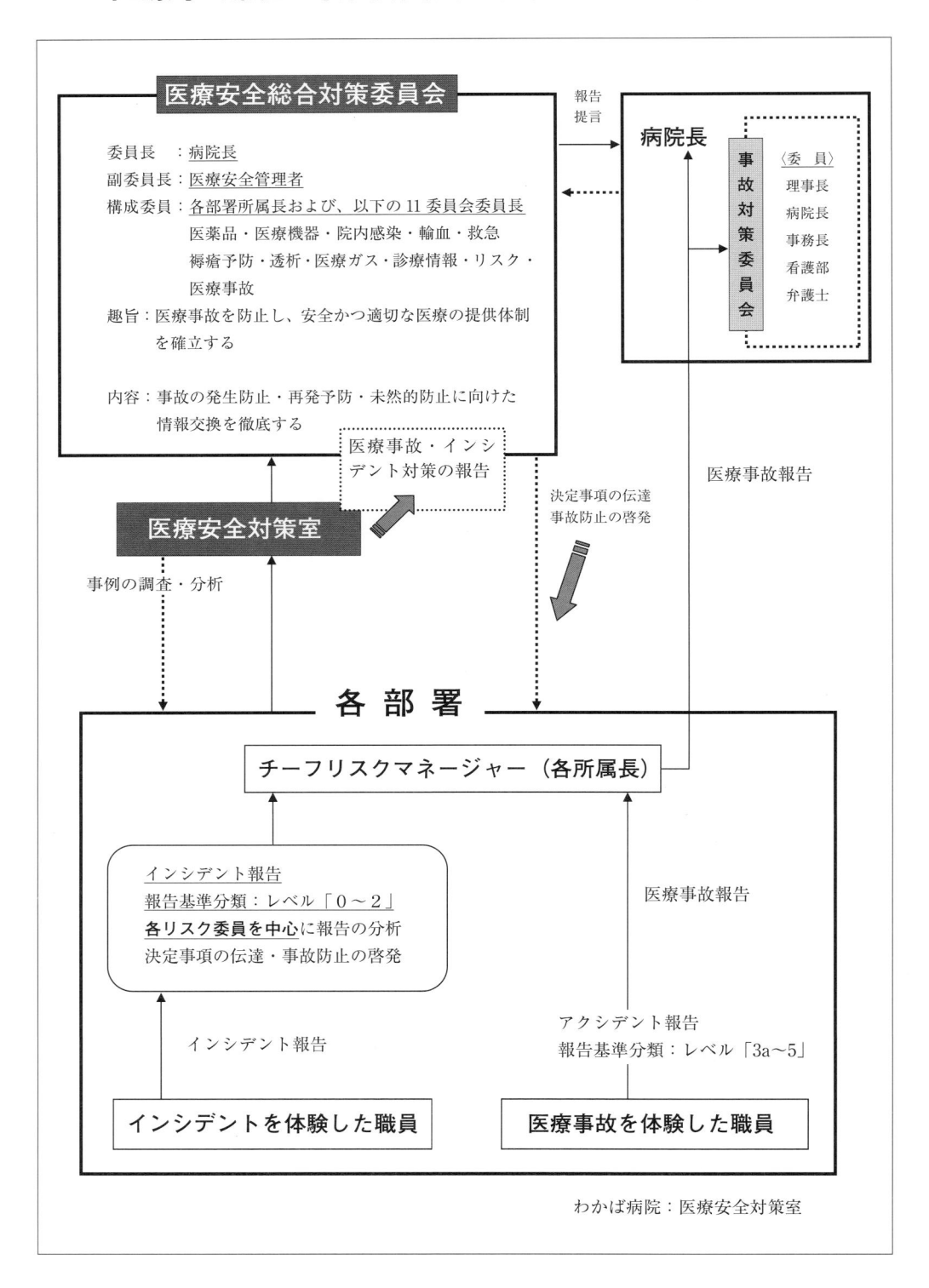

医療安全総合対策委員会

- 委員長：病院長
- 副委員長：医療安全管理者
- 構成委員：各部署所属長および、以下の11委員会委員長
  医薬品・医療機器・院内感染・輸血・救急
  褥瘡予防・透析・医療ガス・診療情報・リスク・
  医療事故
- 趣旨：医療事故を防止し、安全かつ適切な医療の提供体制を確立する
- 内容：事故の発生防止・再発予防・未然的防止に向けた情報交換を徹底する

→ 報告 提言 → **病院長**

事故対策委員会
〈委員〉
- 理事長
- 病院長
- 事務長
- 看護部
- 弁護士

医療事故・インシデント対策の報告

医療安全対策室
事例の調査・分析

決定事項の伝達
事故防止の啓発

医療事故報告

各部署

チーフリスクマネージャー（各所属長）

インシデント報告
報告基準分類：レベル「0〜2」
各リスク委員を中心に報告の分析
決定事項の伝達・事故防止の啓発

医療事故報告

インシデント報告

アクシデント報告
報告基準分類：レベル「3a〜5」

インシデントを体験した職員　　**医療事故を体験した職員**

わかば病院：医療安全対策室

総論

わかば病院 医療安全体制確立への取り組み

医療安全管理者(兼)看護部長
小宮　美恵子

　医療の質向上と安全の確保は、医療機関が最優先して取り組むべき課題の一つです。

　医療安全対策の根底となる「医療安全の指針」は、当院の医療安全に対する考え方や方法論を示したもので、個人レベルの事故対策から組織レベルの事故対策まで、医療事故の発生を未然に防ぎ患者さまが安心して安全な医療を受けられる環境を整えるためのものです。

　同時に医療機関で働く全職員にとって、医療安全行動に対する道しるべとなりえるものでなくてはなりません。

　わかば病院の医療安全に対する基本的な考え方とともに明文化した指針・規程をどのように構成し、日常的な医療・看護行為において最も安全が優先される項目に焦点を当てマニュアルの再点検を行いました。その際に職員一人ひとりがどのように関わってきたか、その方略と管理・運営をまとめました。

医療法人相生会　わかば病院

総　論

わかば病院
医療安全体制確立への取り組み

医療安全管理者（兼）看護部長

小宮　美恵子

Ⅰ　医療安全管理体制 ……………………………………………………… 21
　　1．医療安全管理対策への取り組み／21
　　2．医療安全の組織図と機能図／24

Ⅱ　医療安全管理指針 ……………………………………………………… 25
　　1．医療安全に関する基本的な考え／25
　　2．医療安全管理指針の構成／27
　　3．医療安全対策室の設置／32
　　4．医療安全対策室の業務／33

Ⅲ　医療安全管理者の業務指針 …………………………………………… 34
　　1．医療安全管理者の位置づけ／34
　　2．医療安全管理者の業務／35

Ⅳ　今後の課題 ……………………………………………………………… 51

Ⅴ　おわりに ………………………………………………………………… 52

総論

I 医療安全管理体制

1. 医療安全管理対策への取り組み

　医療機関は医療安全管理指針の整備が必然となり、当院は遅ればせながら2004年10月に制定となりました。それから5年が経過し職員に医療安全に対する意識調査を実施した際に、最も基本的な医療安全対策システムへの関心の欠如が明確となりました。当初は指針やガイドラインを作成してもそれに携わった人だけがその存在を理解しており、多くの職員はほとんど無関心であることを知る結果となりました。しかし2009年に医療安全管理加算Ⅰの取得を機に医療安全対策室と医療安全管理者の設置が行われ、既存の医療安全総合対策委員会およびリスクマネジメント委員会と協力して、この無関心体質を何とか改善しなければならないと奮起し改訂版作成に取り組みました。

　最初に手掛けたことは「安全指針」の存在の周知徹底を図ることでした。しかし関心がないという要因には職員サイドの一方的な問題ばかりではなく「創る人・創り方・活用させる人・活用する人・活用する環境」などいろいろな要素が相まって起きていると考えられ、まず活用されない指針を見直し活用される指針にするためにどのような工夫が必要なのか考えました。「私たちのための、日の目を見る安全管理の指針」をスローガンに掲げ、安全対策室を中心に編集企画を遂行していきました。

　しかし医療安全の指針はインパクトの問題ではなく、医療従事者のもつ義務感・責任感・危機感そして倫理観などから形成される医療安全の組織文化が存在していれば、必然的に付加価値の高いものになることはいうまでもなく、形から入ることへの抵抗も多少ありましたが、まずは手に取ってもらいページをめくってもらい、1回は全員が目をとおした状態までには到達したいという思いでした。そして、2012年 第3版改訂版に着手し、ようやく組織横断的な一体感で取り組むことができました。

《 ―医療法第6条― 》

　医療法に定められるところの「医療安全体制の整備」については、次のような事項が明記され、これを実践していない医療機関は厳しい行政指導を受けるということも職員に周知徹底することも大切なことなのです。

　その条文の一部ですが、医療法第6条の10において、①医療の安全を確保するための指針の策定　②従業者に対する研修の実施を講じなければならないと定められており、医療安全管理体制の充実および強化には、院内感染制御体制・医薬品適正使用・医療機器の安全体制が定められています。

　指針の策定には、事故・ヒヤリハット事例発生→安全管理のための委員会→事例分析・改善策の立案→院内研修による再発防止策の徹底というサイクルを展開させるこ

総　論

とが記されていることなど、医療安全の指針作成担当者チームは病院長の打ち出す当院の方針をしっかり理解したうえで作成に臨みました。

　こうした経緯の中で当院において活用される、活用しやすい、職員が身近に感じる指針とはどのような改善が望ましいのか議論が重ねられ、次のような改訂を行いました。

(1) 医療安全指針改訂と構成の全体像

《　―現状評価―　》

　まず、いままでの指針では「医療安全のための指針と手順」と題して紙ファイル保管されているもので、記載内容は医療安全の基本理念→基本方針→各指針（医薬品・医療機器・感染対策・輸血・静脈注射・診療録管理・情報管理・医療倫理）→医療安全関連委員会規程→事故後対応マニュアル、さらにハイリスク医療行為に関わる各種マニュアル等を一括でまとめて保管するといった形態でした。かなりの量のページを2穴閉じでこれ以上は増やせない状態、ファイルも重く取り出しづらいという状況になっており、作成者たちの満足で終わっており、その後の点検・管理も誰が責任を持って行うのか明確ではなく、「つくりっ放し」状態といっても過言ではありませんでした。

《　―改善対策：分冊の編集―　》

　これに対して改訂版では既存の安全指針の内容点検を行い、まずこれを分冊することにしました。リスクの高い日常的な治療や看護行為をファイル別にまとめました。

　分冊は11巻から成り、1巻は病院の基本的な考えをはじめとする理念や基本方針・各項目別管理指針などの本体部分となる「医療安全管理指針」を明記し、2巻から12巻までは指針に基づく業務基準と手順を行為別にまとめました。1巻は次の項で詳しく説明するとして、2巻からの内容を簡単に述べます。

　2巻：医薬品事故防止マニュアル、3巻：院内感染事故防止マニュアル、4巻：医療機器事故防止マニュアル、5巻：輸血事故防止マニュアル、6巻：静脈注射・誤認防止事故防止マニュアル、7巻：転倒転落・身体抑制・褥瘡予防事故防止マニュアル、8巻：透析事故防止マニュアル、9巻：個人情報事故防止マニュアル、10巻：保守点検事故防止マニュアル、11巻：倫理、12巻：医療ガス・救急・災害・防火事故防止マニュアル、としました。

　（＊上記マニュアルは看護基準・手順にも存在しているが、医療安全対策に関与する重要な項目を医療チームが共通理解するために指針の一部として別出して綴るものである）

《　―第1巻：指針の解説―　》

　第1巻の医療安全管理指針には基本理念（当院の安全に対する基本的考え方を詳しく解説している）・基本方針・用語の説明をはじめとして医療安全の組織図および機能図・医療安全対策室の位置づけ・医療安全総合対策委員会の役割・各種指針（医薬

品安全管理指針・医療機器安全管理指針・院内感染指針・輸血管理指針・褥瘡対策指針・救急医療対応指針・医療倫理指針・医療情報管理指針・患者相談、苦情処理に係る指針・医療安全管理者の業務指針）などを網羅し、医療安全関係委員会の運営規程（リスクマネジメント委員会・感染対策委員会・褥瘡対策委員会・医薬品管理委員会・医療機器管理委員会・輸血委員会・救急委員会・防火管理委員会・透析（水質）管理委員会・医療情報管理委員会）・インシデント・アクシデント報告経路・医療事故発生時の対応—看護管理者のためのリスクマネジメントガイドライン（医療事故発生時の初期対応・医療事故の長期的な対応・事故調査・医療事故に伴う看護職の責任等：日本看護協会　医療事故対応マニュアル参照）をまとめました。最後に巻末：当院の報告書類記載例などを添付した状態で構成されています。

(2) **11巻分冊の理由と制作アイデア**（資料：写真参照）

　分冊しなければならないほど量が増えていった理由には、患者の医療に対するインフォームド・コンセントの視点から同意書が増えてきたこと、説明手段として可視化に効果を見い出すための写真入りの説明文書やマニュアル類が増えたこと、そして基準を設けなければならない医療行為・看護行為が増えたことなどがあげられます。

　資料を写真で示しましたが、この「11巻セット」は全部署に配布し活用しています。この分冊に当たりファイル化の工夫としては、ジャケットの背表紙を統一した厚さに揃えたこと、デザインを共通化したこと、すべてに「医療安全」の文字を赤字で入れたこと、使用ファイルはすべて30穴に統一したこと、活字印刷インデックスを貼付したことなどで、存在感を出すことと使用時のペーパー破損を防止することに留意しました。

　30穴ファイルは閉じ穴を破損しにくくするだけでなく使用時に高級感と安定感があり、丁寧に取り扱おうとする人の心理も考えました。2穴と違って30穴は追加文章な

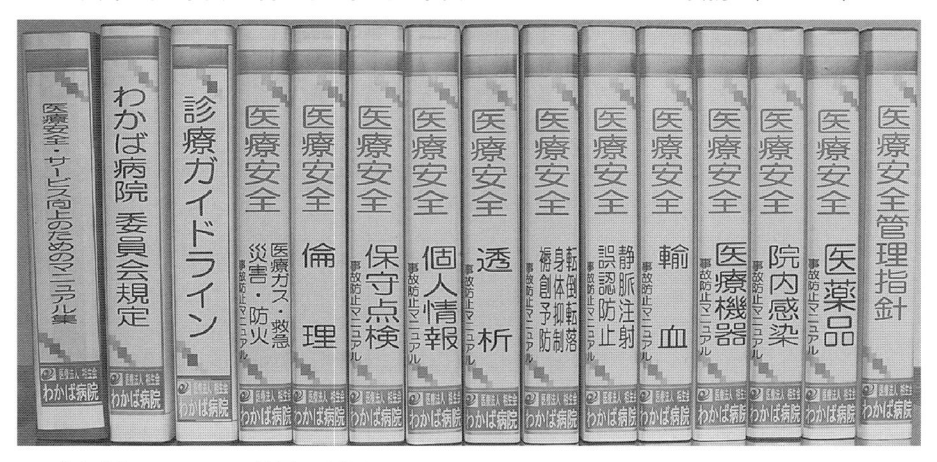

写真　医療安全管理指針～医療安全マニュアル11巻改訂（全12巻）

※全部署に1セット設置し活用している。

総　論

どが入ってくるときに専用パンチを使用することから多少厄介ですが職員の意見を採用しました。また、11巻のすべてに項目別のインデックスを統一して付けるという作業を行いました。

　インデックスは手書きを使用せず、パソプリ®（タックスインデックス）にて活字印刷を行い標準的な文字により索引しやすくなるように考えました。インデックスを付けていく際の注意事項は必ず白紙の用紙を差し込み、直接文章が書かれている用紙には付けないように徹底しました。差し替えとなった時インデックスを使用できなくなることを防ぐためです。

　この作業は、医療安全管理者が中心となり医療安全対策室で進めてきましたが、各部署長や主任にはあらかじめ改訂版編集の協力依頼をしていました。それが作業日・作業場所・作業時間を院内LANで連絡すると、当日の会場にはリスクマネジメント委員・薬事審議会・看護部教育委員・院内教育委員・救急委員・感染対策委員・褥瘡対策委員などスタッフの有志が駆けつけてくれました。おかげで作業は3時間程で17部署：187冊が完成しました。ひたすら熱中して作業している様子は、普段の仕事とはまた別のチームワークの強さが感じられました。

　また、このような企画は手づくりとはいっても多少の費用もかかるわけですが、病院組織のトップマネジメントが良質であり、その理解と支援が職員の主体性を伸ばし自発的な行動へと駆り立てたと感じています。

2．医療安全の組織図と機能図

(1)　組織図

　当院の組織図は16ページに示しましたが、いわゆる機能別組織（同じ機能をしている仕事を同じ部門とした組織）を形成しています。病院長→副院長→診療部長・看護部長・事務部長→各部門スタッフ集団へと完結しています。そして医療安全対策室は病院長直轄化においてその業務を遂行しているわけです。

　機能別組織の特徴は、専門性を発揮しやすい・部門のコミュニケーションがとりやすい・機能のレベルアップのために教育訓練が効果的に実施しやすいという利点がある一方で、時に専門性の違いから部門間の調整が難しいという欠点を持っています。しかし、当院は大規模病院ではないためラインとスタッフが目的のための指示命令関係を明確にでき、ラインは直接責任を負う者であること、そしてスタッフはサポートの役割を担う者であることを組織図に示し、医療安全指針の冒頭となる「病院の安全に対する基本的考え方」に明記しています。

(2)　機能図

　また、当院の機能図についても17ページのとおりフロー化していますが、当院では医療安全対策室が設置された後、もとより活動していた医療安全総合対策委員会・リスクマネジメント委員会と協力しながら院内の安全管理を推進し危険回避に向けて活

総　論

　動しています。
　院内にはさまざまな医療特有の危険が存在しており、職員教育に協力的に活躍してもらうためにも、情報の共有化を図るためにも医療安全総合対策委員会のメンバー構成には、次に述べる委員会の委員長を構成員とすることに定義しています。
　リスクマネジント委員会は医療安全総合対策委員会の中の「エラー監査部門」として位置しているため密接な関係にありますが、それに加え感染対策委員会・医薬品安全管理委員会・医療機器管理委員会・輸血管理委員会・褥瘡対策委員会・医療ガス安全管理委員会・救急委員会・情報管理委員会・透析（水質）管理運営委員会など、これら「10の委員会」の委員長がメンバーとなり、毎月1回の定例会議を行っています。
　主な議題は、①薬剤課より医薬品情報の提供や病棟管理薬をはじめとする救急カート薬品の監査報告などを行う。②医療安全管理者より今月の重要インシデント・アクシデントの情報共有と改善策の進捗状況・改善結果説明等を行う。③次に10の委員会は1カ月間の活動報告・課題への取り組み内容・基準やマニュアル変更等の報告、検討議題の提案を行います。最後に、④その他として医療安全対策に関連する外部情報や院外の研修案内を提供し、多くの部門が学ぶ機会をつくり医療安全に対する意識の向上を促しています。
　研修というと看護部は積極的な職員が多いのに比べ、他部署においては薬剤課やリハビリ課では部内の研鑽を積んできている実績が確認されていますが、その他の部署では低迷が続いている状況でした。組織の安全文化の定着の要となる安全教育は残念ながら問題を残しているといえます。
　組織として病院長からの医療安全に関わる院外研修参加への理解と支援は十分得られているにも関わらず、参加希望者はいつも決まったスタッフであり、全体的に消極的であることは医療安全管理者としても残念なことです。この問題に対する啓蒙活動や動機づけマネジメントも医療安全管理者の仕事の一環であり、日常的な関わりと良質なコミュニケーションをとおして病院の危機管理に対する知識人を増やし、実践活動を行うことのできる人材を増やし、組織としての力を蓄えなくてはなりません。

Ⅱ　医療安全管理指針

1. 医療安全に関する基本的な考え

　『医療現場において医療従事者は患者の命を守ることが使命であり、どんなに小さなことであっても患者に損害を与えてはならない』という意識で私たちは働いています。それでも医療従事者のちょっとした不注意や思い込み、見落とし、見間違い、取り違い、読み違い、勘違いなどが医療上の予測もしない事態を引き起こし、患者に与えた損傷が健康や生命を脅かすような結果を招くことがあります。

総　論

　「人間はエラーを犯すものである」ということを前提に、普段から患者の安全を確保するために必要な危機的意識の向上に努め、細心の注意を払って医療事故の防止に万全を期さなくてはなりません。

　しかしながら、近年の医療内容や医療技術は飛躍的に高度化・複雑化・専門化してきたことにより、医療従事者個々の努力のみに依存した安全管理は困難になってきたといえます。

　医療安全対策とは、個人の責任を追及するという目的ではなく「個人やチームで行う現場サイドの事故防止」そして「病院が組織的に取り組む事故防止」、この2つの目的を実効あるものにし医療事故の未然防止を図るとともに、医療事故が発生した場合には迅速かつ的確な対応を行っていくことです。

　そのためには、日進月歩に進化する医療現場において、実践的な安全教育が必要であり、組織として教育体制を確立し、企画立案のもとで全職員の積極的な参加を促し参加率100％を目標としています。院内教育の着目点は、医療や看護そして療養設備の改善に資する事故予防策、再発予防策を策定するために、医療事故や事故になりかけた事例に対して「報告制度」を設け、正確な情報の収集、事実関係の把握、適正な原因分析、対策の実際、効果の評価、点検修正を目的とした情報を院内から収集する仕組みを構築することにあります。全職員はこれを理解し遅延することなく主体性をもち積極的に報告する体制を確立し、報告者に対しては決して不利益処分を施行することのないよう十分な配慮を行います。

　医療事故は患者や家族を不幸にするばかりでなく、病院や医療そのものに対する社会的信頼をも失墜させてしまう場合もあり、職員は医療事故の重大性を認識しなければなりません。

　当院では、医療安全管理指針の作成に当たり当初は職員が事故を未然に防ぐブックレットとして活用していけるようにしていましたが改善を重ねた結果、組織として安全管理体制の系統図と機能の明確化は最初に行うべき最も重要なことで、各部門や全職員が系統的に安全システムを共通理解するという中身の充実を図ることに意識が集中しました。

　浸透するにはじっくり焦らず繰り返しの研修会を重ねること、さらに調査による職員の医療安全に関する意識確認を行い危機感レベルの考察を行い、安全管理システムにおける機能内容の質的向上を目指しています。現場スタッフの危機的意識を高めていくためには身近な所に散見される日常的な問題に注意を払い、情報を共有する場や対処方法を議論・検討・評価する場があってこそ、医療安全の進化が図れるものということが基本的な考え方となります。

　当院では2010年に医療安全体制を見直し、医療安全対策室の設立ならびに医療安全総合対策委員会の機能改善を行いました。新設された医療安全対策室の業務と委員会の役割を明確化し、当院の運営に合致しふさわしい連携の仕方となるよう指針の改訂

を行いました。

2．医療安全管理指針の構成

医療安全管理指針は、前述した当院の医療安全に関する基本的な考え方を前提に、基本理念・基本方針・行動内容などを明記したものです。医療従事者をはじめとする全職員が組織人としての医療安全に関する取り組みと「医療安全の指針・規程」の必要性の共通理解を得るため、毎年の恒例として年度初めの4月には病院長講演が行われ当院の理念に関する解説を講演してもらうことや、「医療安全システムの理解」という部分に力を入れて繰り返し、繰り返し念入りに全体研修を行うことから取り組みました。

作成に当たり「厚生労働省の指針」を参照し当院の実態に合わせて、以下のとおり作成しています。

総則　1―基本理念・基本方針

当院の医療安全に対する基本理念とは、医療機関として組織的な安全対策に取り組み、責任ある態度で医療事故を未然に防ぐための継続的な改善活動を実践することです。この理念に基づき行動の明確化を明記し作成されているものが基本方針であり、基本方針は8項目から成る病院のビジョンが明確化されています。

1．医療安全管理体制を構築し、組織全体で万全な医療事故防止対策を展開する。
2．人間はエラーを犯すものである、いつでも事故は起こりえることを前提に、個人やチームでチェック機能を強化し、業務遂行過程で疑問をもったまま医療行為を行わないことを原則とし医療事故の未然防止に努力する。
3．本来起きてはならない医療事故（ニアミスも含む）が発生した場合、人命救助に最善を尽くし、そのうえで個人の責任を追及する目的ではなくその事故の正確な情報収集と調査を行い適正に分析することにより、再発防止に努力する。
4．患者の生命・人権を尊重し、常に患者・家族の立場に立ち誠意を持って十分なインフォームド・コンセントに努め安全かつ質の高い医療を提供する。また職員間のコミュニケーション不足による医療トラブルが発生しないよう、職員が自由に発言・報告できる職場風土を構築し報告制度の活性化と安全文化の醸成を図る。
5．診療録をはじめとする診療に関する諸記録は正確な記載が最も重要であり、正確かつ丁寧に記載することで事故防止に役立てる。診療録の記載は患者のみならず医療従事者自身をも守るものであることを周知し記録の質的監査を励行していく。
6．院内で発生したインシデント・医療事故のすべてに対して医療安全対策室は報告を受け、提出事例の集積・調査・分析・検討を行い各現場と対策内容について協議し改善策の決定を行う。さらに改善策により成果を評価しフィードバックする。必要に応じて医療安全マニュアルに追加・修正を徹底する。
7．医療事故防止に関する職員の認識を高められるよう、全職員に対しての教育・研

総　論

修を積極的に実施する。
8．病院職員は常に医療従事者である自覚をもって個人衛生・健康管理に努める。特に、管理職にあるものは部下の健康管理に十分配慮し適正な人事管理に当たる努力をする。

1－2　用語の定義

本指針および規程で使用する主な用語の定義を行いました。

本院・職員・上席者・医療安全管理者・リスクマネージャー・セーフティーリスクマネージャー・インシデント・医療事故（アクシデント）・医療過誤などの用語を定義しています。

1－3　組織および体制

当院における医療安全対策と患者の安全確保を推進するために、本指針に基づいて「医療安全対策室」「医療安全総合対策委員会」「リスクマネジメント委員会」「医療事故対策委員会」を設置しました。医療安全対策室には病院長が「医療安全管理者」を任命し、構成員として医師・薬剤師・臨床工学技士・事務職員が配置されています。

中小規模病院である当院は、病院長がリーダーとして組織は成り立っており、医療安全管理者と協力・連携して会の運営促進と安全体制の質的確保を行っています。

総則　2－医療安全対策室

「医療安全対策室の業務」「医療安全管理者業務指針」を見出しとして、「医療安全管理者の位置づけ」「医療安全管理者の業務」を明記しました。これは2009年までは存在していなかった部分であり、施設基準の医療安全管理加算1を取得することにより医療安全管理者業務指針を定めています。医療の質向上、安全性の確保のために病院長が必要な決定を行うための各現場部門の活動に積極的に関わり、取り組むべく事柄の統括・調整部門として「医療安全対策室」が設置されています。そこで中心的に活動する医療安全管理者は病院長から依嘱された権限に基づいて、医療安全に関する病院体制の構築に参画し、各種活動の円滑な運営を支援する他、医療安全に関する職員教育と情報収集・分析を行い、医療事故が発生した際にはその初動体制を組みさまざまな部分への影響拡大の防止に努めるというものです。さらに今後の事故発生防止や未然防止のための対応策を立案することを定義しています。

具体的な業務を列記すると、①インシデント・アクシデント報告に関すること、②医療安全に関する現場の情報収集と実態調査、③院内安全パトロールと事例カンファレンスの開催、④医療安全マニュアルの見直しと実行監査、⑤医療安全に関する最新情報の提供、⑥医療安全に関する職員への啓蒙と広報、⑦医療安全に関する教育研修の企画・実施、⑧医療事故発生時の対応、⑨医療安全全国共同行動参加活動（目標設定と評価・医療安全推進月間イベント遂行）等であり、医療安全総合対策委員会は、それらの活動から発掘された問題点や業務改善事項に対する協議や評価を追跡し、各部門へフィードバックする役割を持っています。

総論

　委員の構成メンバーは各部門長およびリスクマネジメント委員会をはじめとする安全な医療提供に係る委員会の委員長等で構成されています。医療安全対策室ならびに各部門・各委員会の相互の情報交換の場としても活発な運営展開を行うものです。

総則　3―医療安全総合対策委員会の機能

　「医療安全総合対策委員会の機能」の詳細を述べると、「医療安全総合対策委員会の設置」「委員の構成」「任務」「委員会の開催および活動の記録」など運営が定着化するほどに当院にふさわしい体制が明らかとなり年1回は必ず見直しを行っています。

　当院における医療安全管理対策を総合的に企画・実施するための基盤としてこの委員会は設置されており、医療安全総合対策委員会は設置当初は「エラー監査部門であるリスクマネジメント委員会」と「事故処理部門である事故対策委員会」から成り立っていましたが、見直し後は患者に直接的に実害を及ぼすと考えられる可能性の高い事柄を管轄する委員会（リスクマネジメント委員会・院内感染対策委員会・医薬品安全管理委員会・医療機器安全管理委員会・透析機器安全管理委員会・輸血安全管理委員会・褥瘡予防対策委員会・救急委員会・医療ガス安全管理委員会・情報管理委員会・防火管理委員会）の代表を委員の構成に加えて運営することとなりました。

　院内の情報共有を確実に行い危険の予知と回避を目的として事故を未然に防ぐ方略の一つと考え改訂されました。

総則　4―医療の安全確保を目的とした改善方策

　医療安全の確保対策として具体的方策の基本方針ともいえる「1．医療安全マニュアルの策定」「2．報告制度の徹底」「3．業務の標準化」「4．インフォームド・コンセントの徹底」について、以下に述べます。

　<u>「1．医療安全マニュアルの策定」</u>では、「安全管理のための指針・事故防止マニュアルの整備」に関する事項であり、作成・活用・見直しをまとめています。さらにその前提として11項目の安全管理のための指針を設けています。

　患者に行われる医療行為に対して、有害な危険を伴いやすいという観点から「医薬品安全管理指針」「医療機器安全管理指針」「院内感染対策指針」「輸血安全管理指針」「褥瘡予防対策指針」「救急対応指針」「医療倫理指針」「医療情報管理指針」「患者相談・苦情処理指針」「自殺予防対策指針」を策定しました。

　また、事故防止マニュアルの作成は各部署における業務手順をさらに事故防止の観点から詳しくマニュアル化したもので、「院内感染対策マニュアル」「医薬品安全使用マニュアル」「医療機器安全使用マニュアル」「輸血事故防止マニュアル」「褥瘡対策マニュアル」「医療ガス安全管理マニュアル」「転倒・転落事故防止マニュアル」「患者誤認事故防止マニュアル」「静脈注射事故防止マニュアル」「自殺予防対策マニュアル」「医療事故発生時の対応マニュアル」などが作成され、救命措置の最優先を最大事項とし、医療側の過失によるか否かを問わず、患者に望ましくない事象が生じた場合には、可能な限り、病院の総力を結集して、患者の救命と被害の拡大防止に全力を

総論

尽くすこと、さらに当院のみでの対応が不可能と判断された場合には、遅延することなく他の医療機関への応援を求め、必要であればあらゆる情報・資材・人材を提供することなどをまとめました。

「2．報告制度の徹底」では、医療安全を確保するためのシステムの改善や教育・研修の資料とすることを目的としており、個人の責任追及ではないこと、また、報告者が報告を行うことによって不利益を受けないことを定義しています。

報告すべき事項としては「医療事故」「医療事故には至らなかったが、発見、対応等が遅れれば患者に有害な影響を与えたと考えられる事柄」そして「日常診療の中で危険と思われる状況」などの分類による報告形態であり、インシデント・アクシデントの「0レベル～5レベルによる8段階分類の報告基準を設け、傷害の継続性や傷害の程度やレベル別の報告義務時間等のルール化が示されています。これらの報告に基づいて医療安全対策室は再発防止の観点から組織としての改善に必要な防止対策を「医療安全総合対策委員会」に提案し、改善方法の確定・周知・実施・点検・評価していくサイクルを明文化しました。

また、業務上知りえた内容を、正当な理由なく他の第三者に告げてはならないことを明記しています。

「3．業務の標準化」は、感染対策をはじめ医薬品取り扱い・医療機器取り扱い・輸血の取り扱い等の医療事故発生防止のため、医師・看護師・薬剤師・臨床工学技士・臨床検査技師による作業の一連の過程に行動基準を設け、業務の標準化を策定しました。

「4．インフォームド・コンセントの徹底」は、①患者・家族への説明義務、②説明の記録、③相談体制の充実などを定め、医療の主体は患者の自己決定権が尊重されるべきであり、医師をはじめ医療従事者は患者自らの治療方針を決定し、示された方針への納得と同意・承諾を得ることが必要であることを示しました。

また、治療や看護ケアに想定しない結果が生じた場合は、その状況や今後の方針を速やかに説明しなければならないことなどが医療側の説明責任（真実説明指針および謝罪指針を新たに追加した）であることを明記しました。これらを踏まえ医療従事者は患者への説明に際し当院指定の様式により漏れなく記載し診療録に保管することとしています。

医療安全対策室は医療安全支援センター等との連携を密にするとともに患者の声や病院に対する意見を尊重し業務の改善に努力することを忘れてはなりません。

総則　5―医療事故発生時の対応

ここでは、「初動体制」「院内における事故の報告」「患者・家族への対応」「事故に関わる医療従事者へのサポート」「事実経過の記録」を明記しました。「事故発生後対応マニュアル」については日本看護協会の「医療事故発生後の対応ガイドライン」を参照に作成されています。

総則　6―医療安全管理のための教育・研修

「医療安全のための研修と実施方法」に関しては、組織としてのリーダーシップが重要であることを明記しています。医療事故の防止をするためには、医療従事者個々の知識・技能水準の向上を図ることは当然のことながら、その向上を個人のみに依存するのではなく組織全体として取り組んでいく姿勢が重要なことといえます。

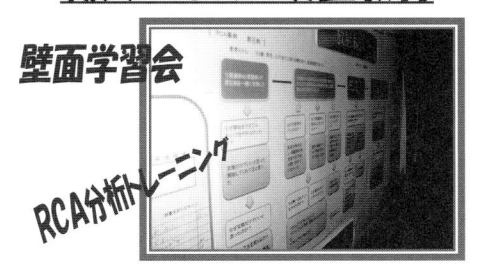

教育に関する指針の中身としては「職員に対する啓発に係るもの」「組織として取り組むもの」と2つの観点からの取り組みが必要であることを示しています。前者は職員個人が日々自己啓発し質的向上に努められるように、部門単位の計画的な教育研修の機会を設けるという目的があります。

当院の現在の課題は部門単位の「定期的な研修計画」の立案と発展であり、さらに後者は職員全体研修として年に2回以上を実施することが定められており「医療安全の基本的な考え方」、「事故防止の具体的な手法等（マニュアルの熟知を啓蒙する）」を全職員に周知し、徹底すること、また、院内外の医療事故の事例を参考に研修を実施していますが、新人用プログラムをはじめとする経年別研修・管理職研修などの研修内容に対する質の向上が課題であるといえます。

総則　7―院内の自殺予防対策

この項は2011年に創設された項目です。近年では自殺事故は増加傾向を示し、患者のみならず職員のメンタルヘルスの問題が大きく取り上げられています。命を救うことが使命の医療機関で、自ら命を絶つことに傾く人を予防的に把握し対処する知識や対応の準備、また不幸にして自殺事故が発生した場合の事故発生時の対応を明記しています。さらに患者の自殺を経験した家族（遺族）に対するケアの必要性を示しました。

家族の悲感反応は抑うつに留まらず、自責感・他罰・抑圧・否認・混乱・拒絶などの心理的規制、食欲・体力・睡眠・胃腸などの身体反応の変化に対する医療的支援やケアに努めること、また自殺現場の第一発見者となってしまった医療従事者の急性ストレス反応やPTSDによる併発症であるうつ病や不安障害・依存症などの発症に関して、組織として「安全衛生労働委員会」の所轄による対応が明記されています。医療者の過酷な労働環境と安全な医療を提供するための医療者自身の健康の問題や「心の問題」を含む健康管理については密接な関係があり、組織が対応すべき問題であることを明記しています。

総論

　最近は行政や看護協会においても看護師の自殺予防対策に力を注いでおり、シリーズ研修も活発に行われています。メンタルヘルス教育やケア実践の習得の機会をフルに活用し、多くの看護師が研修に臨んでいます。

　当院では、病院職員の一人ひとりが同僚や部下の、または患者の心の問題をきちんと考え、気配りできる職場環境・療養環境がある組織文化と組織風土を構築することが最大の目的であり、定期的な職員のメンタルヘルス教育やケア実践のための社会資源の活用の推進も含め院内のサポート体制を定義しているものです。

　<u>「自殺予防対策マニュアル」</u>については日本医療機能評価機構：認定病院患者安全推進協議会発行「患者安全推進ジャーナル」を参照しながら当院の背景や地域の背景を照らし合わせ、当地域の関係機関への報告ならびに、日本医療機能評価機構への報告方法等を記述しまとめました。

総則　8－患者からの相談・苦情処理

　「患者からの相談・苦情処理」については、初期対応が不適切であった場合には医療トラブルあるいは医療事故にまで発展していくケースも増加しつつあり、苦情処理に係る対応指針の策定などは重要な位置を占めてきているといえます。

　病状や治療方針に関する患者からの相談に対しては、相談窓口を設置すること、担当者を置くことなどが定められ、苦情に関する対応として「苦情処理に係る指針」「苦情処理手順」を作成し、医療に関する患者・家族の苦情・心配相談等に迅速かつ丁寧な対応に努め、患者・家族の主張に対話をつうじて解決に当たって行くことが記されています。「説明と同意」の成果を得ながら医療者と患者・家族が互いに双方満足の結果が得られるように最善を尽くすことが重要な考え方であると思います。

　医療紛争の最大の要因は患者とのコミュニケーション不足であり、インフォームド・コンセント不足があることを認識する必要があります。

　2012年4月より患者サポート加算の施設基準が設けられ、医療機関における相談体制はさらに充実してきていると言えます。当院もまた、医療・介護・福祉・苦情・クレーム等の相談を中心に看護師・MSW・薬剤師の専任を揃え、患者サービス供給体制の強化と同時に患者と共同して守る医療安全に努めています。

　最近は医療コンフリクト・マネジメントに活用されている医療メディエーションの技法について医師や看護師長・ソーシャルワーカー・事務長が学んできましたが、その幅はセラピストや主任ナースの受講へと広げています。相談担当者（医療安全管理者・事務長・MSW）は常に中立的な立場を堅持して業務に当たり、良質な患者サービスが提供できるよう本指針を策定しました。

3．医療安全対策室の設置

　当院の医療安全対策室のメンバーは安全管理者に看護部長、その他看護師、薬剤師、臨床検査技師、臨床工学技士、事務職員で構成しています。

いままで医療安全対策室という独自の部屋は設置されていませんでした。そのため医療安全対策に関係する書類（インシデント・アクシデント報告書や医療事故報告書）や業務日誌、院内安全パトロール記録・医療安全管理室通信・事例分析綴り・書物・統計データ・イベント作品などの保管場所にも困難をきたしていました。2009年にようやく鍵付きの部屋が医療安全対策室として設置され書類保管上の問題は解決しました。

　室内は電話・パソコン・会議用テーブル・椅子４脚・鍵付き本箱１台が設置されており，少人数会議はここで実施されています。医療安全対策室ミーティングは毎週金曜日15時～16時までの１時間行われていますが、主にインシデント分析と改善対策経過の追跡、院内安全パトロール結果から抽出された安全管理上の問題点を当該部署とカンファレンスし、問題と解決策の検討を行い改善内容の共有化を図り追跡していくシステムを稼働しています。

　医療安全対策室では、医療事故防止の鍵は、組織の安全管理体制および報告制度の整備・医療の標準化・医薬品・医療用具の改善・ITの活用・患者・家族参加型であり、チーム医療における安全教育はチームパフォーマンスを上げることに尽きると考えています。

　現状での課題を述べると個人の知識・技術・経験がチームプロセスに活きてこない部分だと考えています。つまり、<u>方向づけ</u>（目標目的共有・状況の共有・情報の授受）や<u>意思決定</u>（４ラウンド法：現状把握・本質追求・対策立案・チームでの行動目標）、<u>権限と責任</u>（管理自主活動）、<u>ワークロード管理</u>（作業工程のリスクアセスメント）、<u>専門的信頼</u>（チームワーク）、<u>人材育成</u>（毎日トレーニング）、<u>要員構成</u>（全員参加）などのプロセス管理の要素が全体的に軟弱な体質であり、これらは当院の歴史的職場風土と大きく関係していると考えられ、医療安全対策室が克服していかなければならない大きな壁であると考えています。

４．医療安全対策室の業務

　医療安全対策室の主な業務は、以下に掲げる５つの業務の項目から形成されているといえます。
（１）安全管理体制の構築
（２）医療安全に関する職員への教育・研修の実施
（３）医療事故を防止するための情報収集・分析・対策立案・フィードバック、評価
（４）医療事故への対応
（５）安全文化の醸成

　これらの項目に含まれる具体的業務を、日常的にシステム化を図りながら積極的なアイデアを盛り込み確実に実践していくことが、医療安全対策室の仕事ということになります。そのシステム化に入る前に把握すべきことは、院内に現存する医療安全体

総　論

質の現状評価の実態です。そのためには書面調査や聞き取り調査などを実施する必要があると思います。

　他部署をまたぐ組織横断的な情報収集はなかなかスムーズにいかないものですが、医療安全対策室や医療安全管理者の位置づけが明確化されていることで容易に行うことができます。位置づけもシステム化の1つであり医療安全の組織図・機能図を明確化するということは「システム化を図る」最初の入り口ともいえるでしょう。

　安全対策上の問題把握や取り組みの優先度など見定めて運営していくためには、組織図・機能図はとても重要な役目を果すと考えられます。「医療安全管理者養成研修会」ではこれらの本筋を学びましたが、その学びが深くなればなるほど感じたことは前記の項目がいかに自施設にマッチした状態で企画・運営・評価されているかがポイントとなり、医療安全管理者の力量が試される時でもあるといえます。医療機関の安全管理体制の構築と推進は安全管理者が中心となり、職種横断的な取り組みを遂行するに当たり調整係として役割を担い各所属長・各委員会との適時対策を立案できる組織体制を構築していくことが求められています。

　当院では、「医療事故防止対策の検討と実施・評価」「医療事故防止のための職員教育と外部研修支援」「医療事故防止に関する情報収集と職員への周知」「各部門・各部署の医療安全活動への支援」「医療安全キャンペーン」「医療従事者の医療安全意識調査」「医療事故発生時の対応」などに関する年間事業計画が立案され、その成果を年度末の3月に成果発表する仕組みがとられ、グループダイナミクスな医療安全活動を展開し、安全風土の醸成に努めています。

Ⅲ　医療安全管理者の業務指針

1. 医療安全管理者の位置づけ

　医療安全対策室にはそこで勤務する医療安全管理者の業務指針を明確に定めておかなければなりません。当院では、厚生労働省：医療安全対策検討会議による「医療安全管理者の質の向上のために」のテキストを参考に業務指針を作成しています。

　管理者が担う業務の明確化に不可欠である項目は、大きく分けると3つあります。1に「病院における医療安全管理者の位置づけ」、2に「この指針の位置づけ」、3に「医療安全管理者の業務」、という3点で構成されていることが必要となります。

　医療安全管理者とは、病院長から委譲された権限に基づいて、安全管理に関する病院内の体制の構築に参画し、委員会等の円滑な運営と活動を支援に当たるものであり、医療安全への職員に対する教育・研修・情報の収集と分析、対策の立案、事故発生時の初動対応、再発防止策立案，発生予防および発生してしまった事故の影響拡大の防止などの業務を行う者という定義で位置づけました。しかし、当院ではまだ専従

の安全管理者を配備できるだけの人的余裕がないため、専任の担当者として看護部長が１週間で20時間を安全管理の業務に当たっています。医療安全対策室のメンバーは病院長、安全管理者に看護部長、その他看護師専任１名、薬剤師、臨床工学技士、臨床検査技師が週／６時間、事務職員８時間で構成しています。

近い将来には、病院規模の大小に関わらず専従の医療安全管理者が常在することが施設基準の当然の要件もあり、その準備も忘れてはなりません。

当院の医療安全の業務指針の位置づけとしては、安全管理を行ううえで安全管理以外に仕事をしているか否かに関わらず「安全管理を行うことを主たる業務とする医療安全管理者のための業務指針」となるよう心がけ作成しています。

２. 医療安全管理者の業務 （第５編353ページ以降参照）

一言でいえば院内の医療事故防止活動をはじめ、医療・看護の質管理の中心的役割を担っていくことが医療安全管理者の業務だといえますが、具体的な活動内容は医療安全管理者の位置づけでも記述したとおりはっきり明文化されています。しかし、いざ実践となると豊かな創造力をもって効率的かつ効果的な行動が求められますが最初は戸惑いもあり、計画倒れあるいは評価に至るデータが採取できずにフィードバックできないというようなこともあり、管理者の一人相撲となっていたことに疲弊した日々もありました。しかし日本看護協会主催の医療安全管理者養成研修を受講し、さらにその基礎知識を土台に厚生労働省や病院団体・医療安全マネジメント学会等にて学習を積むことで活動のイメージを明確にしていくことができました。

当院は、２年前からようやく「医療安全管理加算１」を取得することとなり、併せて実践者の所定40時間の医療安全研修を修了したという経緯があったわけですが、やはりいままで人マネで実施していた安全対策ではまったく表面的な対策にとどまり、適正な安全管理に対する企画・運営とは程遠い状態であったことを実感しました。

先にも述べたとおり、看護部長が兼務という状況で医療安全対策室を運営していることから効率的かつ効果的、そして計画的に活動を遂行しなければならないというところがポイントとなりました。そのため何事にも準備万全な実行計画のもとで年間活動計画を計画のとおり実践してきました。

効率的活動の秘訣は「事前準備」にあります。医療安全管理者として不可欠な仕事グッズを事前に洗い出し作成しておくことです。

例をあげてみると、年間事業計画・医療安全対策室業務日誌・院内安全パトロール・ラウンドカンファレンス日誌およびチェックリスト・院内研修資料・医療安全研修参加簿・研修実施サマリー・インシデント分類表（部内掲示板）・インシデント報告書・医療事故報告書・トリアージ質問項目一覧表・RCA分析報告書・重要アクシデント分析報告書・インシデント改善計画書・改善報告書・レポート分析用データベースの作成などをスタート時にはこのような仕事グッズを揃えてから対策室の業務を稼働し

総論

ました。
　この作業開始準備が重要なポイントであり、この仕事にどんなゴールを迎えたいのか、そのために描くシナリオ（プロセス）は、そのキャストは、とイメージしながら準備に取りかかると、スタッフの顔（実力・やる気）が浮かんだり、患者の顔（満足度調査・ヒヤリハット）が浮かんだりする中で、自院の安全管理対策に合った効果的なグッズの準備ができるのではないかと考えます。

◆―医療安全管理者の日課―◆

　このような準備をしながらスタートしました、医療安全対策室での医療安全管理者の日課をご紹介したいと思います。
　前記したように、医療安全管理者は専従ではなく専任ですから、1週間のおおよそ半分の約20時間を安全対策に関わる業務を行っています。
　当院の場合は、曜日指定で仕事を分散化することはなく月曜日～金曜日まで午前中の時間帯（原則として）を医療安全管理の業務を行っています。

① 各部署から提出されるインシデント報告をデータベースに入力し、内容の緊急度や重要度などから現場へ出向き調査を行っていきます。危険個所の確認・インシデントが発生した背景やシステムの確認、既存のマニュアルの実態確認など調査し分析シートにまとめます。当該部署にも所定の分析シートにて検討を行ってもらい改善計画を立案してもらい医療安全対策室は点検修正を行います。緊急性のあるもの以外は改善計画を2週間以内に「改善計画書」に記載し報告するルールとなっています。さらに実践結果の評価を「改善報告書」で報告してもらい、病院長に提出し経過確認を行ってもらいます。
② 医療安全対策室業務日誌の記入（第5編359ページ参照）
③ 医療安全情報の検索と発信またはビラ配布
④ 院内安全パトロール：毎週金曜日（リスクマネジメント委員と2人）（42ページ参照）
⑤ 医療安全広報誌の作成（医療安全対策室通信）：毎月20日
⑥ 医療安全対策室会議：毎月第一金曜日
⑦ ハイリスク検査・処置・看護に関する基準手順見直し（基準・手順検討委員会共同）
⑧ 苦情・クレーム対応：（内容によっては事務長の対応）随時
⑨ 院内職員教育研修会：講師（全体研修および依頼時）
⑩ 職員および患者の個別面談：随時

などが現在の主な業務となっていますが、重要アクシデントの調査・ヒヤリングにはかなりの時間を割かなくてはならないため、兼務業務の負担が増していることは否めません。

総 論

(1) 段階別の医療安全教育

　医療安全管理者は、職種横断的な医療安全活動の推進や、部門を超えた連携に考慮し「職員教育」「研修の企画」「研修の実施」「実施後の評価と改善」を行っていかなければなりません。

　研修の企画に際してテーマの選定、講師の選定は対象および研修の目的に応じた年間教育計画を成功させるための重要なポイントとなります。現場の職員講師だけではなく患者・家族・各分野の専門家の方を講師として招くなど、職員参加型の有益な研修にするために、研修企画の段階から十分な医療安全関連情報と適切な活用法の考案を行って臨むことがキーワードであるともいえます。

　しかし、その前に医療安全教育に限らず医療安全活動には、職員の育成もさることながら医療安全管理者と同レベルのスタッフ育成に対しても組織として積極的であることが望まれます。

　医療安全対策に対する基礎的知識を有し、創造力を兼ね備えたリーダーシップを発揮できる人材を育成することが安全な組織文化を創り出す源であるといっても過言ではありません。

　安全教育は個人や委員会規模の自助努力だけでは効果的な成果は期待できないと実感したのが「医療安全管理者養成研修」等々でした。

　管理者養成研修会は多くの参加施設と情報交換ができ、他施設の医療安全活動や職員教育のノウハウを習得し、また何度となく行うグループワークからも他施設の安全に対する組織文化までも知りえる機会となりました。職員の意識向上を図るための施設独自のユニークな取り組みを披露してもらうたびに「目から鱗」のような刺激的感動を受け、自院の取り組みを振り返りながら「やる気」を引き起こしてくれました。

◆―医療安全管理者の自己研鑽―◆

　組織としての医療安全への取り組み方や医療従事者に関わる法的義務などについて院内伝達講習会にて繰り返し伝達していくように努力していますが、医療安全管理者自身の質的向上を図ることは組織として重要なことであり、所定時間の研修が修了したからよいというものではなく、継続的な自己研鑽に努める必要があると思います。

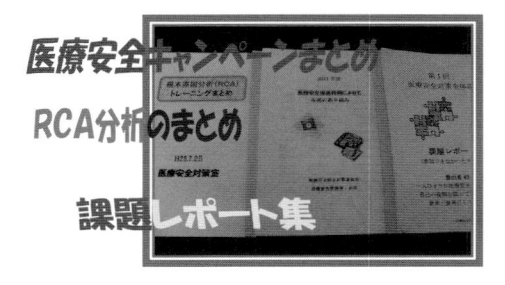

医療従事者に関わる法的義務・有害事象発生時の病診連携のあり方とシミュレーションや事実説明のあり方、また医療過誤かどうか不明な事例の対応のあり方や医療過誤判明時の謝罪のあり方など、各種研修会へ参加し専門家からの学びは必要不可欠であると実感しています。

　また、各都道府県に設置されている「医療安全支援センター」などの存在や

総　論

役割等を管理者自身が理解し周知していくことで、訴訟や医療事故相談に対する患者の不安や苦情に行政と連携して、患者支援をしていることを管理者として知っていなければなりません。知識の拡大の基となる糸口はインターネットによる医療安全対策事業紹介などでもきっかけは見つけられると思います。

◆―医療安全管理者と院内医療メディエーション―◆

　医療安全活動は大きく分けると2つの柱から成り立っています。1つは「未然防止」、もう1つは「事故発生後の適切な対応の確立」ということになりますが、未然防止とはいうまでもなく医療の現場に存在するリスクをいかに減らしていくか、事故を誘発するエラーが起こらないように努力するということで、私たち医療従事者が日常的な取り組みに努力していることです。

　一方、事故発生後の適切な対応の確立とは一体どういうことかと考えたとき、事故発生後対応マニュアルが整備され、それに沿って対応できる体制がとれていれば「確立している」といえるのかということが疑問に感じるようになりました。たしかに事故発生時にマニュアルの存在さえも記憶にないというのでは論外ですが、望ましくない不測の事態が生じた時、患者・家族・当事者との信頼関係を再構築しなければ、適切な医療事故対応とはいえず結果も望ましい形では終結しないと思うのです。

　双方が未来に向かっていくことができないという悲劇的状況を緩和させていくために、対立する紛争当事者たちに対して医療安全管理者は中立的第三者としての関わりを多少でも学ぶ必要があると気づかされました。それが医療コンフリクト・マネジメントの中の医療メディエーションであり、医療メディエーションとはカウンセリングでもなくコーチングでない未来に向かう対話のスキルであることを学び、「医療は安全を目指さなくてはならない」「医療は患者本位でなくてはならない」ということを念頭に置き、「隠さない・逃げない・ごまかさない」という医療側の姿勢を貫くことへの支援を医療安全管理者は行っていかなければならないと思っています。

　医療紛争においても、事故発生時の対応の不備が関係修復の失敗に結び付き、より困難な状況に陥ってしまった事例は少なくないと聞いています。医療従事者である私たちは普段から過誤が明らかな場合はその責任を認め「責任承認謝罪」を行い、過誤が不確定な場合でも"このような結果になってしまって残念です"という「共感表明」を速やかに行うという基本を早く身につけていきたいと思うのです。

　現在当院では、日本医療機能評価機構および医療メディエーター協会開催の「医療コンフリクト・マネジメント研修会」や全社連開催の「院内医療メディエーター養成講座」等の研修会に参加し、医療相談窓口での対応または日常ケアにおける患者コミュニケーションに役立てられるよう研鑽を積んでいます。現在は医療安全管理者のみならず多くの職員が導入編・基礎編・継続編・応用編と研修を進めてきました。中立的立場のあり方や言葉や表現の難しさに苦悩しています。

総　論

◆―医療安全研修は100％を目指す―◆

　安全教育の実際ですが「医療安全管理加算」を取得している医療機関では、全職員に対する医療安全教育を年２回以上実施することが義務付けられています。それが医療法に基づく施設基準でもあるわけですから、院内全体研修は職員の100％参加を目指さなければなりません。しかし、なかなか全員の参加は難しくこれまでの例をいえば、「80％の参加なら、まあいいか！」と前回の70％より向上しているからという理由で妥協しそれ以上の努力を怠っていました。

　医療安全対策室ではこの研修実績を研修サマリーとしてまとめた際に、全体研修とその成果について、話し合いました。その結果、事故は去年５件起きたけれど、今年は３件に減ってよかった」といっているようでは、十分な成果を得られているとは評価できません。事故はどこまで行っても「０件」以外の何物でもなく、職員の認識の甘さを痛感させられました。医療従事者として報酬を受けている以上、全員が医療安全を遂行し研修会に参加するという自己責任を果たさなければならないことを各部署に啓蒙し周知させました。

　一方で、全員を参加させるための医療安全対策室の工夫は、全体研修に関してはすべて同一の内容で「昼の部と夜の部」の２回企画とし、日程も別々の日に設定しています。多くの子育て中の看護師は業務終了後に行われる研修会に参加できないことが多いため、そういったスタッフに向けた全員参加を促す企画の工夫です。それでも参加できなかった職員に対して、課題レポートを用意し提出してもらうことで、医療人として医療安全に取り組まなければならない義務と責任を再確認してもらうことにしています。

　また、院内講師として医療安全管理者が研修会を実施することも少なくありませんが、私自身が研修会の開催に当り留意していることは、以下のとおりです。

① システム的視点からの安全教育・研修の立案・最新の質改善を推進すること。
② チームワークが重要であることを強調していること。
③ シミュレーションは繰り返し十分行うこと。
④ 組織内を病院長や所属長を巻き込みながら横断的に統合すること。
⑤ 研修内容については、すでに実施されている対策または取り組みの中に織り込むこと。
⑥ 医療安全対策室として研修受講の支援を行うこと。

　以上のことを意識的に研修企画に反映させるようにしています。さらに研修はできるだけ職員の参加型研修となるように企画し、特に、多職種が集まる全体研修では医師をはじめとする専門職から運転手職員に至るまでが対象となっていることもあり、楽しく簡単に学べる「医療安全のしくみ」をテーマに研修を行い、また、有害事象の判例など「法の常識」を教わるような緊張感ある研修会など専門的内容の研修については、専門講師を招くことが理想ですがそれができない場合は、DVD教材を使った

総　論

り外部研修での学びを伝達研修にて実施することもあります。

　2011年度はようやく100％を達成したところですが、この課題レポートは、当院の医療安全システムに対する職員の理解度や課題を明確にすることとなり、医療安全対策室の新たに取り組むべき課題をさらに具体化する成果をもたらしました。

　2012年度の注目は、各部署の単位別研修と全体研修を合わせると年間平均13回もの研修が実施されており、月に1回ペースで研修を行っている計算になります。しかし依然として看護部教育委員会で取り扱うものが多く各部署の均一な取り組みが望まれるところです。

　このように活動が主体的に実践できるようになったことは、第三者による外部監査システム（病院機能評価受審への取り組み）を利用したことも成果の要因であると考えられます。

　医療安全に対する職場風土がいま一つ確立されていない原因が、いままで本腰を入れて医療安全を推進するリーダー的な人材が明確にされていなかったことが原因であるとすれば、この安全第一時代に大きな遅れをとったものといえます。

◆―管理職の医療安全教育―◆

　その遅れを取り戻すべく、医療安全に対する安全教育は徐々に職員の認識を高めてきましたがさらに確かな安全風土を定着させるために、各所属長の危機管理意識の向上に焦点を絞ることが賢明であると考えました。そのプログラムは「医療安全の基本的な知識」である医療安全に関係する用語（医療事故・有害事象・医療過誤・重大な過誤・軽微な過誤・ニアミス・インシデント・アクシデント）について共通理解し、「医療有害事象・対応指針」を用いての説明やDVD学習、わかば病院の医療安全管理体制について組織図・機能図の解説に加えて役割と責任体制、報告経路と報告用紙の運用ルールの理解を深める必須研修を組み込んでいます。これらを通じてチーム医療とチームコミュニケーションについて学習してもらえるよう「研修目的」を明確化しています。

　医療安全対策室は管理職教育を推進し、管理職である各部署長に集合教育計画を遂行してもらい末端に至るまでの医療安全に対する意識向上を図れるよう努めてもらっていますが、決してお任せではなく、各部署の教育委員により実施された安全研修ごとの研修サマリーを作成してもらい、次回研修の参考になるようアドバイスしながら支援していきます。

　医療安全管理者は教育の輪を広げていくことも仕事の一つであり、誰かが講師になればその分理解者は増えていくものです。ナレッジマネジメントの原理を応用し同胞を増やすことで成果を効果的に上げていくことはきわめて戦略的な方法だと考えるのですが、先ほど述べたように部署のリーダーシップの有無により集合教育が進んでいない部署もあることは現実の問題点でもあります。

総 論

◆―各部署による医療安全の集合教育―◆

またより効果的な集合教育を展開してもらえるよう、各部署に「安全教育の教訓」を配布し、医療安全に敏感な職場風土を築きあげるために小さな努力を重ねています。

① 安全教育は集中的にではなく、定期的に行うこと。
② 安全学習によって信じていたことと経験したことに矛盾が生じること。
③ 安全学習は誰も彼もが一度に行う必要がないこと。
④ 安全学習によって何を学んだかという結果を褒めてもらえるわけではないこと。
⑤ 安全学習の成果は長持ちしない、忘れられてしまうこと。
⑥ 安全学習を通じて、組織内の緊張関係が明らかになること。
⑦ 安全学習は、安全をつくり出すのは人間であるということを知るところから始まる。

このような教訓を部内に掲げるだけでも、安全風土は徐々に高まることを期待して行っていますが、教訓にしてくれる管理職がいれば幸いですが今のところ意識的変化は不明です。

部内研修会で最も多く取り入れられている研修は「KYT：危険予知トレーニング」であり、部署の専門性が違うことから視察に出向くとそのロールプレイなどは多いに刺激を受け、看護補助者向けに行われているKYTには感銘させられる研修が繰り広げられ力強く感じています。

(2) 医療KYTの最大のアウトカム

医療安全対策室がKYTに目指すものは、「感受性を鋭くする」ということと「集中力を高める」というところに焦点を当てています。実践への意欲を高める、問題解決能力を向上させる、安全の職場風土づくりにまでつなげていきたいと考えています。

危険予知活動には3つのレベルが存在するといわれています。1つは作業指示者レベル、次にチームレベル、そして1人レベルというものです。作業指示者レベルは5W1H（なぜ・いつ・どこで・なにを・誰が・どのように）を徹底し、常に危険のポイントを周知させること、つまり重点対策を確実に指示し、復唱させ、復命させて確認することであるわけです。さらに一人ひとりの部下に対し健康のKY、個別なKYを実践することにも注目し各所属長の管理実践の視点にも加えています。組織のKYTを定着化させるために考案していきたいことは、組織トップの年度目標に取り入れる、日常の業務に取り入れる、年間計画の立案・実施・改善のサイクルの実現、医療KYTの技法を展開できる人材育成により場面・効果の可視化ができること、最後に患者・家族・地域住人への水平展開ができることが最大のアウトカムであると考えています。

◆―医療KYTから見えた小規模病院の問題点―◆

ここで壁となっている事柄が大きくは3つあげられます。1つは職員全体が医療提供者としてのコンプライアンスが低い。2つ目には「忙しかったから仕方がない！」

総　論

という理由を正当化する組織文化、そして3つ目には定着しない看護職員の実態も否めません。蓄えられない医療安全に対する意識は人の出入りに大きく関係しているようにも思えます。中小規模医療機関の特徴から課題としてあげられるものを列記してみると、次のような事情が関与していると考えられます。

- 施設形態が多様化しており、ハイリスクな医療行為の有無が危機的意識にギャップを生んでいること。
- 特化した医療行為が多いことから、特定の領域に偏った安全教育がなされていること。
- 部署長の影響は大きく、個性的な安全感覚に左右されることもあること。病院開設当初からの自由開設のハードルの低さがもたらした安全管理体制の軟弱さ。
- 第三者監査が不十分という監視システムの弱さ。
- 不十分な事故抽出と対応・自浄性の欠如から院内の危機管理意識の低迷。
- 情報公開という認識の低さ。職員の背景が多様で専従の医療安全管理者を配置できない。
- 安全に対する投資がコスト管理上なかなか困難。

以上が中小規模医療機関の課題であるいえます。

社会が医療機関に望むニーズが変化していることなどをメディアの報道などで理解はしていると考えられますが、安全な医療提供における具体的問題解決への関与を組織がどのようにリーダーシップを発揮するのかが焦点となるわけです。

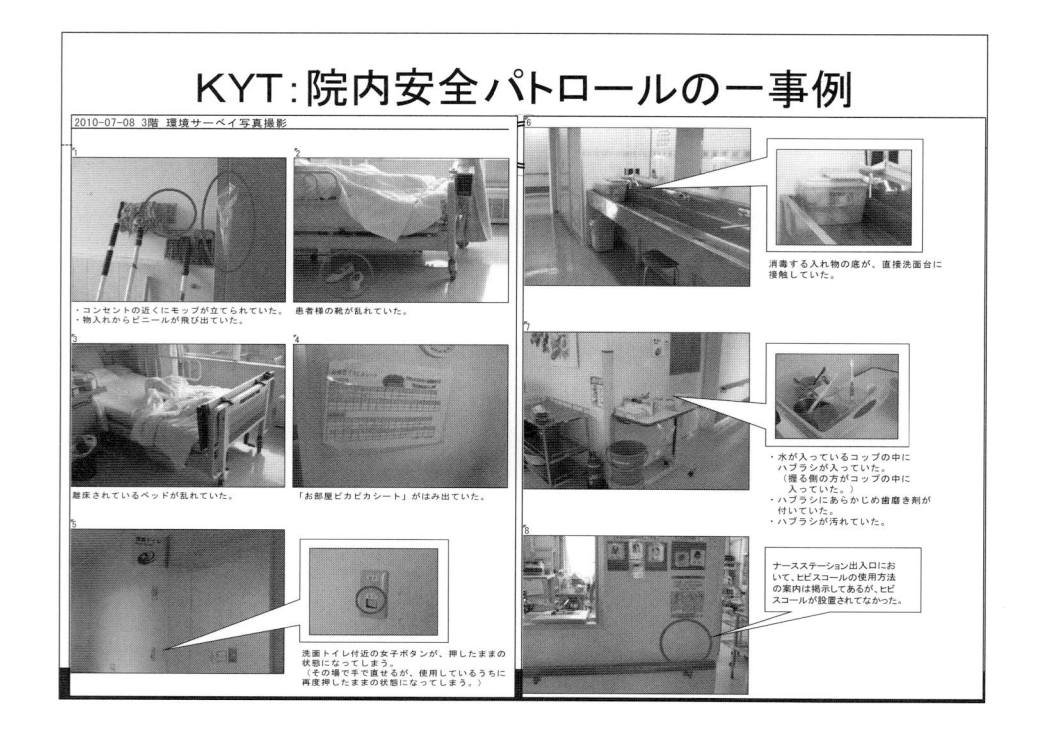

KYT：院内安全パトロールの一事例

総論

医療安全管理者のビジョンと方略は最大のキーワードとなることでしょう。

◆―院内安全パトロールとラウンドカンファレンスの実際―◆（第5編361ページ参照）

院内の医療安全自主監査システムとして、医療安全対策室では院内安全パトロールを実施しています。院内安全パトロールチェック票を医療安全対策室で作成し、これをもとに毎週金曜日リスクマネジメント委員と2名で院内安全パトロールを実施しています。1回に1部署を行うことを原則としており、1回の所要時間はおおよそ40分程度で行っています。

チェック項目設定のポイントは、週1回のラウンドに長時間をかけられないという理由も踏まえ6つの大項目から成り50の小項目で作成しました。「安全管理」「薬剤管理・医療機器管理」「環境整備・理学療法」「栄養」「感染対策」「手順の遵守」という区分から構成されており、小項目には掲げきれない項目が存在しているため代表的な確認事項およびヒヤリングにつなげる事項を取り上げて作成されています。

したがって、リスク感性や当院の安全に関する規程や基準・ルールを知っていないとパトロールを効果的には実施できないことになってしまいます。医療安全管理者に同行するリスク委員はパトロールの回数を増すごとにやっとそこに気づくという様子が見受けられますが、数をこなすごとにリスク委員自身が学習し医療安全の質とはどのようなことなのか机上の理想ではなく、医療現場の隠れた実態や職員意識の真実を描写し問題のより現実的な解決法を見い出していると感じています。院内安全パトロール随行作業は、これもまたスタッフ教育の一手につながっているのではないかと思うのです。

例えば、「医薬品管理・医療機器」の項で「酸素ボンベが適切に管理されている」というチェック項目がありますが、この文言どおりにやりすごせば「うちの部署に酸素ボンベはありません」で終わってしまいます。しかし、チーム医療の視点からもう一歩踏み込んで質問を展開していかなければなりません。自部署に酸素ボンベは保管していなくても一番近くに保管されている場所を知っているか？　そして正しい保管方法を述べてみてください？　といった具合に質問を広げていきます。これは緊急時のコードブルーなどに対応するためであり、たとえ医療従事者でなくても、いつ自分が倒れた患者のもとに酸素ボンベを運ぶよう要請されるか分らない事態を想定すれば、私の部署は関係ない・酸素ボンベがどこにあるか分らないではすませられないことなのです。

病院職員として自己の役割をこの機会に再認識してもらうチャンスと考えています。ここでの留意点は、当該部署の日頃からの職場体質や個々人の能力をも踏まえてパトロールに当たることが効果的であると考え実施しています。このような方略は中小規模病院だからこそできるパトロールの利点といえることかもしれません。さらにもう一つ中小病院だからこそできる当院の院内安全パトロールの特徴は、医療事故の

総　論

予見と回避という視点で現場カンファレンスを実施しています。特に病棟では週1回のペースで医療安全管理者を交えたカンファレンスを当日勤務の職員と行っています。現場をみんなの視点で確認し危険の予測と解決策を考案していくためのものです。

　院内安全パトロール結果は、リスクマネジメント委員会に報告され各部署や関連部署に周知し改善を促し、提出されているインシデントレポート内容との関連を考察していくことに活用されています。

◆―「苦情・クレーム」とインフォームド・コンセント―◆

　毎日のように報告されるインシデントレポートですが、必ず情報収集を怠らないことが医療安全対策室のモットーとしています。インシデントレベルが低いものであっても常に事故発生後の紛争対策を視野に入れて行動することが患者や家族の信頼を得る最善の道となることを念頭に置き情報収集を行っています。

　インシデント内容の調査に当たりポイントとなることは「患者と医療従事者との関係に問題はなかったか」「経済的問題はなかったか」「記録物の整理は適切にされているか」「インフォームド・コンセントの方法や内容に問題はなかったか」「対処そのものに問題はなかったか」などであり、情報収集が迅速に思考できるか否かはとても大きな鍵となることで医療安全管理者のリスクセンスが問われているともいえます。これは簡単に身につくものではないと思いますが、日頃の訓練で感性を磨いていかなくてはならないと痛感している毎日です。

　医療紛争を起こした患者や家族の理由には、医師から見放された、すぐコンタクトがとれなかった、自分たちの意見や気持ちを理解してもらえなかった、軽視された、きちんと説明してもらえなかった、ということが大半を占めているといわれています。さらに医療訴訟を起こす患者や家族は、①真実を知ること、②原因の追及、③素直な謝罪、④再発防止の検討と実施そして明示すること、⑤被害者の救済、という医療事故か法的過失があるか否か以前に、不慮の事故に遭ったことに医療者が誠実に向き合い、共感し誠意や謝罪を示すことは自然な人間としての感覚であることを訴えていることを受け止めなければならないと思うのです。

　その気持ちからなる一つひとつの会話や態度が患者・組織の損失の拡大防止につながっていくということを医療安全管理者として自覚し、職員教育につなげていかなければなりません。

　また、医療事故とは異なりますが「苦情・クレーム」管理も医療安全管理者の重要な任務の一つです。

　最初に「苦情」とは、病院内の環境・人・システム・行為に対する不満、不安、疑問、要望など改善を要求する行為であり、「クレーム」とは、病院内の環境・人・システム・行為によって被害が生じたとして、その代償や保証を要求する行為を言います。

　最近の傾向からは苦情・クレームが一段と増えており、その要因は「医療の不確実

性の認識が少ない」ということです。そのため実際の医療レベル以上に期待感を抱いています。その結果が期待に合わないと医療過誤ではないかと疑い、医療事故報道等で掲載される「医療者に対する不信感」という言葉に大きく関係していると考えられます。さらに時代の変化ともいうべき「個人的権利意識の高まり」も要因のひとつであり、患者だからといって泣き寝入りはしないという気持ちが苦情・クレームにつながっていると考えられます。

しかし、そもそもそれらが発生しやすい要因は何かと分析すれば、患者は病気による精神的、肉体的、社会的苦悩から入院による不安感や不満、経済的問題が起因していると考えられ、医療を受けることへの不自由さや病気との葛藤が深く関与しているといえるのではないでしょうか。また医療者に対しても、患者の意に反しても行われる処置や検査、患者の話を聞いていない態度であったり、希望を聞き流したり、決断を急がせたり、医療者の価値観で患者を型にはめたがったりする要因があげられると思います。

クレームは突然起こってきます。そして迅速な対応が求められますが、ここでの初期対応が適切であるか否かがキーワードとなってきます。適切であればすぐに鎮静化しますが、不適切であれば拡大して紛争化し、それがさらに進むと病院の中だけでは解決できずに訴訟になり費用が発生します。精神的にも時間的にも大きな負担となるわけです。

このような事態を防いでいくために、前述した医療コンフリクト・マネジメントが必要な時代であると思うのです。患者が抱える医療への不満が医療コンフリクトといえるもので、私たちがこれを知ることによって、患者が望み満足する医療を知る機会となるのではないでしょうか。医療メディエーション技法の習得と実践による「対話を通した解決」がよりよい患者・医療者関係の再構築や患者満足度の向上、医療の質改善につながるよう研鑽を積みたいと思います。

(3) 当院のインシデント分類と分析法
◆―レベル分類基準と報告時間―◆（第5編370ページ参照）
　当院ではインシデント・アクシデントのレベル分類と報告時間を、次のように定めています。
〈インシデントレベル〉
レベル0：エラーや医薬品・医療用具の不備が見られたが、患者には実施されなかった
レベル1：患者への実被害はなかった（何らかの影響を与えた可能性は否定できない）
レベル2：処置や治療は行わなかった（患者観察の強化、バイタルサインの軽度変化、安全確認のための検査などの必要性は生じた）
〈アクシデントレベル〉
レベル3a：簡単な処置や治療を要した（消毒・シップ・皮膚の縫合・鎮痛剤の投与）

総論

レベル３ｂ：予定または予期していなかった濃厚な処置や治療を要した（バイタルサインの高度変化・人工呼吸器の装着・手術・入院日数の延長）
レベル４ａ：永続的な障害や後遺症が残ったが、有意な機能障害や美容上の問題は伴わなかった
レベル４ｂ：永続的な障害や後遺症が残り、有意な機能障害や美容上の問題を伴った
レベル５　：死亡（原疾患の自然経過によるものを除く）

　インシデントレベル０～アクシデントレベル３ａまでの報告限度時間は、発生後24時間以内に報告することを義務付けており、アクシデントレベル３ｂ～５までは発生後３時間以内を義務付けています。
　インシデント・アクシデント報告を受けた際の対応としては、医療安全管理者はできるだけ迅速な判断が求められ、問題の重要性・過失のある事象か過失はない事象か、緊急に対応しなければならない事象か、少し時間をかけて、分析して最適な対応をする事象か、など判断して行動することが重要ですが、当院では幸いなことに有害な事例に遭遇することは経験していないため、現状では時間的余裕が比較的ある事例への対応となっており、病院長との連携で対処が滞りなく行われている現状に留まっています。

◆―根本原因分析（RCA）と「事例検討報告書」―◆（第５編374ページ参照）
　インシデント報告に対しての分析方法としては、事故発生後の原因分析を目的とした「根本原因分析：RCA」「SHELモデル」「４Ｍ―４Ｅ」や危険個所の特定と事故の発生予防を目的とした「FMEA」などがありますが、職員は個々の経験値よりなかなか一本化するのに苦労しましたが、結局２年前より医療管理者養成研修で採用しているRCA(Root Cause Analysis)を分析ツールとして取り入れ統一化しました。院内研修で「分析法の演習」等を実施する際に、研修リーダーとなる人たちが教えやすい分析法を取り入れることが効果的というのも選択の大きな理由でした。
　RCAとは、安全工学から医療界に発展させた科学的分析方法の一つで、医療における有害事象が発生した場合に、事象を再帰的にさかのぼり、「なぜ事故が起こったのか！」ということを当事者のみの問題に終始せず、その背景や根本原因を見い出してその背後に潜むシステムやプロセスに焦点を当てて検討するというものです。
　事故の直接原因のみならず、真の事故原因を追究し改善へと導くもので、この分析が人事考課や懲罰が目的ではないことを明確にしておく必要があります。分析の目的はシステムの軟弱な部分やプロセスを特定分析し対策を実施する、そして結果を評価し業務に反映させるということで、業務改善により医療事故を防いでいくことが目的であることを、職員に周知し十分な理解を得ることを忘れてはなりません。
　RCAのプロセスは、事実の情報収集と出来事の流れ図を作成し時間の流れに沿って把握することがキーワードとなりますが、最初に①インシデント内容を共有する→②出来事流れ図を作成する→③出来事流れ図をもとに分析する→④分析結果をもとに

因果を作成する→⑤対策を立てる、といった具合に作業を進めていきます。

　インシデント報告内容を共有するためには、この作業はとても重要な作業であり事例の理解もブレが生じない効果的な方法といえます。出来事流れ図を作成するに当たり物品や医薬品などの用途や効果、当事者の考え方、気持ち、イベントの事実、患者に確認した事柄など落としやすい情報なので注意を払わなくてはなりません。

　RCAの一連のプロセスを終了すると、当院では「事例分析報告書」をまとめています。

　事例分析報告書は、エラーの背景要因分析を明確に示すために、報告フォーマットを用意し、①個人的要因、②作業要因、③環境要因、④職場要因、⑤管理要因、に分けて記載するようにしています。

　個人的要因には心理的な負担や生理的負担・作業遂行能力などを記載していき、作業要因は仕事の難易度（困難さ）・突発的作業・MMIの不備・退屈で単調などを記載、環境要因には空間・特殊装置・暑さ・寒さ・明るさ・騒音などに関わるもの、職場要因にはチーム構成やコミュニケーション、管理要因にはモラル・教育・訓練・マニュアル・規程などに起因するものを記載するよう定めています。

　医療安全対策室では主に重要インシデントを分析し報告書にまとめています。重要インシデントといってもレベル3a以上は当たり前ですが「レベル1」でも「レベル2」でも、今回は一大事に至らなかったけどきわめて危険な要素（人的・環境的・システム的など）を含んでいると判断した事例についてはすべて対象であり分析を行います。当該部署にも同様に分析を実施させ分析結果とともに改善計画書を提出することを義務づけており、改善計画は1カ月間実施した後に改善策の効果を評価し「改善結果報告書」を医療安全対策室に提出するPDCAサイクルシステムを徹底しています。

　全職員にRCAを手軽に展開してもらえるようになるまでには、あと少々時間がかかりそうですが、看護部安全対策担当者やリスクマネジメント委員会が毎月定例で代表事例を分析する研究会を開催しており、その分析力も向上してきたと感じられます。

(4) 職員への医療安全情報の共有化

　医療安全管理者は、医療事故の発生予防や再発予防のために情報を収集し、病院内の医療安全に必要な情報を全部署・全職員に提供するように努力しなければなりません。

　なぜ「情報の提供」をしなくてはならないのかというと、「情報共有」することは医療者間や患者医療者間のパートナーシップが育まれる「根幹」であるからです。

　情報とは「患者に関わるもの」「医療従事者に関わるもの」「病院に関わるもの」等の情報に括られると思いますが、この作業は日常的な行為として意図的に考え継続的な収集を実践していかないと、その情報の付加価値を下げてしまうことも考えられる仕事だと感じています。

総 論

　情報というものは空気のような存在であり、なければ死んでしまいますが、あったからといってどれほど日常的に有り難いと感じてはいないのではないかと感じる毎日です。一生懸命に情報発信しても反応が返ってくるわけでもありませんし、仕事とはいえ医療安全管理者の業務として虚しくなる瞬間です。しかし院内のどこかで誰かが医療安全に気持ちを傾けている一瞬の時間を想像しながら希望と期待を寄せて発信し続けています。目立たないけれど重要な業務であることを自覚し成務していきたいと思います。

◆─情報検索と活用─◆

　病院内での事実情報の把握とはどのようなところから入手されるかといえば、まずはインシデント・レポートによる事例報告があります。また、院内安全パトロールなどの結果からも多面的な情報収集がなされていると思います。そう考えると他にもさまざまな情報源がたくさん院内に存在していることが分ります。患者満足度調査（入院・外来）、退院時アンケート、職員満足度調査、ご意見箱、患者相談窓口、患者苦情対応窓口、医療連携室情報、さらにはリスクマネジメント委員会をはじめとする各委員会活動を記す議事録などは院内の事実情報の宝庫といえます。また上記の調査やインシデント・アクシデント事例に関わる各統計結果は重要なクリニカルインディケーターともなりえるものです。

　そして外部情報に関しては主に厚生労働省や医療事故情報等収集事業の登録分析機関の情報・医薬品医療機器総合機構など医療安全に関して重要な情報を発信している専門機関の情報や通知の管理を行い、また病院団体・日本医療機能評価患者安全推進協議会・医療安全全国共同行動～いのちを守るパートナーズ等への積極的な参加登録を行い具体的改善対策のネット公開事例を共有し院内の改善活動に役立てています。さらに定期的に医療系新聞の購読を行い、インターネット配信によるメールマガジン各種から医療事故事例・訴訟・裁判・判例等のリアルタイムな情報を検索し、院内に周知したい事例を取り上げ医療安全対策室から各部署に発信しています。

◆─医療安全院内通信誌の活用─◆

　毎月20日は「医療安全対策室通信」を発刊し、主に「医療・看護の訴訟事件」をはじめ耳より情報・まめ知識・リスクセンストレーニング等の掲載を行い、回答を後日配布するなど職員の危機管理意識向上に向けての活動として行っています。

　重大インシデント情報・改善事例紹介・インシデント統計と分析結果の紹介・院内安全パトロール結果・改訂マニュアルの紹介などを社会的事件記事についで掲載しています。その他情報としては、患者参加型の医療安全週間キャンペーン開催などのお知らせや行政問題等も取り上げています。

　地道な活動ではありますがこれも組織の安全文化構築につながっていくための作業として、太く長く継続していきたいと思っています。

◆─医療安全推進週間キャンペーン─◆

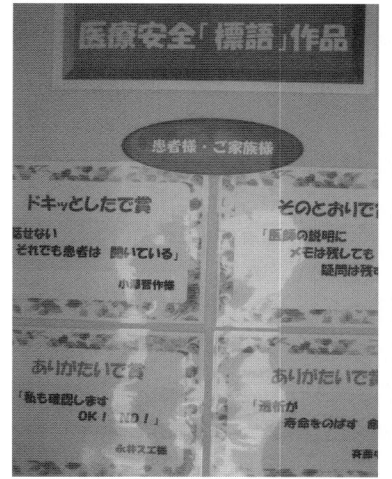

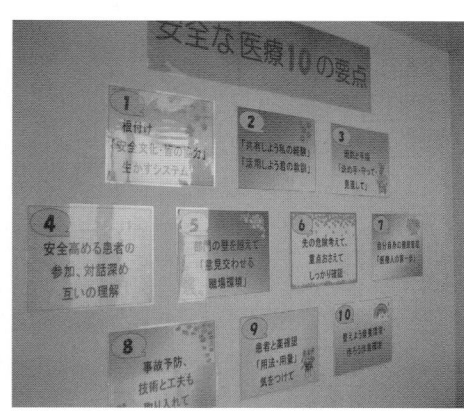

医療安全全国共同行動～いのちを守るパートナーズの活動において、毎年11月に「医療安全推進週間」が設けられています。

当院もそれにちなみ院内で医療安全対策室が中心となり、テーマを決めて医療安全推進キャンペーンを実施しています。まだこの企画を開始して3年目で過去に行った実績は2回ほどなのですが1年目は、『医療安全啓発ポスター』作成企画に全職員から参加してもらい、部署や個人または家族からの作品を募集しました。張り絵・ぬり絵・水彩・パソコン仕上げ・写真など多くの作品が出展されましたが、部署作品においては専門性を発揮したユニークな作品の登場で見る人を感動させました。

一例をあげると療養病棟では「服薬確認ポスター」でしたが立体型で大きな顔の口が開くと中から薬が出てくるような工作ポスターが作成され、薬剤課の作品は薬局内の錠剤を使用し作った確認の2文字が写真加工されたポスターなど、薬剤課らしさをのぞかせていました。

2年目は、職員および外来患者・入院患者からの安全に関する『標語』を募集しました。全員の標語を医療安全対策室でデザイン化しA3タイプのラミネート加工を施したものを大型パネルを用意し丁重に貼付したものを外来ロビーに掲示しています。優秀賞には短尺リボンを用意し多くの職員や患者にご紹介しています。

患者の参加で医療従事者も緊張の面持ちでもありましたが、この機会をとおして医療提供者としての責任を自覚し気持ちを引き締めて業務に臨むべく衿を正すことができたように思います。

総論

心に留まった作品には、「しゃべれなくても、患者はずっと貴方を見ています」「貴方がいてくれてよかった。あなたのおかげで今日の命がある」「医療安全!『見ざる・言わざる・聞かざる』そんな貴方は医療人失格!」など、医療者とともに医療事故防止に協力してくださっている患者を目の前に、一層の安全確保を目指さなければならないと痛感しました。そしてこれらの作品は外来ロビーから外されたのちに、病院内の廊下や処置室・訓練室・ナースセンターなどに掲示され1年間使用されます。その後医療安全対策室で作品の保管をしています。

(5) 安全文化の醸成

安全文化の「醸成」とは、「創り育てる」ということで、医療安全に対する良好な組織風土は「放っておいたら育たない」ものだと思います。

事故事例の報告および共有化のためのシステムづくりや事故防止や再発防止のための体制づくり、事故に関与した人を非難しない組織文化、患者と家族が医療安全管理に参加できる方策など医療安全管理者の重要な業務であるとともに、医療安全対策室の長期的な課題でもあります。組織風土劣化の防止に対する管理体制の維持機能は定期的な活動評価を行うことが重要なことです。すなわち医療安全に対する各所属のトップマネジメントは「患者の安全を最優先するという明確なメッセージ」を組織のスタッフにどのように浸透させているかという現実評価を繰り返し行っていかなければなりません。医療安全管理者はそういった観点からも、病院全体の医療安全に関わる意識調査や実態調査を実施し成熟度を常に評価していくことが望まれます。

当院では、調査内容を以下の点に着目し(原子力安全基盤機構:牧野眞臣氏資料より)、調査票を作成し毎年1回の実態調査を行い、その結果を受けて医療安全対策室の活動目標の見直しの参考にしています。

① 安全確保の活動に関して貴方の部署はどのような方針を示し実践しているか。
② 事故・故障の根本原因分析、不適合な管理、是正処置などから得られた知見および重要な事故・故障から得られた知見を安全管理システムの改善にどのように反映しているか。
③ 深刻な事象の回避に役立てるため、インシデント・アクシデント事例を報告するように、貴方の部署ではどのような仕組みをつくり、部下にどのように奨励しているか。
④ 報告されたインシデント・アクシデント事例はどのように活用されているか。
⑤ 分析結果の教訓を反映するために、貴方の部署はどのような仕組みを構築し、改善活動に取り組んでいるか。
⑥ 部署の技術力維持・向上についてどのように取り組んでいるか。
⑦ 安全活動に関連する情報やデータをどのように収集し、部下にどのようにいきわたらせているか。
⑧ 部内のコミュニケーション(上司と部下・他部署関係)を向上させるためどの

⑨　誤った判断による意思決定を排除するためどのような措置を講じているか（監査・チェック）
⑩　ルールは適切でかつ有効であることを確実にするために、ルールの維持管理についてどのような取り組みを行っているか。
⑪　ルールを遵守することを日常業務に定着させるように取り組んでいるか。
⑫　患者および家族をはじめとする社会的な説明責任を果たすための情報提供やコミュニケーションは相互の理解促進のためにどのような取り組みを行っているか。
⑬　医療の透明性を高めるためにどのような取り組みを行っているか。
⑭　活動の低迷を防止するため、どのような自己評価および第三者評価を行っているか。

　以上の14項目は安全文化の定着に継続的な評価を続けていかなくてはならないと考えており、年に1回行う各部署アンケート等にも活用しながら現存する自院の医療安全システムに無理なく取り入りながら安全に対する組織風土の向上に努めていきたいと思っています。
　さまざまな医療機関において規模の違いやシステムの違いがあることは必然的なことです。しかし、医療従事者に共通していなければならないことは「組織の一人ひとりが医療安全の責任者であることを自覚し行動することであり、患者の安全を最優先に考えその実現を目指す」それが安全文化の醸成ということであり、医療の行われる現場から問題提起がされることが医療安全の質のバロメーターではないかと思えるのです。

(6) 地域における医療安全管理者ネットワークの実際

　現在は群馬県看護協会が開催する「医療安全管理者ネットワーキング」に医療安全管理者および医療安全養成講座修了者が集まり、「医療安全管理者としての課題」などについて問題の共有化そして改善対策とその成果などを伝達するなど相互支援や情報交換を行っている他、日本看護協会「医療安全管理者養成講座修了の同期」が集合し情報交換や対策の質向上に努めています。
　今後は病院間や近隣の他県とも目的に合った交流会や研修会、ワーク等により、「医療現場の安全第一」が絶対という職場風土を築いて行きたいと考えます。

Ⅳ　今後の課題

　医療安全は個人の努力だけでは達成できないといえる反面、組織にあぐらをかき、いとも簡単にルール違反をする、分かっていて業務手順から外れた仕事をするという論外の事例もまだなくなっていない現実が存在する中、一方では「いつ・どこでも・誰にでも事故は起こる」「人間だからこそミスをするもの」という前提で医療事故対

策を議論していなかければならないという日常に現実の厳しさを痛感しています。

　医療は学術的裏づけに支えられた総合的チーム作業です。医師・看護師・薬剤師・栄養士・臨床検査技師・リハビリなど関係職種は1人の患者の医療に関るスタッフの1人として、それぞれの専門分領域で、専門技術を患者に提供するわけですから、その自覚と責任をしっかり持つ義務があるのです。病院職員は上下関係だけではなく横並びの関係を構築できないと本当の意味でのチーム医療は成り立たないのではないでしょうか。

　「患者はもとより医療従事者である我が身を守るため」という危機的意識の向上を図るためには多くの課題を残していますが、あれほど注意を促していたにも関らず「なぜ事故を起こしてしまったのか」と1人をせめても医療現場の事故対策にはつながらないことを、職員が正しく認識し理解し骨太な医療安全管理体制を確立することに終わりはないと考えます。

　同時に現実に事故が起きてしまった場合を重視するコンフリクト・マネジメントの重要性についても管理職は再認識し、適切な行動がとれるよう意図的な訓練を積んでいくことは今後の課題であると考えています。

V　おわりに

　当院の医療安全対策システムが医療事故防止にどのくらい役立っていくのか今のところ確かな自信は持てないのですが、そもそも安全は存在しないものであり、常に存在しているものは危険なのですから、その危険をいかに的確に予測し、確実に防止する努力をするかが安全そのものなのだと思います。安全とは、一人ひとりが力を合わせて創りだすもので複雑なシステムや難しい思考回路は無用であるとさえ思えてくるときがあります。

　当院のチーム医療における事故防止はチームコミュニケーションとパートナーシップの発展が鍵であることは間違いありません。「安全の組織文化」を築いていくために職場風土の変革に医療安全管理者として今後も全力投球していきたいと思います。また今後は、安全な地域医療の一端が担えるよう地域医療安全ネットワーク活動の発展に関与し他施設との情報交換も行いながら、安全対策の質向上に努めていきたいと思います。

第1編

医療安全管理指針

医療機関として、組織的な安全対策に取り組み、
責任ある態度で医療事故を未然に防ぐための
継続的な改善活動を実施する

医療法人相生会　わかば病院

第1編　医療安全管理指針

I　医療安全管理指針／57

医療安全に関する基本的な考え方……57

1　総則……57
 1　基本理念／57
 2　基本方針／57
 3　用語の定義／58
 4　組織および体制／59

2　医療安全対策室……59
 1　医療安全対策室の設置／59
 2　医療安全管理者の位置づけ／59
 3　医療安全管理者の業務／59
 4　感染管理者の位置づけ／60
 5　感染管理者の業務／60
  ①　院内における活動
  ②　感染制御チーム
  ③　感染管理の地域医療機関連携
  ④　院内掲示

3　医療安全総合対策委員会の運営……61
 1　医療安全総合対策委員会の設置／61
 2　委員会の構成／61
 3　委員会の任務／62
 4　委員会の開催および活動の記録／62

4　報告等に基づく医療に係る安全確保を目的とした改善方策……62
 1　報告とその目的／62
 2　報告に基づく情報収集と調査／63
 3　報告内容の検討等／63
 4　その他／64

5　医療安全管理者の業務指針……64
 1　医療安全管理者の位置づけ／64
 2　医療安全管理者の業務／64
  (1)　医療安全のための体制の構築
  (2)　医療安全に関する職員への教育・研修の実施
  (3)　医療事故を防止するための情報収集、事例分析、対応策立案、フィードバック
  (4)　医療事故への対応
   ①　事故発生前の対応策
   ②　事故発生時の対応策
   ③　再発防止
  (5)　安全文化の醸成

6　医療安全管理者のための指針・マニュアルの整備……68
 1　医療安全管理マニュアル等／68
 2　医療安全管理マニュアル等の作成と見直し／68
 3　医療安全管理マニュアルの活用／69

7　医療安全管理に必要な研修……69
 1　医療安全管理のための研修の実施

／69
　2　医療安全管理のための研修の実施方法／69

8　**事故発生時の対応**……………69
　1　救命措置の最優先／69
　2　病院長への報告等／70
　3　患者・家族・遺族への説明／70

9　**患者からの相談への対応**………70
　1　患者相談・苦情処理に係る指針／70
　　(1)　基本理念
　　(2)　基本方針
　　(3)　実施体制
　　　①　患者相談窓口の設置・運営
　　　②　職員配置
　　(4)　患者への情報提供と説明
　2　自殺防止対策の指針／72
　　(1)　基本理念
　　(2)　基本方針
　　(3)　用語の解説
　　(4)　組織と体制
　　(5)　安全衛生委員会の業務
　　(6)　自殺事故発生時の対応
　　(7)　自殺事故後の報告体制
　　(8)　教育・研修

10　**その他**……………………………75
　1　本指針の周知／75
　2　本指針の見直し、改訂／75
　3　本指針の閲覧／75

Ⅱ　医療安全に係る各種安全管理指針　／76

　1　医薬品安全管理指針……………76
　2　医療機器安全管理指針…………78
　3　院内感染対策指針………………79
　4　医療情報安全管理指針…………81
　5　輸血安全管理指針………………84
　6　褥瘡予防対策指針………………94
　7　医療倫理指針……………………97
　8　患者相談・苦情処理に係る指針……………………98
　9　自殺予防対策指針………………101

《医療安全に関する基本的な考え方》

1．『医療現場において、医療従事者は患者の命を守ることが使命であり、些細なことであっても患者に損害を与えてはならない』

2．医療従事者のちょっとした不注意や思い込みなどが医療上の予測もしない事態を引き起こし、患者に与えた損傷が健康や生命を脅かすような結果を招くことがありうるが、「人間はエラーを犯すものである」ということを前提に、平素から知識・技術の向上に努め、患者の安全を確保するための危機的意識を持って細心の注意を払い医療事故防止に万全を期さなくてはならない。

3．近年の医療内容や医療技術は飛躍的に高度化・複雑化・専門化してきたことにより、医療従事者個々の努力のみに依存した安全管理は困難になっている。医療安全対策とは、個人の責任を追及するという目的ではなく「個人やチームで行う現場サイドの事故防止」さらに「病院組織が取り組む事故防止」、これら2つの目的を実効あるものにし、医療事故の未然防止を図るとともに、患者に好ましくない事象が発生した時は、医療側の過失によるか否かを問わず救命および患者の安全確保を最優先し迅速かつ的確な対応を行わなければならない。

4．患者の生命と人権を尊重し、医療従事者はインフォームド・コンセントの獲得のために十分な説明責任を果たさなくてはならない。

5．医療事故対策のための医療安全管理室および委員会を設置し、「医療安全マニュアル」を整備するとともに、事例の収集・調査・分析・改善対策を行い再発防止に努めなければならない。

6．病院はすべての職員を対象に安全教育・研修を実施し、危機的意識の向上・危険対策・報告システム・医療者と患者の安全に対するパートナーシップについて学びを重ね安全文化の醸成を目指さなくてはならない。

Ⅰ　医療安全管理指針

医療安全に関する基本的な考え方

1　総則

1　基本理念
　医療法人相生会　わかば病院は、医療機関として組織的な安全対策に取り組み、責任ある態度で医療事故を未然に防ぐための継続的な改善活動を実践する。

2　基本方針
(1)　医療安全管理体制を構築し、組織全体で万全な医療事故防止対策を展開する。
(2)　「人間はエラーを犯すものである」、いつでも事故は起こりえることを前提に、個人やチームでチェック機能を強化し、業務遂行過程で疑問を持ったまま医療行為を行わないことを原則として医療事故の未然防止に努める。
(3)　本来起きてはならない医療事故（ニアミスも含む）が発生した場合、個人の責任を追及する目的ではなく、その事故の正確な情報収集と調査を行い適正に分析することにより、再発防止に努力する。
(4)　患者の生命・人権を尊重し、常に患者・家族の立場に立ち誠意を持って十分なインフォームド・コンセントに努め、安全かつ質の高い医療を提供する。また職員間のコミュニケーション不足による医療トラブルが発生しないよう、職員が自由に発言・報告できる職場風土を構築し報告制度の活性化と安全文化構築を図る。
(5)　診療録をはじめとする診療に関する諸記録は正確な記録が最も重要であり、正確かつ丁寧に記述することで事故防止に役立てる。診療録の記載は患者のみならず医療従事者自身をも守るものであることを周知し記録の質的監査を励行する。
(6)　院内で発生したインシデント・医療事故のすべてに対して医療安全対策室は報告を受け、提出事例の集積・調査・分析・検討を行い各現場と対策内容について協議し改善策の決定を行う。さらに、改善策の成果を評価しフィードバックするPDCAサイクルを励行する。必要に応じリアルタイムに医療安全マニュアルの追加・修正を徹底する。
(7)　医療事故防止に関する職員の認識を高められるよう、全職員に対して安全教育・研修を医療安全対策室が積極的に実施する。

第1編

(8) 病院職員は常に医療従事者である自覚をもって、個人衛生・健康管理に努める。特に、管理職にあるものは部下の健康管理に十分配慮し、適正な人事管理（1日当たりの人員配置数管理も含む）を行うよう努力をする。

3 用語の定義

本指針で使用する主な用語の定義は、以下のとおりとする。

(1) 医療事故（アクシデント）

診療の過程において患者に発生した望ましくない事象であり、医療の全過程においての人身事故をいう。「患者影響レベル別報告基準」「3a～5」とする。医療提供者の過失の有無は問わず、不可抗力と思われる事象も含む。

①患者の死亡、生命の危機、状態の悪化など身体的被害や苦痛、不安などの精神的被害が生じた場合

②医療行為と直接的な関係性はないが、入院中の患者ならびに外来診察中の患者が病院管理区域で転倒などで死亡、負傷した場合（犯罪・自損は除く）

③注射針などの誤刺など医療従事者に被害が生じた場合

(2) 医療過誤

医療過程において、医療従事者が当然行うべき業務上の注意義務を怠りこれによって患者に被害を及ぼした場合。

(3) インシデント

患者に被害を及ぼすことはなかったが、一歩誤れば事故につながりえる事態のことをいい、「患者影響レベル別報告基準」「0～2」とする。

(4) 本院

医療法人相生会　わかば病院

(5) 職員

本院に勤務する医師、看護師、准看護師、薬剤師、臨床検査技師、理学療法士、作業療法士、言語聴覚士、臨床工学技士、診療放射線技師、管理栄養士、事務職員等あらゆる職種を含む。

(6) 上席者

各部署、各部門において直上で管理的立場にある者。

(7) 医療安全管理者

医療安全管理に必要な知識および技能を有する職員であって、病院長の指名により、本院全体の医療安全管理を中心的に担当する者。

(8) リスクマネージャー

各部門の医療安全管理（リスクマネジメント）を推進するに当たり、リーダー的役割を担うものである。リスクマネージャーは上席者に任命を受けた者であり、セーフティーリスクマネージャーは各部署長がその任に当たる。

4　組織および体制

本院における医療安全対策と患者の安全確保を推進するために、本指針に基づき以下の組織体制を構築する。

(1) 医療安全管理を組織横断的に実践するために、「医療安全対策室」を設置する。その活動の責任者として「医療安全管理者」および「院内感染管理者」を置き、「医療安全対策室会議」を開催する。
(2) 医療安全管理の具体的な活動の推進のために、各部署に医療安全の現場責任者として「リスクマネージャー」を置き、定期的に「リスクマネジメント委員会」を開催し、委員長として副院長がその任に当たり実効ある活動を行う。
(3) 院内感染管理の具体的な実動部隊として「感染対策委員会」を置き、定期的に委員会を開催し、委員長として病院長がその任に当たり実効ある活動を行う。
(4) 医療安全に関する全般的な事柄の情報共有および審議する委員会として、「医療安全総合対策委員会」を設置し、委員長として病院長を置く。
(5) 発生した有害事象に適切に対応するため、「事故対策委員会」を設置し、医療事故の事実調査や再発防止について検討し、患者・家族とマスコミ等に対して組織として対応する。病院長を委員長として病院理事長・看護部長・事務長・顧問弁護士で構成される。

2　医療安全対策室

1　医療安全対策室の設置

医療安全管理を組織横断的に実践するために、「医療安全対策室」を設置する。

2　医療安全管理者の位置づけ

医療安全管理者は「わかば病院　医療安全管理指針」に基づき、統括安全管理者である病院長を補佐し、病院の医療安全管理全般にわたる指導、改善指示、職員教育の企画等を行う職として「医療安全管理者」を置き、医療の質と安全の確保のために、医療安全管理に係る必要な権限と、必要な資源を病院長に付与されて業務を行うものである。

3　医療安全管理者の業務

(1) 医療安全管理者は、病院長から委嘱された権限に基づいて、医療安全に関する病院体制の構築に参画し、各種活動の円滑な運営を支援する。業務として医療安全に関する職員教育と情報収集分析を行うほか、医療事故が発生した際にはその対応を行い、影響拡大防止に努める。また、今後の事故再発防止や未然防止のための対応策の立案を行う。

第1編

※本院の体制整備上医療安全管理者が専任から専従となるまでは、リスクマネジメント委員会機能と合わせながら、医療安全対策を実施していく。
(2) 相談窓口等の患者サポートチームのメンバーと密接な連携を図り、医療安全対策に係る患者・家族の相談に適切に応ずる体制を確立する。

4　感染管理者の位置づけ

院内感染管理者は「わかば病院　院内感染対策指針」に基づき、統括安全管理者である病院長を補佐し、医療安全部門の中の感染制御チームを編成し、医療関連感染防止を円滑に活動できるよう指導、改善指示、職員教育の企画等を行う職とする。医療の質と安全の確保のために、感染管理者に係る必要な権限と必要な資源を病院長に付与されて業務を行うものである。

5　感染管理者の業務

(1) 当院の医療従事者のいずれもが起因微生物を媒介することがないよう、すべての職員が感染対策に対する正しい知識等を有し、その対策を徹底する。
(2) 院内感染対策について職員の知識の普及と向上を図ることを目的に、職員研修は入職時に1回、全職員を対象に年2回以上開催し、必要に応じて部署別に開催する。
(3) 院外の感染対策を目的とした学会・講習会の情報を広く告知し参加を支援する。
(4) 院内研修および院外研修の参加実績は記録・保存する。
　① 院内における活動
　　㋐ 基本となる標準予防策の励行と感染マニュアルの定期的な見直し、実践、評価を行う。
　　㋑ 院内感染対策委員会開催による現場情報と感染制御チームとの情報の共有化を図り、適切な問題解決を検討し、早期改善を行う。
　② 感染制御チーム
　　㋐ 感染管理者は実行部隊である感染制御チーム（専任の医師・看護師・薬剤師・臨床検査技師等）が円滑に活動できるよう、院内感染対策委員会のコア組織であるICT委員と協力し定期的（毎週1回）に院内ラウンドを2名以上で実施し、チームカンファレンスを行う。その際には、検査室のデータ等を活用して感染症患者の発生状況等を点検するとともに、各種の予防策の実施状況やその効果等を定期的に評価し、院内感染対策委員会に報告し臨床現場への適切な支援を行っていく。また、感染制御チームは院内ラウンドにおいて、各病棟における抗菌薬の使用状況を確認し、必要に応じて指導を行う。
　　㋑ 感染管理者は、感染制御チームより提供されたすべての情報をリンクナースや病棟師長・診療科責任者に確実に伝達し必要に応じた対策を遵守させること。
　③ 感染管理の地域医療機関連携

㋐　感染管理者は、些細な問題についても、地域のネットワークに参加する専門化等に相談し、支援を受ける。
㋑　地域における中核病院・学会指定医療機関等とのネットワークを構築し、医療機関相互の日常的な相互の協力関係を築く（医療機関間の連携）。
㋒　地域での院内感染の発生動向を把握し、適切な院内感染対策を講ずることができるよう、厚生労働省が実施する「院内感染対策サーベイランス（JANIS）事業に参加する。
㋓　薬剤耐性菌の検出状況や特定の薬剤耐性菌による感染症患者の発生動向に関する地域別の情報を把握・分析し、院内に情報提供する（行政への関わり）。
㋔　感染管理者および感染制御チームは、感染対策医療連携を行っている医療機関が定期的に開催する院内感染対策に関する感染対策地域連携カンファレンスに、年4回程度の参加を行う。また連携している他の医療機関からの年1回程度の第三者評価を受ける（適時、管理者である病院長の承認を得て行う）。
㋕　地域や全国のサーベイランスに参加し感染対策の質向上を目指す。
④　院内掲示
　　当院の院内感染防止対策に関する取り組み（院内感染対策指針等）を外来ロビーや病棟の見やすい場所に院内掲示する。

3　医療安全総合対策委員会の運営

1　医療安全総合対策委員会の設置

　本院内における医療安全管理対策を総合的に企画、実施するために、医療安全総合対策委員会を設置する。医療安全総合対策委員会の中に構成員として事故予防を目的とする「リスクマネジメント委員会」および「医薬品安全管理委員会」「医療機器安全管理委員会」「院内感染対策委員会」「褥瘡予防対策委員会」「輸血安全管理委員会」「救急委員会」「医療ガス安全管理委員会」「倫理委員会」「防火管理委員会」「情報管理委員会」と事故処理対策を目的とする「事故対策委員会」の委員長がこれに当たり、原則として各委員会の委員長は各部門の主任以上がこの任務を遂行するものとする。

2　委員会の構成

(1)　医療安全総合対策委員会の構成は、以下のとおりとする。
　①　病院長（事故対策部会の委員長を務めるものとする）
　②　副院長（ゼネラルリスクマネージャー）
　　※副院長が不在時は病院長がこの任を兼務する
　③　医療安全管理者（看護部長：兼任とする）
　④　各診療科医師

第1編

　　　⑤　事務長
　　　⑥　各部署長（セーフティーリスクマネージャー）
　　　⑦　その他　必要時、各部署リスクマネージャー
　　　⑧　医療安全に必要不可欠な各委員会（3－1で規定している委員会）の委員長
(2)　上記委員会の委員長は病院長および副院長がその任に就く。
(3)　委員の氏名および役職は（院内掲示等の方法により）、公表し、本院の職員および患者等の来院者に告知する。
(4)　医療安全総合対策委員会の委員長に事故あるときは、副委員長がその職務を代行する。

3　委員会の任務
　　医療安全総合対策委員会は、主として以下の任務を負う。
(1)　医療安全総合対策委員会を定期的に毎月1回開催し適切な運営を図る。
(2)　医療に係る安全確保を目的とした情報交換による事故予防と得られた事例の発生原因、再発防止策の検討および職員への周知。
(3)　医療安全対策室が主体となり実施する院内の医療事故防止活動および医療安全に関する職員研修の企画立案に対して、医療現場へのフィードバック確認と医療安全対策における改善成果の追跡。
(4)　その他、医療安全の確保に関する事項。

4　委員会の開催および活動の記録
(1)　委員会は原則として、月1回程度、定例的に開催するほか、必要に応じて委員長が招集する。
(2)　委員長は、委員会を開催したときは、速やかに検討の要点をまとめた議事の概要を書記に作成させ、総務課にて2年間これを保管する。

4　報告等に基づく医療に係る安全確保を目的とした改善方策

1　報告とその目的
　　この報告は医療安全を確保するためのシステムの改善や教育・研修の資料とすることのみを目的としており、報告者はその報告によって何ら不利益を受けないことを確認する。具体的には、以下のとおりとする。
(1)　本院内における医療事故や、危うく事故になりかけた事例等を検討し、医療の改善に資する事故予防対策、再発防止策を策定すること
(2)　これらの対策の実施状況や効果の評価・点検等に活用しうる情報を院内全体から収集することを目的とする

第1編

これらの目的を達成するため、すべての職員は次項以下に定める要領にしたがい、医療事故等の報告を行うものとする。

2　報告に基づく情報収集と調査
(1)　報告すべき事項

すべての職員は、本院内で、次のいずれかに該当する状況に遭遇した場合には、おおむねそれぞれに示す期間を超えない範囲で、速やかに医療安全対策室に報告するものとする。

①　医療事故
⇒医療側の過失の有無を問わず、患者に望ましくない事象が生じた場合は、発生後直ちに上席者へ。上席者からは直ちに医療安全推進者→病院長へと報告する（第2編105ページ「医療事故発生後の対応ガイドライン』参照）

③　医療事故には至らなかったが、発見、対応等が遅れれば患者に有害な影響を与えたと考えられる事例（第5編372ページ「インシデント・アクシデントレポート（例）」参照）
⇒速やかに上席者（セーフティーリスクマネージャー）または医療安全管理者へ報告する

④　その他、日常診療のなかで危険と思われる状況
⇒適宜、上席者（セーフティーリスクマネージャー）または医療安全管理者へ報告する

(2)　報告の方法

①　前項の報告は、原則として別に報告書式として定める書面をもって行う。ただし、緊急を要する場合にはひとまず口頭で報告し、患者の救命措置等に支障が及ばない範囲で、遅滞なく書面による報告を行う（第5編369ページ「インシデント・アクシデント報告経路図」参照）

②　報告は、診療録、看護記録等、自らが患者の医療に関して作成すべき記録、帳簿類に基づき作成する

③　自発的報告がなされるよう上席者は報告者名を省略して報告することができる

3　報告内容の検討等
(1)　改善策の策定

医療安全総合対策委員会は、前項の定めに基づいて医療安全対策室に報告され、検討された事例に対し、特に重大な事象に対しては医療の安全管理上有益と思われるものについて、再発防止の観点から本院の組織としての改善に必要な防止対策を支援するものである。

第1編

(2) 改善策の実施状況の評価

　医療安全総合対策委員会は、すでに策定した改善策が、各部門において確実に実施され、かつ安全対策として有効に機能しているかを常に点検・評価し、必要に応じて見直しを図るものとする。

4　その他
(1) 病院長、医療安全管理者および医療安全総合対策委員会の委員は、報告された事例について職務上知りえた内容を、正当な事由なく他の第三者に告げてはならない。
(2) 本項の定めにしたがって報告を行った職員に対しては、これを理由として不利益な取り扱いを行ってはならない。

5　医療安全管理者の業務指針

1　医療安全管理者の位置づけ

　医療安全管理者は、「わかば病院　医療安全管理指針」に基づき、医療の質と安全の確保のために、医療安全管理者に係る必要な権限と必要な資源を付与されて業務を行う者である。医療安全管理者は統括者1名（病院長・兼任）のほか、専任者1名（看護師）および兼任者3名（薬剤師、臨床工学技士、事務職）を置き、医療安全管理委員会事務局とし、医療安全対策室に所属して病院管理者（病院長）の直接の指示命令下で業務を行う。

2　医療安全管理者の業務

　医療安全に関する病院体制の構築に参画し、各種活動の円滑な運営を支援する。業務として医療安全に関する職員教育と情報収集分析を行うほか、医療事故が発生した際はその対応を行い、影響拡大防止に努める。また、今後の事故再発防止や未然防止のための対応策の立案を行う。具体的な業務指針は、以下の(1)～(5)のとおりである。

(1) 医療安全のための体制の構築

① 院内の安全管理体制の確保および推進のための職種横断的な組織として医療安全管理委員会を運営する
② 「わかば病院　医療安全管理指針」の策定に関わり、当院の安全管理に関する基本的な考え方や安全確保のための基本的事項等について明示する
③ 医療安全に関する院内の組織的な活動を評価し、目的に応じた活動が行えるように支援する

(2) 医療安全に関する職員への教育・研修の実施

医療安全管理者は、職種横断的な医療安全活動の推進や部門を超えた連携に考慮し職員教育・研修を企画し運営する。またその実施と実施後の評価および改善を行う。なお、研修を企画する際は、以下の点に留意する。

(1) 研修の目的を明らかにし、内容に応じて院内外の講師を選定する。
(2) 研修の対象者を明らかにし、職員参加型の研修となるよう企画する。
(3) 研修は実際の事例を用いて、対応策を導き出せる内容とする。その他、目的に合わせて下記の内容の研修を企画する。
   ・医療の専門知識や技術に関する研修
   ・法や倫理の分野から学ぶ医療従事者の責務と倫理に関する研修
   ・患者や事故被害者から学ぶ医療安全に関する研修
   ・医療の質の確保と向上のために必要な知識と技術に関する研修
   ・患者・家族・医療関係者間等の信頼関係構築のためのコミュニケーション能力向上のための研修
   ・その他、医療安全に関する研修
(4) 研修出席者を把握し、一定期間内に全職員が参加できることを考慮する。また、参加者の意見や要望を反映した研修を企画する。

(3) 医療事故を防止するための情報収集、事例分析、対応策立案、フィードバック

医療安全管理者は医療事故を未然に防ぐことおよび同様の事例の再発防止について情報収集を行うとともに、院内における医療安全の確保に必要な情報を院内の各部署・各職員に提供する。なお、情報について、以下のとおりに定義する。

【院内情報】
・インシデント・アクシデントレポート
・院内からの医療の質と安全に関する情報
・看護相談室や医療相談室等をつうじて寄せられた患者や患者家族からの直接の相談・苦情
・院内の各委員会からの報告
・保健所等からの指導（文書による通知を含む）
・医療安全管理者等による医療安全のための院内巡視結果
・各部門のセーフティーマネージャーおよび職員からの情報提供

【院外情報】
・厚生労働省や医療事故登録分析機関、日本看護協会、病院団体、職能団体等からの医療安全に関わる情報を発信している専門機関からの情報
・医療安全全国共同行動参加登録病院として、各医療機関の安全対策への取り組み情報

第1編

- 各種メディアやインターネットなどの医療安全に関する報道
- 各種学術誌や専門誌等に掲載された医療安全に関する研究や活動報告
- 医療安全に関する専門家や弁護士、損保会社等からの情報

① 事例分析

医療安全管理者は、インシデント・アクシデントレポート等から収集した事例から、医療事故防止および再発防止に資する事例について、必要に応じてRCA分析等各種分析手法を用いて分析を行う。分析においては、情報を職員・患者属性、事故の種類、発生状況などに基づき、疫学的・統計学的に分析し、院内における医療安全確保に必要な情報を見い出す。

② 対応策立案

医療安全管理者は、事例分析とともに医療安全に関する情報・知識を活用し医療療安全確保のための対応策を立案する。また必要に応じて院内の関係者と協力して、ワーキンググループやプロジェクトチームなどの事故の内容や緊急性に応じて、適宜対応策を立案できる組織体制を構築する。なお、対応策の立案に当たって、以下の点を考慮する。

- 当院の組織として対応可能であること（必要に応じて外部からの支援を受けることを含む）
- 当院の組織目標と矛盾しないこと
- 対応策に根拠があり、信頼性があること、また、管理者や職員が受け入れ可能であること
- 実施上に大きな問題がなく、実施時間が適切であること
- 有効な解決策であり、結果が評価、測定可能であること

③ フィードバック

医療安全管理者は、各部署や職員への医療安全情報の伝達体制を構築し、医療安全に関する情報や、分析し立案された対応策等について、以下のような方法等により、フィードバックを行う。

- 職員への情報の周知を図るため、組織のラインをつうじて情報を提供するだけでなく、定期的な医療安全情報の配信を院内グループウエアソフト等を用いて行い、効率的な情報提供を図る
- インシデント・アクシデント事例についての院内の年間の件数変化や傾向等についての統計・分析情報を発信し、医療安全に関する意識の向上を図る
- 対応策実施後の評価について、効果の有無等の情報提供を行い、さらなる医療安全の意識向上を図る

(4) 医療事故への対応

医療安全管理者は、事前に事故の発生に備えて対応を検討するとともに、医療事故

が発生した場合は病院長の指示の下、院内の関係者の事故対応についての支援を行う。また、事故によって生じる他の患者への影響拡大を防止するための対応等を行うと同時に、関連機関への対応や事故に際し病院が社会的責務を果たすための支援を行う。

①事故発生前の対応策

職員に対して事前に時間内、時間外それぞれの事故発生時の初動連絡網を整備して周知する。

②事故発生時の対応策

事故発生時、医療安全管理者は、以下のとおり対応する。

・現場からの一報に基づき、一時的な対応指示を行う
・現場確認が必要な場合はできるだけ速やかに現場に赴き、関係者から詳細な事実確認を行う
・病院長・事務長・医療安全管理者（医療安全対策室）へ報告を行い、必要に応じて関係機関への報告を行う。また事故内容に応じて、院内の事故調査委員会の招集を病院長に要請する
・患者主治医、当該部署の職場長（セーフティーマネージャー）らとともに、患者およびその家族への説明と理解に努める。病院としての方針や姿勢を示す場合はあらかじめ、病院管理者と確認・共有を行う
・当該部署に対して、診療行為や患者・家族への説明内容等について、延滞なく診療録・看護記録等を正確に記載するよう要請する
・事故に対する継続的な関わりを行い、全体を管理する（継続的な患者観察、その後の患者家族への対応、記録の確認など）
・医療事故に関与した医療者の精神的なケアマネジメントを行う
・医療費減免や金銭的な補償を求められる場合、その他、紛争・訴訟につながることが予想される場合等は事務の兼任医療安全管理者が窓口となって、病院管理者との連絡を密にしながら慎重に協議し対応する（必要に応じて賠償保険の適用について損保会社と相談を行う）

③再発防止

医療安全管理者は事故後に招集された事故調査委員会や関係者によって構成されるワーキンググループやプロジェクトチームなどの運営に協力し、事故調査報告や対応策立案等の協力を行う。

(5) 安全文化の醸成

医療安全管理者は当院の安全文化の醸成のために寄与する。

①医療安全管理者は、職員からインシデント・アクシデントレポートや事故情報が遅滞なく報告され、病院安全管理委員会において原因の分析が行われ、必要な対

第1編

応策が検討・実施され現場に生かされるよう全職員への働きかけを行う
② 提供された情報が適切に生かされている事例の紹介等により、意識的に医療の安全文化が醸成されるよう努める
③ 医療安全に関する情報収集、情報の提供、研修の開催等それぞれの場面に医療従事者とともに患者・家族が参加することで医療の安全の確保についての職員および患者・家族の意識が高まるよう働きかけを行う
④ 医療の安全確保のために、医療安全に関連する情報の収集および情報の提供が必要であり、その情報は人事・労務には用いないことを明確にする

6　医療安全管理者のための指針・マニュアルの整備

1　医療安全管理マニュアル等

安全管理のため、本院において以下の指針・マニュアル等（以下「マニュアル等」という）を整備する。

(1) 院内感染対策指針、院内感染対策マニュアル
(2) 医薬品安全管理指針、医薬品安全使用マニュアル
(3) 医療機器安全管理指針、医療機器安全使用マニュアル
(4) 透析機器安全管理指針、透析機器安全使用マニュアル
(5) 輸血安全管理指針、輸血実施マニュアル
(6) 褥瘡対策指針、褥瘡対策マニュアル
(7) 自殺予防対策指針、自殺予防マニュアル
(8) 防火管理マニュアル
(9) 医療ガス安全管理マニュアル
(10) 転倒・転落防止マニュアル
(11) 針刺し事故防止マニュアル
(12) 患者誤認防止マニュアル
(13) 静脈注射実施マニュアル
(14) その他

2　医療安全管理マニュアル等の作成と見直し

(1) 上記のマニュアル等は、関係部署の共通のものとして整備する。
(2) マニュアル等は、関係職員に周知し、必要時および年1回の見直しを原則とする。
(3) マニュアル等は、作成、改変のつど医療安全対策室に報告し、その後、医療安全総合対策委員会に提出されすべての職員へフィードバックし周知できるよう徹底を図る。

第1編

3 医療安全管理マニュアルの活用

⑴　安全管理マニュアル等の作成は、多くの職員がその作成・検討に関わることをつうじて、職場全体に日常診療における危険予知、患者の安全に対する認識、事故を未然に防ぐ意義などを高め、広めるという効果が期待される。すべての職員はこの趣旨をよく理解し、安全管理マニュアルの作成に積極的に参加しなくてはならない。

⑵　安全管理マニュアル等の作成、その他、医療の安全、患者の安全確保に関する議論においては、すべての職員はその職種、資格、職位の上下に関わらず対等な立場で議論し、相互の意見を尊重しなくてはならない。

7　医療安全管理に必要な研修

1　医療安全管理のための研修の実施

⑴　医療安全総合対策委員会は、あらかじめ作成した研修計画（第3編131ページ以降の「事業計画」参照）にしたがい、1年に2回以上、全職員を対象とした医療安全管理のための研修を定期的に実施する。

⑵　研修は、医療安全管理の基本的な考え方、事故防止の具体的な手法等を全職員に周知徹底することをつうじて、職員個々の安全意識の向上を図るとともに本院全体の医療安全を向上させることを目的とする。

⑶　職員は、研修が実施される際には、極力、受講するよう努めなくてはならない。

⑸　病院長は、本指針［7―1］⑴号の定めに関わらず、本院内で重大事故が発生した後など、必要があると認めるときは、臨時に研修を行うものとする。

⑹　医療安全総合対策委員会は、研修を実施したときは、その概要を記録し、2年間保管する。

2　医療安全管理のための研修の実施方法

医療安全管理のための研修は、病院長等の講義、院内での報告会、事例分析、外部講師を招聘しての講習、外部の講習会・研修会の伝達報告会または有益な文献の抄読などの方法によって行う。

8　事故発生時の対応

1　救命措置の最優先

医療側の過失によるか否かを問わず、患者に望ましくない事象が生じた場合には、可能な限り、まず、本院内の総力を結集して、患者の救命と被害の拡大防止に全力をつくす。

また、本院内のみでの対応が不可能と判断された場合には、遅滞なく他の医療機関

第1編

の応援を求め、必要なあらゆる情報・資材・人材を提供する。

2　病院長への報告等
(1)　前項の目的を達成するため、事故の状況、患者の現在の状態等を、上席者をつうじてあるいは直接に病院長等へ迅速かつ正確に報告する。
(2)　病院長は、医療安全総合対策委員会の委員長として上記の報告を受け緊急招集・開催させ、対応を検討さ、情報を共有化させなければならない。
(3)　報告を行った職員は、その事実および報告の内容を、診療録、看護記録等、自らが患者の医療に関して作成すべき記録、帳簿等に記録する。

3　患者・家族・遺族への説明
(1)　事故発生後、救命措置の遂行に支障をきたさない限り可及的速やかに、事故の状況、現在実施している回復措置、その見通し等について、患者本人、家族に主治医または病院長が説明するものとする。患者が事故により死亡した場合には、その客観的状況を病院長が速やかに遺族に説明する。
(2)　当該職員は、その事実および説明の内容を、診療録、看護記録等、自らが患者の医療に関して作成すべき記録、帳簿等に記録する。

9　患者からの相談への対応

1　患者相談・苦情処理に係る指針
(1)　基本理念

　医療法人相生会　わかば病院は、医療に関する患者・家族の苦情・心配・相談等に迅速かつ丁寧な対応に努め、患者・家族の主張に対話をつうじて解決に当たっていく。
　「説明と同意」の成果を得ながら医療者と患者・家族が互いに寄り添い合い双方満足の結果が得られよう最善をつくす。これにより病院や医療従事者に対する信頼を高めるとともに良質な患者サービスが提供できるよう「患者相談・苦情窓口」（以下患者相談窓口）という）を設置し、ここに本指針を策定する。

(2)　基本方針

　「患者相談窓口」は、以下の基本方針により運営するものとする。
　① 患者・家族と病院および病院職員の信頼関係の構築と、「患者中心の医療」を実践する
　② 患者・家族が相談しやすい相談体制を構築する
　③ 相談業務を行うものは、常に中立的な立場を堅持して業務を行う
　④ 相談者のプライバシーを保護するとともに、相談により不利益を被ることがないよう配慮する

⑤　苦情対応については、すでに行政や地域において運営されている苦情相談窓口と連携しながら、適切な運営体制を構築する

(3) 実施体制

① 患者相談窓口の設置・運営

㋐　医療法人相生会　わかば病院内に「医療相談窓口」「苦情相談窓口」を設置する。面談による相談に対応するため、プライバシーに留意し、応接室を使用することを定める

㋑　相談受付時間

月曜日〜金曜日（9：00〜12：00）（16：00〜18：00）

土曜日（9：00〜12：00）

緊急事態発生時は、この限りでない

㋒　「患者相談窓口」の業務は、次のとおりとする

㋓　患者・家族からの医療・福祉・苦情に至るまでの心配事の対応

㋔　患者・家族からの相談に関係する専任担当者・医師・部署長・当事者等の連絡・調整

㋕　相談事例の収集、分析

㋖　相談内容の種別により、「医務課、保健所、医師会」との連絡および報告

② 職員配置

「患者相談窓口」には、患者・家族の相談に対応するために必要な知識、経験を有し、かつ、臨床経験を有する医師、看護師、薬剤師、社会福祉士を専任として配置する。さらに医療安全管理者や相談業務経験5年以上を有する医療メディエーター等の専門相談員教育を受けた職員を配置し、相談内容に応じて専門職種間の密接な連携をとり適切な患者サポートを実践する。

(ア) 相談実施に係る留意事項

① 相談の受付

相談方法は、電話、FAX、面談、手紙、電子メールによるもの。

② 相談の実施

③ 相談者への対応

〇相談者の話をよく聞き、懇切丁寧に対応する。

〇相談内容の種別を正しく行い、医療・福祉・苦情の専門担当者による対応を実践する。

〇相談者から病院への一方的な苦情であっても、担当者は常に中立的な立場で対応する。

〇「相談窓口」は医療事故であるか否か、責任の所在を判断するものではなく、あくまで患者・家族および病院、病院職員の問題解決に向けた検討を重ねていく。

第1編

○相談者のプライバシーを十分配慮し、相談者が不利益を被らないように留意する。
○法律や医療内容については、専門的な相談であれば助言を得て対応する。
④ 運営に関する事項
○相談に関係する各種の情報を収集するとともに、関係部署との連絡調整や情報交換を密にするよう努める。
○相談内容については、別途、苦情対応カード（第5編366ページ参照）を作成し、保管する。
○相談事例について他職種参加による定期的カンファレンスを実施し、迅速かつ適切な患者サポートにつながっているか検証し円滑な運営をする。
○苦情相談内容を事例集にまとめあげ、職員の教育に役立てる。

(イ) 関係部署との連携

相談窓口で解決しない事例については、可能な限り他部門（所属長）との連絡調整を行い、相談が完結するよう努める。

① 相談職員の研修
○相談対応の質を確保し、適切な相談対応を継続していくために、相談職員に対する研修を欠かさず実施する。
○個々の相談員による対応の相違を是正する観点から、相談手順、接遇、個別事例の対応方針、相談対応マニュアルを作成する。

(4) 患者への情報提供と説明

本指針は、患者または家族が希望した場合閲覧できるようにする。

2 自殺防止対策の指針

(1) 基本理念

医療法人相生会　わかば病院は、医療機関として生起する入院患者の自殺事故に関して医療安全に係る要件であることを前提として院内の自殺事故防止対策を実践するものである。また自殺事故の当事者となった医療従事者および遺族の「心の問題」を組織の問題としてとらえ支援することで事故後に群発する自殺事故予防のための体制づくりに努めていくものである。病院は健全な組織の基盤構築として最も重要な要因である医療従事者のワークライフバランス達成に向けて実践的な活動に努力するものである。

(2) 基本方針

① 院内の自殺予防の実践に向けて医療従事者は「自殺対策の基本的概念」を理解し予防に関する知識を重ね医療現場の自殺事故を防ぐことができる
② 医療安全対策の一環としてハード面およびソフト面での定期的な整備調査を行い、病院内の整備体制の確立と自殺事故発生防止マニュアルおよび事後対応マ

ニュアルを整備する
③ 病院内外の連携を高め、ソーシャルワーカーならびに病院外の社会資源の健全な活動を推進し良好な問題解決が図れるよう相談窓口を設置し支援する
④ 不幸にして自殺事故が発生した場合、事故の影響を受ける人々（遺族・医療側スタッフ・その他）の心理的機制に対するケアや支援を病院全体の支援体制を構築し実践するとともに、事故の振り返りや分析を踏まえ自殺事故の再発防止に努める

(3) 用語の解説
① 自殺対策の基本的概念
1次予防・2次予防・3次予防の三原則をいう。
② 1次予防
事前予防であり自殺に至らないようにするアプローチでセルフケア・精神状態の評価・円滑なコミュニケーション・相談体制の整備・危険物の確認・ホットスポット対策・医療従事者に対する教育活動などをいう。
③ 2次予防
危機介入であり自殺の危険にある者への対応で自殺のサインに気づく、危険度を評価する、傾聴、サポート、相談へ導入などをいう。
④ 3次予防
事後対応であり自殺事故が生じた後に遺されたものに対する対応で遺族への適切な接し方、社会的手続きの具体的支援、医療従事者（スタッフケア）などをいう。
⑤ ホットスポット
自殺が多発する場所のこと（自殺予防学の領域用語）。
⑥ 心理的機制
悲嘆反応を代表する状態で抑うつ・自責感・他罰・抑圧・否認・混乱・拒絶など。

(4) 組織と体制
本院における自殺事故防止対策と患者および医療従事者の安全確保を推進し、職員のワークライフバランス達成のために安全衛生委員会が主体となり運営管理に当たるが、その他、以下の委員会および管理者が関与し活動の発展・推進に努める
① 安全衛生委員会
② 医療安全管理者
③ 医療安全対策室
④ 医療安全総合対策委員会
⑤ ソーシャルワーカー、臨床カウンセラー（外部委託）
⑥ 事故対策委員会

(5) 安全衛生委員会の業務
① 心と体の健康管理を積極的に推進する

第1編

  ㋐ 自殺予防対策における職員教育（1次予防）
  ㋑ メンタルヘルス教育の実施（1次予防）
  ㋒ メンタルヘルスに係る調査と問題把握・対策立案（1次予防）（2次予防）
  ㋓ 相談活動の実施（2次予防）
  ㋔ 社会資源に係る情報提供と周知、連絡窓口の設置（1次予防）（2次予防）
  ㋕ 専門医療・サポート機関との連携（2次予防）
  ㋖ 自殺リスクアセスメントの実施（2次予防）
  ㋗ 自殺事故防止マニュアルの作成・活用・評価・修正（1次予防）
  ㋘ 事故後対応（3次予防）
 ② 定例会議の実施と議事録の保管（安全衛生委員会運営規程に準ずる）

(6) 自殺事故発生時の対応

　本院に入院中・通院中の患者の自殺は医療従事者にとって辛いことである。院内自殺は医療安全の重要な事項であり、安全対策の一環としてその活動を担保しなければならない。

　また病院幹部は院内自殺事故発生の報告を受け、情報収集、警察、家族対応・スタッフの精神的擁護など、トップとしての判断のもと適切な指示命令を励行することに努める。

 ① 自殺事故発生時の対応マニュアルを参照し、自殺事故対応の留意点に従い行動する。事故現場での初期動作ならびに現場封鎖後の対応と報告を厳守し行動する
 ② 遺された遺族に対する支援（3次予防）
 ③ 事故による医療従事者のストレス反応への支援（3次予防）
 ④ 医療チーム全体へのアプローチと支援（3次予防）
 ⑤ 当事者へのアプローチと支援（3次予防）
 ⑥ 1週間以内のメンタル不全チェックリストの実施による、具体的なスタッフケアの実施

(7) 自殺事故後の報告体制

　院内自殺事故が発生した場合、速やかに、以下に記載する関係機関への報告および連絡を医療事故対策委員会の委員長である病院長が行うものとする。

 ① 警察署への連絡
 ② 他の職員や他の患者への説明
 ③ 行政機関への報告
 ④ 医療事故防止センターへの報告
 ⑤ 日本医療機能評価機構への報告（事故発生後45日以内に報告する）
 ⑥ 事故の公表と報道機関への対応（事前に家族への説明と同意をとる）
 ⑦ 届け出書類は本院規程にて決められた専用報告書用紙を使用し作成し一部保管する

(8) 教育・研修
　① 安全衛生委員会は、院内自殺予防対策における職員の知識向上を図り、院内の自殺予防の実践に役立てるための職員教育計画を立案し実践する
　② 院内教育計画においては、全職員対象とした研修を少なくとも年に2回は開催する
　③ 医務課や看護協会・医師会などの企画する外部研修への参加も推進し支援する

10　その他

1　本指針の周知
　本指針の内容については、病院長、医療安全管理者、医療安全総合対策委員会等を通じて、全職員に周知徹底する。

2　本指針の見直し、改訂
　① 医療安全総合対策委員会は、少なくとも毎年1回以上、本指針の見直しを議事として取り上げ検討するものとする
　② 本指針の改訂は、医療安全総合対策委員会の決定により行う

3　本指針の閲覧
　本指針の内容を含め、職員は患者との情報の共有に努めるとともに、患者およびその家族等から閲覧の求めがあった場合には、これに応じるものとする。また、本指針についての照会には医療安全管理者が対応する。

（附則）
　　　　本指針・規程は、平成17年4月10日　　作成
　　　　　　　　　　　平成20年8月10日　　改訂
　　　　　　　　　　　平成21年5月15日　　改訂
　　　　　　　　　　　平成22年4月1日　　改訂
　　　　　　　　　　　平成23年10月1日　　改訂
　　　　　　　　　　　平成24年4月15日　　改訂

Ⅱ 医療安全に係る各種安全管理指針

1 医薬品安全管理指針

基本理念

　医療法人相生会　わかば病院は、病院の基本理念のもとに安心・安全な医療を提供していくため、医療機関として医薬品の安全管理対策に取り組み、医薬品に係る安全管理のための体制を確保し、医療事故を未然に防ぐための継続的な改善活動を実践する。

1　医薬品安全管理責任者の配置と業務

　病院長は医薬品の安全使用のための責任者（以下「医薬品安全管理責任者」という）を指名し、病院長の指示の下に、次に掲げる業務を行うものとする。また、医療安全総合対策委員会、医療安全対策室との連携の下、実施体制を確保する。
(1)　医薬品の安全使用のための業務に関する手順書の作成および改訂。
(2)　従業者に対する医薬品の安全使用のための研修の実施。
(3)　医薬品の業務手順書に基づく業務の実施および確認。
(4)　医薬品の安全使用のために必要となる情報の収集、その他の医薬品の安全管理・使用を目的とした改善のための方策の検討および提言。

2　医薬品安全使用マニュアル

(1)　医薬品採用・削除・購入
　医薬品の採用に際して、医薬品の効能・効果に加え、安全性、取り間違い防止の観点からも検討が行われ、採用の可否を決定する。また、正確な発注と納品を確保するため、医薬品の品目・規格などの確認手順を定め、記録の管理を行い、事故防止を図る。
(2)　医薬品の管理
　医薬品の適切な保管管理は、名称類似・外観類似による医薬品の取り間違い、規格間違い、充填ミスなどを防止するうえで非常に重要であり、医薬品関連の事故を防止するための基本となる。特に、規制医薬品（麻薬、覚せい剤原料、向精神薬（第1種、

第2種）、毒薬・劇薬）や特定生物由来製品について関係法規を遵守するとともに、特に安全管理が必要な医薬品（要注意薬）については、注意喚起の表示をするなどの事故防止を図る。

また、有効期間・使用期限を遵守するとともに、医薬品の品質劣化を防止するため、温度、湿度等の保管条件に留意する。

(3) 患者への医薬品使用

患者へ医薬品を安全に使用するため、入院時に患者情報を十分に収集し、処方・調剤・投与時に活用することが重要であり、収集された患者情報を関係する職種間で共有する体制を確保し事故防止を図る。また、医師の処方・指示から調剤、投与に至る一連の業務において、取り間違いなどの防止対策を図るとともに、適切な指示出し・指示受けが実施され、安全な医薬品の使用を確保する。

(4) 医薬品情報の収集・管理・提供

医薬品の安全使用のために必要な情報を、医薬品添付文書情報のほか、医薬品製造販売業者、行政機関、学術誌、インターネット等から広く収集し、管理する。得られた情報のうち当病院にとって必要なものは職員に周知を図るとともに、医薬品の安全使用確保を目的とした方策の実施に活用する。

(5) 他施設との連携

患者に継続した薬物療法を安全に提供するには、病院や薬局の間で正確な情報を提供し、共有することが重要である。そのため、他施設への情報提供の手順や、他施設からの問い合わせに的確に答えるための手順を設け、連携のための体制整備に努め、正確な情報の共有化を図る。

(6) 副作用発生時の対応

副作用発生時には救命措置を最優先するとともに、速やかに病院長および主治医に報告を行い、必要に応じて関係機関に届出・報告を行う。同時に、報告に基づき事故事例を分析し、再発防止対策あるいは事故防止対策を策定する。さらに、策定された事故防止対策が職員に周知、実施され、事故防止、医療の質の改善を図る。

(7) 教育・研修

医療安全や医薬品に関する研修を全職員に定期的に実施することで、職員個々の知識および安全意識の向上を図るとともに、病院全体の医療安全の向上を図る。

3　患者への情報提供と説明

患者およびその家族より、当該指針に関する申し出があった場合には、基本方針の閲覧ができるように提示する。

第1編

2 医療機器安全管理指針

1 医療機器安全管理責任者の配置と業務

(1) 院内に医療機器安全管理責任者を配置し、明確な責任体系の下、すべての医療機器に係る安全管理体制を確保する。
(2) 医療機器安全管理責任者の業務
　① 医療機器の保守点検に関する計画の策定および保守点検の適切な実施
　② 従事者に対する医療機器の安全使用のための研修の実施
　③ 医療機器の安全使用のため、医療機器の添付文書、取扱説明書などの情報を管理し、必要に応じ速やかに閲読できるように一元的に管理する
　④ 医療器具の不具合情報や、安全性に関わる情報等を製造販売業者等から収集し、得られた情報を担当者に適切に提供する

2 医療機器の安全使用のための研修

(1) 新たに医療機器を導入したとき、または職員を新規採用した場合には、当該機器取扱い者を対象として、次に揚げる安全使用研修を行う。
　① 機器の有効性、安全性についての情報提供
　② 機器の適切な使用（操作）方法に関する技術研修
　③ 保守点検の方法
　④ 不具合が発生した場合の対処方法
　⑤ 使用に関して特に法令上遵守すべき事項（資格等）の説明
(2) 研修を実施した場合は、開催日（受講日）、出席者、研修項目、研修医療機器の名称、研修場所等を記録する。

3 医療機器の保守点検計画の策定、実施

(1) 医療機器の添付文書に記載された「保守点検に関する事項」および業者からの情報を参考に保守点検計画を策定するとともに点検を実施する。
(2) 主な特定保守点検医療機器については機種別に保守点検計画を策定、実行し、その記録を「保守点検計画・記録表」に記載し、保存する。
(3) 修理を依頼した場合には、故障箇所または不具合の状態、修理内容、業者名、修理年月日等を記録・保存する。
(4) 保守点検を外部委託する場合にも、保守点検の記録を記載、保存する。

3 院内感染対策指針

1 院内感染対策に関する基本的考え方

　この指針は、院内感染の予防、再発防止対策および集団感染事例発生時の適切な対応など、医療法人相生会　わかば病院における院内感染対策体制を確立し、当院の理念に基づいた適切かつ安全で質の高い医療サービスの提供を図ることを目的とする。

　医療的なケアを行う際に必然的に起こりうる患者・職員への感染症の伝播リスクを最小化するとの視点に立ち、医療安全対策室に感染管理者を置き、専任の医師・看護師・薬剤師・臨床検査技師から成る感染制御チームを編成し感染予防対策を実践し、すべての患者が感染症を保持し、かつ罹患する危険性を併せ持つと考えて対処する、スタンダードプリコーション（標準予防策）の観点に基づいた医療行為を実践する。併せて感染経路別予防策を実施する。個別および病院内外の感染症情報を広く共有して院内感染の危険および発生に迅速に対応することを目指す。

2 院内感染対策のための委員会等

　院内感染対策に関する審議機関として感染対策委員会を設置する。感染対策委員会は、病院長、看護部長、事務部長、診療科部長、その他病院長が任命する者で構成される。委員会は毎月１回程度開催する。緊急時は必要に応じて臨時会議を開催する。

　感染制御チームを中心に委員会の下部組織として、院内感染対策に関する日常業務を遂行するICTを設置し、感染症患者の発生状況を点検するとともに、各種の予防策の実施状況やその効果等を定期的な院内ラウンドにより評価し院内感染対策委員会に情報提供し、医療関連感染の防止に対する臨床現場への支援を行う。

3 院内感染対策に関する職員研修に関する基本方針

　院内感染防止対策について職員の知識の普及と向上を図ることを目的に実施する。職員研修は、入職時に１回、全職員を対象に年２回以上開催し、必要に応じて部署別に開催する。

　院外の感染対策を目的とした学会、講習会の情報を広く告知し、参加を支援する。院内研修の開催結果、外部研修の参加実績は記録・保存する。

　当院の感染症の発生状況を把握するために、医療関連感染および微生物サーベイランスを行う。その結果をフィードバックし、結果に基いて感染制御策の改善を図る。アウトブレイクを早期に発見し、迅速な対応がなされるよう、感染に関わる情報管理

第1編

を適切に行う。発生時はICTが中心となり発生原因究明、改善策の立案、実施を行う。

4　院内感染発生時の対応に関する基本方針

　感染対策マニュアルに沿って手指衛生の徹底、個人防護用具の使用など感染対策に努める。
　疾患等に応じて感染経路別予防策（接触感染、飛沫感染、空気感染）を追加して実施する。
　報告の義務付けられている感染症や集団発生の場合には、速やかに保健所に報告する。

5　患者への情報提供と説明に関する基本方針

　本指針は求めに応じ、患者または家族が閲覧できるようにする。
　疾病の説明とともに感染防止の基本についても説明して、理解を得たうえで協力を求める。

6　その他院内感染対策推進のために必要な基本方針

　感染対策マニュアルには可能な限り科学的根拠に基づいた制御策を採用し、経済的にも有効な対策を実施する。マニュアルは最新の知見に対応するよう定期的に改訂を行う。
（付則）
　　　　本指針は、平成19年11月20日　　作成
　　　　　　　　平成21年5月15日　　改訂
　　　　　　　　平成22年4月1日　　改訂
　　　　　　　　平成23年10月1日　　改訂
　　　　　　　　平成24年4月1日　　改訂

4　医療情報安全管理指針

基本理念

　医療法人相生会　わかば病院は、患者情報・取引先情報等および当院職員個人情報の安全管理の確立を図るべく、「刑法」「個人情報保護法」「関係資格法」、「関係法令等」を遵守し必要な措置を行う。

1　情報管理の基本方針

(1)　職員は業務上知りえた情報を、みだりに第三者に漏洩してはならない。
　患者情報・個人情報の漏洩は「個人情報保護法」に違反し、さらに患者情報は、刑法第134条第1項および関係資格法、関係法令等に違反することになる。

(2)　当院は、「個人情報保護法」を遵守し、患者情報・個人情報の漏洩・滅失・毀損の防止等の安全管理のために必要かつ適切な措置を講じる。

(3)　当院は、「個人情報保護法」に基づき、職員および委託業者における患者情報・個人情報の取り扱いに関して、必要かつ適切な監督を行う。

(4)　当院は、「個人情報保護法」に基づき、原則として、本人の同意を得ないで、第三者に患者情報・個人情報を提供しない（ただし、診療上必要な場合を除く）。

(5)　患者情報の院外持ち出しは患者の診療上必要な場合を除き、原則として禁止する。

(6)　個人情報、取引先情報および機密情報の院外持ち出しは原則として禁止する。

(7)　上記(5)(6)において、学会発表等特段の事情により各情報を院外に持ち出す必要がある場合は、所定の申請用紙にて病院長の許可を得る必要がある。ただし、その場合も患者情報、個人情報については、本人の同意を得なければならない。

(8)　上記(6)において以下のものは業務効率を考慮し、例外的に院外持ち出しを認める。ただしその場合、指定のUSBを使用しパスワードによりデータ保護の措置をとる必要がある。
　①　勤務表等情報が職員名のみのもの。
　②　研修資料、各種報告書、各種マニュアル等で患者名等の個人情報や取引先情報および機密情報が含まれないもの。

(9)　各情報は、院内においても業務上知ることが必要な最小限度の範囲に限定して伝達し、業務以外の目的に使用してはならない。

(10)　各情報のセキュリティー管理において、PC上の情報はパスワード管理し、紙や運搬可能な媒体（FD、MO、CD、DVD等）の情報は、施錠可能な場所に保管し、関係者以外の目に触れないようにする。

第1編

⑾ インターネット経由による外部の部外者からの不正アクセス、情報破壊、改竄、漏洩を防止するために必要な措置を講じる。

2　情報の定義

　この指針に定める情報とは、研究、診療上または業務上作成されるすべての文書、その他の記録（X線写真・シネフィルム・心電図・その他の画像記録、テープ、ディスク、フロッピー、マイクロフィルム、COM等、すべての媒体を含む）および会議、会合等において伝達される口頭情報のすべて（以下、情報という）をいう。

１．情報の区分
　情報を、以下のとおり区分する。
⑴ 「患者情報」
　当院が診療、研究上の目的から収集し、文書あるいはコンピュータ等に収録した当院患者に関わる情報で、診療録・診療記録等およびその内容から特定患者のものと識別しうる情報をいう。
⑵ 「個人情報」
　「個人情報保護法」に規定する「個人情報」と同義であり、氏名・生年月日その他の記述等により特定の個人を識別することができるもの（ただし、「患者情報」を除く）。
⑶ 「取引先情報」
　当院が業務上の目的から収集し、文書あるいはコンピュータ等に収録した当院取引先に関わる情報で、診療・研究のための医薬品、医療用機器等の売買等の各種契約の締結およびその履行に必要となる取引先との取引内容情報および、その内容から特定取引先のものと識別しうる情報をいう。取引先には個人および法人を含む。
⑷ 「機密情報」
　情報のうち院外あるいは院内の関係者以外へ開示されることによって、病院事業またはその個別業務の遂行に重大な影響を及ぼし、病院が損害を被る恐れがある情報をいう。
　機密情報の指定は各部門の主管長が行う。
⑸ 「その他の情報」
　上記⑴～⑷に該当しない情報をいう。

２．情報の管理者
⑴　患者情報は病院長を管理責任者とする。
⑵　個人情報、取引先情報および機密情報は作成または保有する各部門の主管長を管理責任者とする。

3．情報の保管期間
(1) 患者情報は医師法、医療法に規定する保管期間を超えて保管する。
(2) 個人情報、取引先情報および機密情報の保管期間は、各部門の主管長の判断により定める。

4．情報の廃棄
　患者情報、個人情報、取引先情報および機密情報の廃棄については、裁断、焼却、溶解または所定の廃棄処分を行う。その他の情報についてもこれに準じるものとする。

〈注1〉刑法第134条「秘密漏示」
　医師、薬剤師、医薬品販売業者、助産師、弁護士、弁護人、公証人又はこれらの職にあった者が、正当な理由がないのに、その業務上取り扱ったことについて知り得た人の秘密を漏らしたときは、6カ月以下の懲役又は10万円以下の罰金に処する。

〈注2〉保健師助産師看護師法第42条の2
　保健師、看護師又は准看護師は、正当な理由がなくその業務上知り得た人の秘密を漏らしてはならない。保健師、看護師又は准看護師でなくなった後においても、同様とする。

（付則）
　　　　本指針は、平成17年1月21日より施行する。
　　　　　　平成21年5月11日　改訂
　　　　　　平成21年6月8日　改訂

第1編

5 輸血安全管理指針

1 輸血療法の考え方

1．医療関係者の責務
(1) 医療関係者は特定生物由来製品を使用する際には、原材料に由来する感染のリスク等について、特段の注意を払う必要があることを十分認識する必要がある。
(2) 血液製剤の有効性および安全性その他当該製品の適正な使用のために必要な事項について患者またはその家族に対し、適切かつ十分な説明を行い、インフォームド・コンセントをえるように努めなければならない。
(3) 特定生物由来製品の使用の対象者の氏名、住所その他必要な事項について記録を作成し20年間保存すること。

2．適応の決定
(1) 目的
　血液中の赤血球などの細胞成分や凝固因子などの蛋白質成分が量的に減少または機能的に低下したときに、その成分を補充することにある。
(2) 危険性と治療効果
　一定のリスクが伴うことから、リスクを上回る効果が期待されるかどうかを十分に考慮し適応と輸血量を決定する。輸血量は効果が得られる必要最小限にとどめ、過剰な投与は避ける。また、他の薬剤の投与によって治療が可能な場合には、輸血は極力避けて臨床症状の改善を図る。
(3) 説明と同意
　患者またはその家族が理解できる言葉で、輸血療法の必要性、使用する血液製剤と使用量、輸血に伴うリスク、副作用・感染症救済制度と給付の条件、その他輸血後の注意点および自己血輸血の選択肢について十分に説明し同意を得たうえで同意書を作成し1部は患者に、1部はカルテに添付しておく。

3．輸血方法
(1) 血液製剤の選択、用法、容量
　各血液成分の持つ機能を十分考慮して輸血後の効果を期待する値をあらかじめ定め、使用する血液製剤の種類、投与量、輸血の回数および間隔を決める。
(2) 成分輸血
　循環系への負担を最小限にし、限られた資源である血液を有効に用いるため、全血輸血を避けて血液成分の必要量のみを補う成分輸血を行う。

(3) 自己血輸血

院内での実施管理体制が適正に確立している場合は、最も安全性の高い輸血療法である。

輸血を要する外科手術（主に待機的外科手術）において積極的に導入することが推奨される。「安全かつ適正な輸血」の推進のためにも、自己血輸血の普及は重要である。

4．適正な輸血
(1) 供血者数

感染症のリスクを減らすため高単位輸血用血液の使用などにより供血者の数を少なくする。

赤血球（MAP加赤血球濃厚液など）と凝固因子の補充を目的としない新鮮凍結血漿との併用は極力避けるべきである。

(2) 血液製剤の使用方法

新鮮凍結血漿、赤血球濃厚液、アルブミン製剤および血小板濃厚液の適正な使用については血液製剤の使用指針に沿って行う。

(3) 輸血の必要性と記録

輸血の必要性および輸血量設定の根拠および輸血前後の臨床所見と検査値の推移から輸血効果を評価し、カルテに記録しておく。

2　輸血管理体制のあり方

1．輸血療法委員会（輸血管理取扱委員会）の設置

輸血療法の適応、血液製剤の選択、輸血用血液の検査項目・検査術式の選択と精度管理輸血実施時の手続き、血液の使用状況調査、症例検討を含む適正使用推進の方法、輸血療法に伴う事故・副作用・合併症の把握方法と対策、輸血関連情報の伝達方法や院内採血の基準や自己血輸血の実施方法について検討する。また、改善状況について定期的に検証する。上記に関する議事録を作成・保管し、院内に周知する。

2．責任医師の任命

輸血業務全般について、実務上の監督および責任を持つ医師を任命する。

3．輸血部門の設置

責任医師の監督の下に輸血療法委員会（輸血管理取扱委員会）の検討事項を実施するとともに、血液製剤の請求保管・供給などの事務的業務も含めて一括管理を行い、集中的に輸血に関するすべての業務を行う。

第1編

4．担当技師の配置

輸血業務全般（輸血検査と製剤管理を含む）についての十分な知識と経験が豊富な臨床（または衛生）検査技師が輸血検査業務の指導を行い、輸血検査は検査技師が24時間体制で実施する。

3　輸血用血液の安全性

1．供血者の検査

原則として、日本赤十字社の血液センターで行われているものと同様の検査をする。

2．副作用予防対策

(1) 高単位輸血用血液製剤

抗原感作と感染の機会を減少させるため、1単位200mL×2パックを使用するよりは、400mL×1パックの赤血球濃厚液、成分採血由来の新鮮凍結血漿や血小板濃厚液を使用する。

(2) 白血球除去フィルター

日本赤十字社が供給する輸血用血液製剤について、保存前白血球除去が行われることとなったことを受け、白血球除去フィルターの使用は不要であることとした。

(3) 放射線照射

輸血後移植片対宿主病の予防には放射線照射血を用いることが効果的である。

照射後の赤血球成分では上清中のカリウムイオンが上昇することから、新生児・未熟児・乳児、腎不全患者および急速大量輸血者については、照射後速やかに使用する。

4　患者の血液型検査と不規則抗体スクリーニング検査

患者については不適合輸血を防ぐため、以下の検査を行う。

1．ABO血液型検査

ABO血液型検査はオモテ検査とウラ検査を行う。2名の検査者でダブルチェックを行う。オモテ、ウラの不一致の場合は原因を精査する。

2．Rh（D）抗原検査

D抗原の有無を検査する。陰性の場合には抗原陰性として取り扱い、間接抗グロブリン試験による弱反応性のD型の検査は行わなくてもよい。

3．不規則抗体スクリーニング

間接抗グロブリン試験を含む不規則抗体スクリーニング検査を行う。抗体が検出さ

れた場合には同定試験を行う。

4．乳児の検査
生後4カ月以内の乳児ではABO血液型はオモテ検査のみの判定でよい。

5　交差適合試験

1．患者検体の採取
原則として、ABO血液型検査検体とは別の時点で採血した検体を用いて検査を行う。

2．輸血用血液の選択
患者とABO血液型が同型の血液を用いる。D陰性の場合にはD陰性の血液を用いる。臨床的に意義のある不規則抗体を持っていることが明らかな場合には対応する抗原を持たない血液を用いる。

3．術式
主試験は必ず実施しなければならない。主試験が陽性である血液を輸血に用いてはならない。臨床的に意義のある不規則抗体を検出できる間接抗グロブリン試験を含む適正な方法を用いる。

4．緊急時の輸血
出血性ショック状態で採血不可能な場合には出血した血液を利用してもよい。輸血にはABO同型血の使用を原則とする。

(1) ABO血液型同型の血液の使用
直ちにABO型同血である赤血球成分または全血を輸血する。平行して交差適合試験を実施する。

(2) O型赤血球成分の使用
出血性ショックのため患者血液型を判定する時間的余裕がない場合、同型血が不足した場合緊急時に血液型判定用試薬がない場合、あるいは血液型判定が困難な場合は例外的にO型赤血球成分を使用する。

(3) D抗原が陰性の場合
D陰性の血液を使用する。

(4) 事由の説明と記録
交差適合試験未実施、D陰性患者にD陽性血液を輸血した場合には担当医師は救命後にその事由および予想される合併症について患者またはその家族に説明し同意書の作成に努め、その経緯をカルテに記載しておく。

第1編

5．大量輸血時の適合血

(1) 追加輸血時の交差適合試験

　手術中の追加輸血時で間接抗グロブリン試験を行う時間的余裕がない場合には生理食塩法による主試験を行う。ABO血液型の間違いだけは起こさないように配慮する。

(2) 不規則抗体が陽性の場合

　対応する抗原陰性の血液が間に合わない場合は、上記(1)と同様に輸血し、救命後に溶血性副作用に注意しながら患者の観察を続ける。

(3) 救命処置としての輸血

　上記のような出血性ショックを含む大量出血時では、時に同型赤血球輸血だけでは対応できないこともある。そのような場合には救命を第一として考え、O型赤血球を含む血液型は異なるが適合である赤血球（異型適合血）を使用する。

6．交差適合試験の省略

(1) 赤血球成分と全血の使用時

　供血者の血液型検査を行い間接抗グロブリン試験を含む不規則抗体スクリーニング検査が陰性であり、かつ患者の血液型検査が適正に行われていれば、副試験は省略してもよいがABO同型血を使用する。

(2) 血小板濃厚液と血漿成分の使用時

　赤血球をほとんど含まない血小板濃厚液および血漿成分の輸血に当たっては、交差適合試験は省略してよい。ただし原則としてABO同型血を使用する。

7．検体の取り扱い

(1) 血液検体の採取時期

　過去3カ月以内に輸血歴または妊娠歴がある場合、あるいはこれらが不明な患者について交差適合試験に用いる血液検体は輸血予定日3日以内に採血したものを使用する。

(2) 検体のダブルチェック

　交差適合試験の検体は患者の血液型の検査に使用した検体とは別に新しく採血したものを用いる。

8．不適合輸血を防ぐための検査以外の留意点

(1) 血液型検査用検体の採血時の取り違いに注意すること。

　血液型の判定は異なる時期の新しい検体で2回実施する。採血患者の誤り違いについては採血時の患者確認が重要である。複数名分の採血管を試験管立てなどに並べて採血しない。1患者分のみの採血管を用意し採血する。

(2) 検査結果の伝票への誤記や誤入力に注意する。2名の検査者による確認を行う。

(3) 血液型判定結果は転記しない。
(4) 前回入院時のカルテからの血液型検査結果を転記する場合は貼付した判定結果用紙を確認する。

6　血液製剤に関する記録の保管・管理

　血液製剤管理簿を作成し血液製剤の製品名、製造番号、投与日、患者氏名、住所等を記載し20年間保管する。

　血液製剤（輸血用血液製剤及び分画製剤）であって薬事法（昭和35年法律第145号。以下「法」という）第2条第6項に規定する特定生物由来製品に指定されたものについては、将来、当該血液製剤の使用により患者へのウイルス感染などのおそれが生じた場合に対処するため、法第68条の9及薬事法施行規則（昭和36年厚生省令第1号）第62条の11の規定に基づき、診療録とは別に、当該血液製剤に関する記録を作成し、少なくとも使用日から20年を下回らない期間、保存すること。

　記録すべき事項は、当該血液製剤の使用の対象者の氏名及び住所、当該血液製剤の名称及び製造番号又は製造記号、使用年月日等であること。また、安全な血液製剤の安定供給の確保等に関する法律（昭和31年法律第160号）第2条第1項に挽走する血液製剤（放射性医薬品を除く。）及び同法施行規則（昭和31年厚生省令第22号）第2条に規定する血液製剤代替医薬品については、薬事法及び採血及び供血あっせん業取締法の一部を改正する法律（平成14年法律第96号）附則題4条の規定により法に基づく記録の作成・保存の対象とならない場合であっても、記録の保存の適正な実施が確保される必要があることから、使用の日から20年を下らない期間保存することが求められる。

7　自己血輸血

1．術式
　貯血式と希釈式または回収式がある。

2．利点
(1) 感染症の予防。
(2) 同種免疫の予防。
(3) 免疫抑制作用の予防。

3．不利点
(1) 確保量の限界。

第1編

(2) 循環動態への影響。
(3) 細菌汚染の危険性。
(4) 過誤輸血の危険性。
(5) 人手と技術の不足。

4．自己血輸血の適応と方法

すべての手術患者において、輸血の選択肢の1つとして自己血輸血の適応となる場合を積極的に検討し、推進する。患者の病状、術式などを考慮して貯血式、希釈式、回収式などの各方法を適切に選択し、組み合わせて行うことを検討する。

8　実施体制のあり方

1．輸血前

(1) 輸血用血液の保存

　　赤血球製剤：2～6℃（自動温度記録計と警報装置付きの保冷庫で保存する）
　　　　　　　有効期限は採血後21日間
　　新鮮凍結血漿：−20℃以下（解凍後は4～6℃に保存）
　　　　　　　有効期限は採血後1年間
　　血小板製剤：20～24℃（水平振とうし保存。できるだけ速やかに輸血する）
　　　　　　　有効期限は採血後4日間

(2) 輸血用血液の保管法

病棟・手術室などには実際に使用するまで持ち出さない。持ち出した後はできるだけ早く使用する。

(3) 輸血用血液の外観検査

患者に輸血をする医師または看護師は、輸血の実施前にバッグ内の血液について色調・溶血・凝集塊の有無、バッグの破損の有無などの異常がないかを肉眼で確認する。

(4) 1回1患者

輸血の準備および実施は原則として、1回に1患者ごとに行う。

(5) チェック項目

事務的な過誤による血液型不適合輸血を防ぐため、受け渡し時・準備時・実施時にそれぞれ患者名・血液型・製造番号・有効期限・照射日・交差適合試験の結果などについて、交差適合試験伝票の記載事項、血液バッグ、添付伝票とを照合し、該当患者に適合しているものであることを確認する。

麻酔時など患者本人による確認ができない場合、該当患者に相違ないことの確認が重要である。

(6) 照合の重要性

確認する場合は、上記チェック項目を医療従事者2名で声を出し合って読み合わせをし、その旨を記録する．
(7) 同姓同名患者
　同姓同名あるいはよく似た氏名の患者がいる場合、患者ID番号・生年月日・年齢などによる個人の識別を日常的に心がけておく。
(8) 追加輸血時
　引き続き輸血を追加する場合にも、それぞれの輸血用血液について上記(3)～(7)と同様な手順を正しく踏まなければならない。

2．輸血中
(1) 輸血開始直後の患者観察
　意識のある患者への赤血球輸血速度は、輸血開始時には緩やかに行う。
　（最初の10～15分間は1mL／分、その後は5mL／分）
　ABO式血液型違いによる不適合輸血では輸血開始直後から血管痛・不快感・胸痛・腹痛などの症状が見られるので、輸血開始5分間はベッドサイドで患者の状態を観察する。
　意識が清明でない患者は自覚的所見による不適合輸血を疑うことは困難または不可能であるので呼吸・循環動態の観察、尿の色調を見ることや術野からの出血の状態を観察するなどにより、総合的な他覚所見によって不適合輸血の早期発見に努める。
(2) 輸血開始後の観察
　輸血開始後15分程度経過した時点で再度患者の状態を観察する。即時型溶血反応のないことを確認した後にも、発熱・蕁麻疹などのアレルギー症状がしばしば見られるので、その後も適宜観察を続けて早期発見に努める。

3．輸血後
(1) 確認事項
　輸血終了後に再度患者氏名・血液型・製造番号を確認し、診療録にその製剤名と製造番号・輸血量・副作用の有無・輸血開始時刻・輸血終了時刻を記録する。
(2) 検体の保存
　輸血後の副作用あるいは合併症が生じた際の原因調査と治療に役立てるため、血液製剤のパイロット血液は1カ月間、2～6℃で保存しておく。患者血清（血漿）はクロスマッチ用の血漿2mLを2年間、－20℃以下で保存する。

9　輸血に伴う副作用・合併症

　輸血副作用・合併症には免疫学的機序によるもの、感染性のもの、およびその他の

第1編

機序によるものとがあり、さらにそれぞれ発症の時期により即時性と連発性とに分けられる。

　これらの発生の有無について、輸血開始時・中ばかりでなく、輸血終了後にも必要な検査を含めて経過を観察していくことが望ましい。

　これらの副作用・合併症を認めた場合には、遅滞なく主治医あるいは検査室に報告し、その原因を明らかにするように努め、再発を予防する対策を講じる。

　特に、人為的過誤（患者の取り違い・転記ミス・検査ミス・検体採取ミスなど）による場合は、その発生原因および講じられた予防対策を記録に残しておく。

1．溶血性副作用

(1) 急性型副作用

　輸血開始後数分から数時間以内に発症してくる急性型の重篤な副作用としては、型不適合による血管内溶血などがある。

(2) 遅延性副作用

　輸血後数日経過して見られる血管外溶血・輸血後紫斑病などがある。

2．非溶血性副作用

(1) 急性型副作用

　アナフィラキシーショック・エンドトキシンショック・DIC・循環不全・TRALIなどがある。

・輸血関連急性肺障害（TRALI）

　TRALIは輸血中もしくは輸血後6時間以内に起こる非心原性の肺水腫を伴う呼吸困難を呈する、重篤な非溶血性輸血副作用である。臨床症状および検査所見では低酸素血症、胸部レントゲン写真上の両側肺水腫のほか、発熱、血圧低下を伴うこともある。

・細菌感染症

　特に、室温で保存される血小板製剤については細菌混入による致死的な合併症に留意して輸血の実施前に外観検査としてバッグ内の血液について色調の変化、溶血や凝血塊の有無、またはバッグの破損や開封による閉鎖系の破綻等の異常がないことを肉眼で確認する。赤血球濃厚液ではバッグ内とセグメント内の血液色調の差に留意する。

(2) 遅延性副作用

　移植片対宿主病、輸血後紫斑病、各種のウイルス感染症がある。

・輸血後移植片対宿主病（GVHD）

　輸血後7〜14日頃に発熱・紅斑・下痢・肝機能障害および汎血球減少症を伴って発症する。予防には放射線照射血液の使用が有効である。

・輸血後肝炎

早ければ輸血後2～3週間以内に発症する。肝炎の臨床症状・肝機能の異常所見を把握できなくても、肝炎ウイルスに感染している場合がある。感染の有無を見るため輸血後最低3カ月できれば6カ月間程度、定期的に肝機能検査と肝炎ウイルスマーカーの検査を行う必要がある。

・ヒト免疫不全ウイルス感染

　後天性免疫不全症候群（エイズ）の起因ウイルス（HIV）感染では、感染後2～8週で一部の感染者では抗体の出現に先んじて一過性の感冒様症状が現れることがあるが多くは無症状に経過して以後年余にわたり無症候性に経過する。

　感染の有無を確認するためには、輸血後2～3カ月以降に抗体検査を行う必要がある。

・その他

　輸血によるヒトTリンパ球向性ウイルスⅠ型（HTLV－Ⅰ）などの感染の有無や免疫抗体産生の有無などについても問診や必要に応じた検査による追跡が望ましい。

10　細菌感染への対応

(1)　使用済みバッグの冷蔵保存

　輸血に使用したすべての「使用済みバッグ」に残存している製剤をバッグごと、清潔に冷蔵保存しておく。使用後数日経過しても患者に感染症発症のない場合は廃棄する。

(2)　原因となる輸血用血液に関する検査項目

　発熱・呼吸困難・血圧低下などの細菌感染症を疑う症状が認められた場合は、細菌培養のほか適宜エンドトキシン等の検査を実施する。溶血を認めた場合は、血液型の再確認などを行う。

(3)　原因となる輸血用血液回収上の注意

　バッグと使用していた輸血セットを回収する。原因となる輸血用血液の細菌培養等を行うために、2次的な汚染が起きないように注意する。

　輸血セットのクランプを硬く閉めて、注射針を除去し清潔なキャップでカバーする。この状態で、速やかに清潔なビニール袋に入れて輸血部門へ返却する。輸血部門では輸血セットのチューブ部分をシールする。清潔なビニール袋に入れたままで保管する。

　溶血を認めた場合は、輸血針の口径、赤血球濃厚液の加温の有無および同一ルートからの薬剤投与の有無について確認する。

(4)　原因となる輸血用血液回収のための職員教育

　原因となる輸血用血液の確保と回収は、診療科看護師・医師の協力が不可欠である。上記の注意事項を周知する。

第1編

6 褥瘡予防対策指針

基本理念

　高齢者は低栄養状態や活動性の低下、疾病に伴う寝たきり状態に陥りやすく、褥瘡が発生する可能性が高い。褥瘡有病者の特徴として発表されている年齢的特徴は75歳以上の後期高齢者が50％を超えている。

　当院では、こうしたリスクを持つ患者の尊厳ある生活の実現のため、多職種協働のもと、統一した質の高いサービスの提供を目指し、この指針に従い褥瘡予防に対する体制を確立し、褥瘡が発生しないようケアを行うこととする。

1　褥瘡

　身体に加わった外力は骨と皮膚表層の間の軟部組織の血流を低下、あるいは停止させる。この状況が一定時間持続されると組織は不可逆的な阻血性障害に陥り褥瘡となる。

2　褥瘡予防

　褥瘡発生の危険性（リスク）を評価し、そのリスクに応じた褥瘡予防ケアを実施することをいう。また、褥瘡予防ケアとは、褥瘡を予防する（発生させない）ケアと、仮に発生したとしても褥瘡を悪化させないためのケアも予防の範疇であるので、褥瘡発生後のケアも含む。具体的な項目には、皮膚の観察・体位変換（体圧分散用具の使用も含む）、栄養アセスメント・リハビリテーション・スキンケア・患者教育を行うものである。

3　褥瘡対策に関する基本指針

(1)　褥瘡発生予防の体制
・褥瘡発生の予防と発生時の早期対応のため、褥瘡対策委員会を設置する。
　（目的）当院における褥瘡予防・治療対策を討議検討し、効果的な推進を図る。
　（構成）委員会の構成は、以下の定める委員をもって構成する。

　　　　医師　　　　　1名
　　　　看護師　　　　5名

```
            ナースエイド    1名
            薬剤師       1名
            リハビリ      2名
            医事課       1名
```

（運営）委員長は必要に応じ委員会を招集し、その議長となる。
　委員長が特に必要と認めた時は、委員以外の者の出席を求めることができる。原則として毎週金曜日に回診を行い、毎月第4金曜日に委員会を開催する。
（審議）委員会では別に定める様式による報告を求め、次の事項を調査・審議する。
　　　　①褥瘡および合併する感染予防対策の確立に関すること。
　　　　②褥瘡と合併する感染予防の実施・監視および指導に関すること。
　　　　③感染褥瘡源の調査に関すること。
　　　　④褥瘡予防に係る情報の収集に関すること。
　　　　⑤その他、褥瘡および合併する感染対策についての重要事項に関すること。

⑵　多職種協働によるチームケアの推進
・各職種の専門性に基づくアプローチからチームケアを行うことを基本とし、それぞれの果たすべき役割に責任を持って対応する。
（医師）　　　　⑴　定期的な診察と処置方法の指示。
　　　　　　　　⑵　入院時や入院中に褥瘡発生を認めた時または発生のリスクが高い場合、医師は「褥瘡対策に関する診療計画書」を作成する。
（看護師）　　　⑴　医師との連携。
　　　　　　　　⑵　褥瘡処置の対応。
　　　　　　　　⑶　褥瘡ケア計画の作成と経過記録の整備。
　　　　　　　　⑷　入院患者の日常生活自立度評価。
　　　　　　　　⑸　個々に応じた体位変換、安楽な体位確保の工夫。
　　　　　　　　⑹　褥瘡発生予防計画の立案とケア状況の把握を行い評価。
　　　　　　　　⑺　褥瘡予防・悪化防止・早期治療のための現場教育の促進。
（リハビリ）　　⑴　機能面から個々に応じた体位変換、安楽な体位確保の工夫。
　　　　　　　　⑵　各職員への指導。
（栄養士）　　　⑴　褥瘡の状態把握と栄養管理。
　　　　　　　　⑵　栄養ケアマネジメントにおける状態の把握。
　　　　　　　　⑶　食事摂取低下に伴う栄養保持の工夫。
　　　　　　　　⑷　各職員への指導。
（ナースエイド）⑴　きめ細やかなケアと衛生管理に努める。
　　　　　　　　⑵　ケア計画に基づく排泄・入浴・清潔保持。

第1編

(3) 個々に応じた体位変換、安楽な体位保持の工夫。
(4) 褥瘡の状態観察と記録の把握。
(5) 苦痛を排除する精神的緩和ケアとコミュニケーション。
(6) 褥瘡発生予防の取り組み。

(3) 職員に対する教育・研修
・褥瘡発生予防に対する知識の習得・治療方針の徹底・情報の伝達などを目的として研修会を定期的に実施する。
　①定期的な教育・研修（年2回以上）の実施。
　②新入職員に対する褥瘡発生予防の教育・研修の実施。
　③その他、必要な教育・研修の実施。

（付則）
　　本指針は、平成17年4月　制定
　　　　　　平成22年4月　改訂

7　医療倫理指針

基本理念

　医療法人相生会　わかば病院は、病院理念に基づき、奉仕の心と愛と尊敬の念を持って患者に接し、患者の権利を尊重する。また、法律、人権、社会通念の視点から適正医療の保持・促進を図る。

基本方針

1、人間の生命・尊厳および権利を尊重します。

　原則的に、患者・家族の意思を尊重し説明と同意に基づく医療を提供します。宗教上の理由による治療の拒否については、十分な治療の説明のうえ、患者・家族の希望に沿った医療を提供します。認知機能や精神機能の障害を持つ患者などに対しても患者の権利を擁護し人権を尊重します。また、自己決定が困難な場合には医療者と家族等代理意思決定者が最善の治療方針を検討し判断します。

2、正確な情報を提供します。

　診断や治療法、予後の見通しについて正確かつ分かりやすい情報を提供するように努めます。

3、法規範を遵守します。

　法規範を遵守します。診療過程で得られる個人情報については外部に漏らさない義務があります。

4、質の高い医療を提供します。

　自己研鑽に努め技術・知識の向上に努めます。

1　委員会の役割

(1) 人間の生命や人間としての尊厳、および権利を尊重できる、倫理性を高めるための院内外教育を充実させる。

(2) 事例検討をとおして臨床での倫理問題について検討し、現状で課題の解決を担う。

(3) 臨床研究に当たり個人の権利が尊重されているかどうか検討し判断する。

2　本指針の見直し、改訂

(1) 医療倫理委員会は、少なくとも毎年1回以上、本指針の見直しを議事として取り上げ検討するものとする。

(2) 本指針の改正は、医療倫理委員会の決定により行う。

　　　（付則）

　　　　本指針は、平成20年4月1日　作成

第1編

8　患者相談・苦情処理に係る指針

基本理念

　医療法人相生会　わかば病院は、医療に関する患者・家族の苦情・心配・相談等に迅速かつ丁寧な対応に努め、患者・家族の主張に対話をつうじて解決に当たっていく。
　「説明と同意」の成果を得ながら医療者と患者・家族が互いに寄り添い合い双方満足の結果が得られよう最善をつくす。これにより病院や医療従事者に対する信頼を高めるとともに良質な患者サービスが提供できるよう「患者相談・苦情処理」(以下、「苦情相談窓口」という)本指針を策定する。

1．基本方針

　「苦情相談窓口」は、以下の基本方針により運営するものとする。
⑴　患者・家族と病院および病院職員の信頼関係の構築と、「患者中心の医療」を実践する。
⑵　患者・家族が相談しやすい相談体制を構築する。
⑶　相談業務を行うものは、常に中立的な立場を堅持して業務を行う。
⑷　相談者のプライバシーを保護するとともに、相談により不利益を被ることがないよう配慮する。
⑸　すでに行政や地域において運営されている苦情相談窓口と連携しながら、適切な運営体制を構築する。

2．実施体制

⑴　「苦情相談窓口」の設置・運営
　①　医療法人相生会　わかば病院内に「苦情相談窓口」を設置する。面談による相談に対応するため、プライバシーに留意し、応接室を使用することを定める
　②　相談受付時間
　月曜日～土曜日（祝日、年末年始を除く）
　午前8：30～午後5：30
　緊急事態発生時は、この限りでない。
　③　「苦情相談窓口」の業務は、次のとおりとする。
　　（イ）　患者・家族からの苦情、心配事の対応
　　（ロ）　患者・家族からの相談に関係する部署・各部署長・当事者等の連絡・調整

（ハ）　相談事例の収集、分析
　　　（ニ）　相談内容の種別により、「医務課（群馬県医療安全支援センター）、保健所、医師会」との連絡および報告
　④　職員配置
　　「苦情相談窓口」には、患者・家族の相談に対応するために必要な知識、経験を有し、かつ、臨床経験を有する看護師などの専門の職員（医療メディエーター）を配置するよう努めるが、当面は事務長・看護部長（医療コンフリクトマネージメント研修受講者）が窓口となる。

(2)　相談実施に係る留意事項
　①　相談の受付
　　（イ）　相談方法は、電話、FAX、面談、手紙、電子メールによるもの。
　②　相談の実施
　　（イ）　相談者への対応
　　　・相談者の話をよく聞き、懇切丁寧に対応する。
　　　・相談者から病院への一方的な苦情であっても、担当者は常に中立的な立場で対応する。
　　　・「相談窓口」は、医療事故であるか否かや、責任の所在を判断するものではなく、あくまで患者・家族および病院、病院職員の問題解決に向けた検討を重ねていく。
　　　・相談者のプライバシーを十分配慮し、相談者が不利益を被らないように留意する。
　　　・法律や医療内容については、専門的な相談であれば助言を得て対応する。
　　（ロ）　運営に関する事項
　　　・相談に関係する各種の情報を収集するとともに、関係部署との連絡調整や情報交換を密にするよう努める。
　　　・相談内容については、別途、苦情対応カード（第5編366ページ参照）を作成し、保管する。
　　　・苦情相談内容を事例集にまとめ上げ、職員の教育に役立てる。
　③　関係部署との連携
　　相談窓口で解決しない事例については、可能な限り他部門（所属長）との連絡調整を行い、相談が完結するよう努める。
　　　相談職員の研修
　　　・相談対応の質を確保し、適切な相談対応を継続していくために、相談職員に対する研修を欠かさず実施する。
　　　・個々の相談員による対応の相違を是正する観点から、相談手順、接遇、個別

第1編

事例の対応方針、相談対応マニュアルを作成する。

3．患者への情報提供と説明

本指針は、患者または家族が希望した場合閲覧できるようにする。
「個人情報管理指針」は、別紙（略）にて参照。
（付則）
　　　　本指針は、平成20年1月24日から適用する。
　　　　　　平成21年5月15日　　改訂
　　　　　　平成22年4月10日　　改訂

9 自殺予防対策指針

基本理念

　医療法人相生会　わかば病院は、医療機関として生起する入院患者の自殺事故に関して医療安全に係る要件であることを前提として、院内の自殺事故防止対策を実践するものである。また、自殺事故の当事者となった医療従事者および遺族の「心の問題」を組織の問題としてとらえ支援することで、事故後に群発する自殺事故予防のための体制づくりに努めていくものである。

　病院は健全な組織の基盤構築として、最も重要な要因である医療従事者のワークライフバランス達成に向けて実践的な活動に努力するものである。

1　基本方針

1．院内の自殺予防の実践に向けて医療従事者は「自殺対策の基本的概念」を理解し、予防に関する知識を重ね、医療現場の自殺事故を防ぐことができる。
2．医療安全対策の一環としてハード面およびソフト面での定期的な整備調査を行い、病院内の整備体制の確立と自殺事故発生防止マニュアルおよび、事後対応マニュアルを整備する。
3．病院内外の連携を高め、ソーシャルワーカーならびに、病院外の社会資源の健全な活動を推進し良好な問題解決が図れるよう相談窓口を設置し支援する。
4．不幸にして自殺事故が発生した場合、事故の影響を受ける人々（遺族・医療側スタッフ・その他）の心理的機制に対するケアや支援を病院全体の支援体制を構築し実践するとともに、事故の振り返りや分析を踏まえ自殺事故の再発防止に努める。

2　用語の解説

1　自殺対策の基本的概念
　　1次予防・2次予防・3次予防の三原則をいう。
2　1次予防
　事前予防であり自殺に至らないようにするアプローチでセルフケア・精神状態の評価・円滑なコミュニケーション・相談体制の整備・危険物の確認・ホットスポット対策・医療従事者に対する教育活動などをいう。
3　2次予防
　危機介入であり自殺の危険にある者への対応で自殺のサインに気づく、危険度を評

第1編

価する、傾聴、サポート、相談へ導入などをいう。
4　3次予防
　事後対応であり自殺事故が生じた後に遺されたものに対する対応で遺族への適切な接し方、社会的手続きの具体的支援、医療従事者（スタッフケア）などをいう。
5　ホットスポット
　自殺が多発する場所のこと（自殺予防学の領域用語）。
6　心理的機制
　悲嘆反応を代表する状態で抑うつ・自責感・他罰・抑圧・否認・混乱・拒絶など。

3　組織と体制

　本院における自殺事故防止対策と、患者および医療従事者の安全確保を推進し、職員のワークライフバランス達成のために安全衛生委員会が主体となり運営管理に当たるが、その他、以下の委員会および管理者が関与し活動の発展・推進に努める。

1．安全衛生委員会
2．医療安全管理者
3．医療安全対策室
4．医療安全総合対策委員会
5．ソーシャルワーカー、臨床カウンセラー（外部委託）
6．事故対策委員会

1　安全衛生委員会の業務
(1)　心と体の健康管理を積極的に推進する。
　　①　自殺予防対策における職員教育（1次予防）
　　②　メンタルヘルス教育の実施（1次予防）
　　③　メンタルヘルスに係る調査と問題把握・対策立案（1次予防）（2次予防）
　　④　相談活動の実施（2次予防）
　　⑤　社会資源に係る情報提供と周知、連絡窓口の設置（1次予防）（2次予防）
　　⑥　専門医療・サポート機関との連携（2次予防）
　　⑦　自殺リスクアセスメントの実施（2次予防）
　　⑧　自殺事故防止マニュアルの作成・活用・評価・修正（1次予防）
　　⑨　事故後対応（3次予防）
(2)　定例会議の実施と議事録の保管（安全衛生委員会運営規程に準ずる）
2　自殺事故発生時の対応
　本院に入院中・通院中の患者の自殺は医療従事者にとって辛いことである。院内自

殺は医療安全の重要な事項であり、安全対策の一環としてその活動を担保しなければならない。

また、病院幹部は院内自殺事故発生の報告を受け、情報収集、警察、家族対応・スタッフの精神的擁護など、トップとしての判断のもと適切な指示命令を励行することに努める。

(1) 自殺事故発生時の対応マニュアルを参照し、自殺事故対応の留意点に従い行動する。事故現場での初期動作ならびに現場封鎖後の対応と報告を厳守し行動する。
(2) 遺された遺族に対する支援（3次予防）。
(3) 事故による医療従事者のストレス反応への支援（3次予防）。
(4) 医療チーム全体へのアプローチと支援（3次予防）。
(5) 当事者へのアプローチと支援（3次予防）。
(6) 1週間以内のメンタル不全チェックリストの実施による、具体的なスタッフケアの実施。

3　事故後の報告体制

院内自殺事故が発生した場合、速やかに、以下に記載する関係機関への報告および連絡を、医療事故対策委員会の委員長である病院長が行うものとする。
(1) 警察署への連絡。
(2) 他の職員や他の患者への説明。
(3) 行政機関への報告。
(4) 医療事故防止センターへの報告。
(5) 日本医療機能評価機構への報告（事故発生後45日以内に報告する）。
(6) 事故の公表と報道機関への対応（事前に家族への説明と同意をとる）。
(7) 届け出書類は、本院規程にて決められた専用報告書用紙を使用し作成し、一部保管する。

4　教育・研修
(1) 安全衛生委員会は、院内自殺予防対策における職員の知識向上を図り、院内の自殺予防の実践に役立てるための職員教育計画を立案し実践する。
(2) 院内教育計画においては、全職員対象とした研修を少なくとも年に2回は開催する。
(3) 医務課や看護協会・医師会などの企画する外部研修への参加も推進し支援する。

5　その他
(1) 本指針の周知

本指針の内容については、院長、医療安全管理者、医療安全総合対策委員会等をつ

第 1 編

うじて、全職員に周知徹底する。
(2) 本指針の見直し、改訂
　① 医療安全総合対策委員会は、少なくとも毎年 1 回以上、本指針の見直しを議事として取り上げ検討するものとする。
　② 本指針の改訂は、医療安全総合対策委員会の決定により行う。
(3) 本指針の閲覧
　本指針の内容を含め、職員は患者との情報の共有に努めるとともに、患者およびその家族等から閲覧の求めがあった場合には、これに応じるものとする。また、本指針についての照会には医療安全管理者が対応する。
（付則）
　　本指針・規程は、平成23年10月 1 日　改訂

第2編

医療事故発生後の対応ガイドライン

> 2002年10月、公益社団法人日本看護協会発行の「医療事故発生時の対応―看護管理者のためのリスクマネジメントガイドライン」より転載。
> 一部分、わかば病院が加筆・修正。

医療法人相生会　わかば病院

医療事故発生後の対応ガイドライン
看護基準：医療事故発生時の行動基準

I 医療事故発生時の対応／108

1 医療事故発生時の初期対応…108
- A 事故発生部署での対応…………108
  - (1) 状況の把握と対処／108
  - (2) 緊急の対処／109
  - (3) 看護管理者の現場到着以後／109
  - (4) 医師への連絡／110
  - (5) 患者・家族への対応／110
  - (6) 病院長・理事長への報告／111
- B 医療事故の記録（経時的記録）…111
  - (1) 医療事故が起きたときの記録の留意点／111
  - (2) 初期対応時の記録／112
  - (3) 初期対応終了後の記録／112
  - (4) 記載上遵守すべき原則／112
  - (5) 事故報告書／112
- C 組織管理者の役割と責任………114
  - (1) 医療事故発生時の対応体制／114
  - (2) 組織管理者の社会的責任／114
  - (3) 緊急会議の招集／114
- D 具体的な対応方策………………115
  - (1) 患者・家族への対応／115
  - (2) 病院内職員に向けての説明／115
  - (3) 他の患者への説明／115
  - (4) 行政機関への報告／116
  - (5) 所轄警察署への報告および捜査への対応／116
  - (6) ご遺体の解剖／117
  - (7) 報道機関への対応／118
  - (8) 関係団体への連絡／119
- E 民事手続き上の証拠保全………119
  - (1) 手続きの流れ／120
  - (2) 証拠として提出を求められる主なもの／120
- F 事故当事者および病院内職員に対して………………………………120
  - (1) 事故当事者へのサポート／121
  - (2) 当該部署へのサポート／121

2 長期的対応…………………………121
- A 患者・家族への対応………………121
- B 事故当事者への対応………………122
  - (1) 精神的サポート／122
  - (2) 勤務配慮／122
  - (3) 裁判時の支援／122

3 事故調査…………………………123
- (1) 内部調査／123
- (2) 外部調査／124
- (3) 事故報告書の作成／124
- (4) 社会的責務としての公表／124
- (5) 教育・研修／124

II 医療事故に伴う看護職の責任／125

医療事故に伴う法的責任の決定過程
…………………………………………125
- (1) 懲戒処分／125
- (2) 民事上の責任／125
- (3) 刑事上の責任／126
- (4) 行政上の責任／127
- （図）医療事故に伴う法的責任の決定経過／129

看護基準：医療事故発生時の行動基準

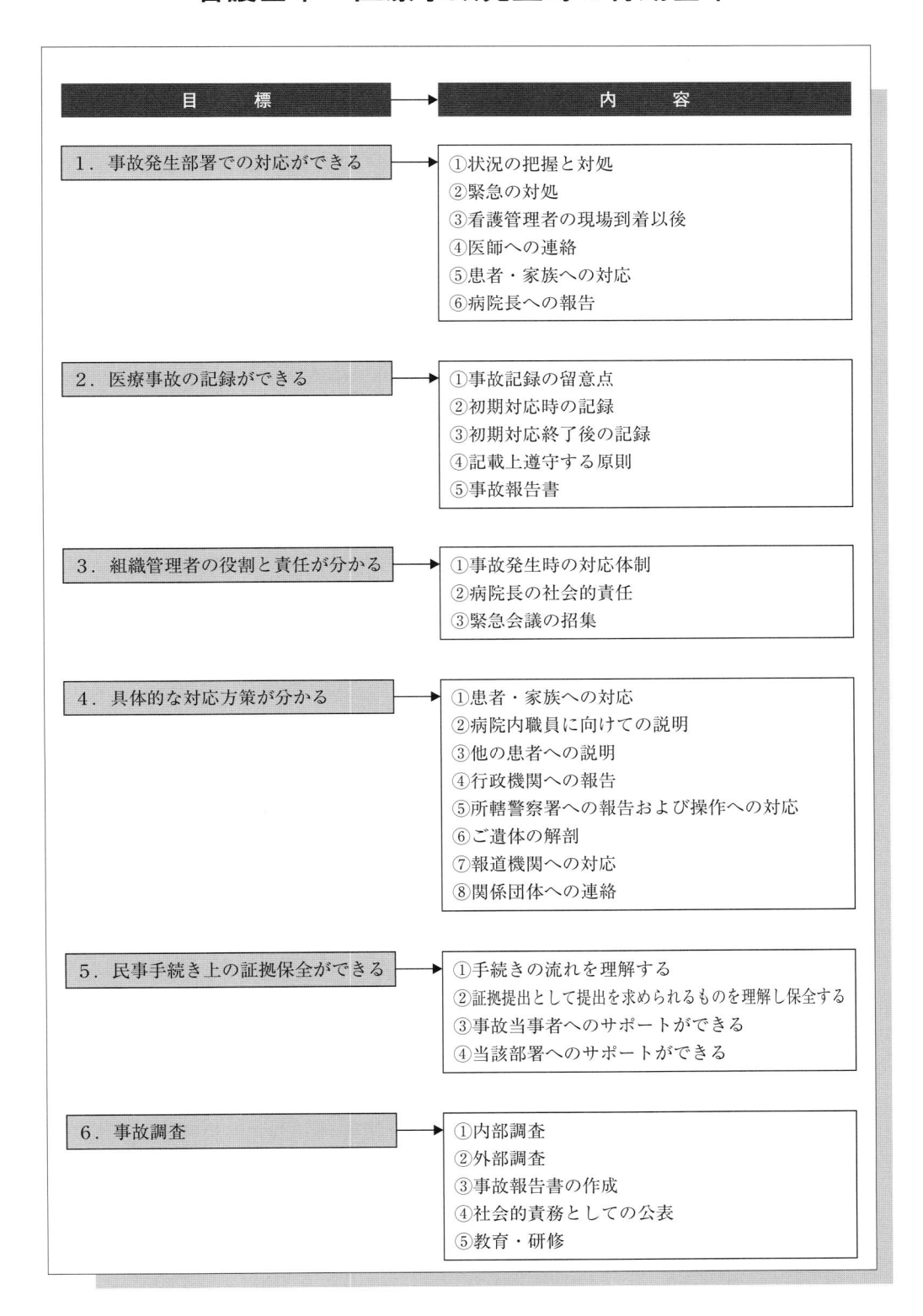

目　　標	内　　容
1．事故発生部署での対応ができる	①状況の把握と対処 ②緊急の対処 ③看護管理者の現場到着以後 ④医師への連絡 ⑤患者・家族への対応 ⑥病院長への報告
2．医療事故の記録ができる	①事故記録の留意点 ②初期対応時の記録 ③初期対応終了後の記録 ④記載上遵守する原則 ⑤事故報告書
3．組織管理者の役割と責任が分かる	①事故発生時の対応体制 ②病院長の社会的責任 ③緊急会議の招集
4．具体的な対応方策が分かる	①患者・家族への対応 ②病院内職員に向けての説明 ③他の患者への説明 ④行政機関への報告 ⑤所轄警察署への報告および操作への対応 ⑥ご遺体の解剖 ⑦報道機関への対応 ⑧関係団体への連絡
5．民事手続き上の証拠保全ができる	①手続きの流れを理解する ②証拠提出として提出を求められるものを理解し保全する ③事故当事者へのサポートができる ④当該部署へのサポートができる
6．事故調査	①内部調査 ②外部調査 ③事故報告書の作成 ④社会的責務としての公表 ⑤教育・研修

Ⅰ．医療事故発生時の対応

《1．医療事故発生時の初期対応》

> **A．事故発生部署での対応**
> 【大原則】いついかなる事故であっても、患者の生命および健康と安全を最優先に考え行動する

(1) 状況の把握と対処
- 〇 事故の第一発見者は、第一に患者の状況を把握し、リスクレベルの判断をする。
- 〇 患者のバイタルサインなどからその緊急度を判定し、それに応じ何を優先させるか速やかに判断し行動する。
- 〇 対応の遅れは、患者の生命や予後に大きな影響を及ぼす。

〈参考〉
生命に対する危険度
01：極めて高い
02：高い
03：可能性あり
04：可能性はあるが低い
05：ない

a．患者の安全確保と救命処置
① 第一発見者は、声をあげて他の医療スタッフ（看護職・医師）に知らせる。
② 人員を確保する（必要に応じコードブルーの発信）〔日中；103、104　夜間；501〕
③ 同時に直ちに必要な一次救命処置を開始する。
④ 到着した医師の指示のもとに二次救急処置を行う。
⑤ 患者に救命処置を行う際には、必ず説明する。たえず言葉をかけ1人にしない。

《理由》　予期せぬ事態や生命の危機的状況で、患者は強い不安やパニック状態等に陥っている可能性がある。患者の反応に注意し、適切に対応する必要がある。プライバシーや人権の配慮も忘れない。

ポイント：日頃からコードブルーの方法、その際の行動についてスタッフ全員で訓練しておく。

b．報告
   ○ 報告対象：日勤時間は各単位の管理責任者　　○夜間・休祭日は日勤リーダー
   ○ 報 告 者：当事者または日勤リーダー
   ○ 報告内容：第一報は、○医療事故が発生したこと　○現在行っている処置を簡潔明瞭に報告する。
ポイント：詳細な内容の報告より、発生した事実を速やかにする。
ポイント：報告を受けた看護管理者は直ちに現場に出向く。

(2) 緊急の対処
   看護管理者が現場に到着するまでは、現場リーダーが指揮をとる。
a．事故当事者への配慮
   ○ できるだけ現場から離す。
   ○ 医療事故により重大な結果を招いた場合は、事故の当事者は自責の念と事態の深刻さに直面し精神的に混乱している可能性が大きい。
b．スタッフの勤務割り当て変更
   ○ 患者の救急処置を最優先に、スタッフの勤務割りをする。
   ① 救急処置の担当
   ② 記録の担当
   ③ 事故対応以外の業務では、病棟の通常業務を担当。他の患者が動揺しないように対応する。
   ④ 当事者へのサポートをし、事故の当事者に付き添う。
c．証拠保全
   ○ 事故に関係する器具は破棄せず保存する（チューブ・注射器・アンプル・薬袋……すべて保存する）
   ○ 警察が介入するケースなど、破棄してしまうと証拠隠滅と取られてしまう可能性がある。

(3) 看護管理者の現場到着以後
   ○ 看護管理者が現場に到着した時点で、リーダーは現時点までの状況を報告する。
ポイント：看護管理者到着時の報告に際し、伝達ミスが生じないように注意する。
ポイント：まだ行えていないこと・手配できていないことを明確に伝える。
a．看護管理者の姿勢と対応
   ○ 混乱している現場では、冷静沈着・迅速な判断と行動が重要。
   ○ 落ち着いた声色・口調でゆっくり語尾まで明瞭に伝える。
   ○ 受けた報告内容を簡潔に復唱し確認する。
   ○ 到着後、以下の行動をとる。
   ① 患者の状態の把握
   ② 当該部署の他の患者やスタッフへの配慮

第２編

   ③　事故当事者への言葉がけ（叱責や慰めはしない・・・冷静な態度で指示する）
 ｂ．役割分担の確認
  ○　スタッフの割り当てが機能しているか確認する。
  ○　マンパワー不足があれば、他の部署へ応援要請する。または休日看護師に応援要請をする。
 ｃ．証拠・現場保全
  ①　証拠となる器具類の保存状況を確認する。
  ②　事故の現場を自分の眼で、客観的に細部まで観察し、確認しておく。
(4)　医師への連絡
  ○　現場に居合わせた医師、主治医に知らせる。
  ○　現場に医師がいない場合→当直時間帯は当直医または院内コードブルーの発信をする。
ポイント：主治医へのファーストコールより、すぐに処置が始められる医師を呼ぶことを優先する。
  ○　現場に参集した医師の中で上席の医師が現場の指揮に当たる。
   ①　追加救急処置の手配
   ②　次席者の指名
   ③　看護管理者と連携し、家族への連絡、上司への連絡の手配
ポイント：看護管理者は現場指揮の医師と十分に情報交換を行い、役割分担を明確にする。
(5)　患者・家族への対応
 ａ．患者への説明
  ○　意識がない場合……直ちに救命処置を開始する。意識が回復した段階で状況を説明する。
  ○　意識がある場合……患者に絶えず言葉がけをし、必要な処置の説明を行い、同意を得て実施する。
 ｂ．家族への連絡
  ○　当該科の医師または上席看護師が連絡する。
  ○　患者の意識がある場合、誰に連絡したらよいか患者の意思確認をする。
  ○　連絡は細かい内容より、至急来院していただきたいことを伝える。
ポイント：患者・家族の気持ちを考えて、あえて急いで来院してほしい理由を明確に伝える。
ポイント：看護管理者は家族が来院するまでの間、説明の準備を整える（必要書類・場所の確保）
 ｃ．家族への説明
  ○　主治医または上席医師は事故の事実関係を説明する。

- ○ 率直に事実を説明し、言い訳や憶測は厳に慎む。
- ○ 医療過誤が明らかな場合は、率直にお詫びし、患者の健康回復に全力を尽くすことを伝える。
- ○ 説明は複数の医療従事者の同席のもとで行われ、看護管理者も同席する。
- ○ 説明終了後、直ちに時刻・説明内容・説明者をカルテに記載する。
- ○ この時点では、事故当事者は同席しない。

ポイント：事実を速やかに家族に伝えること。
ポイント：当事者による説明と謝罪は、動揺や混乱を大きくする可能性があるため別途検討する。

(6) 病院長・理事長への報告
- ○ 患者の生死に関わる重大医療事故は、看護部長⇒事務長⇒副院長⇒病院長⇒理事長へ報告する
- ○ 日中・夜間・休祝祭日の連絡体制を明示しておく。
- ○ 看護部長をつうじて、第一報は病院長に報告する。
- ○ 看護部長は速やかに事故現場に出向き、状況を把握し、次のことを行う。
    ① 当該部署への各種支援：医師と連携しつつ家族への対応・他部署への応援要請。
    ② 記録物・証拠物件・現場保全の状況確認。
- ○ 夜間・休日の事故の場合、報告を受けた看護管理者は事故現場に行く。
- ○ 患者への影響が大きいと判断した場合、ただちに病院長に報告する。
- ○ 追加情報や情報の訂正が報告されたら、看護管理者および看護部長はそのつど病院長に報告。

ポイント：正確な情報の一元化を図り、方針の決定をする。
ポイント：現場での役割分担や連絡方法を常に明示し、習慣化しておくこと。

B．医療事故の記録
【大原則】重大医療事故発生時には、記録方式を経時的記録に変える

---

(1) 医療事故が起きたときの記録の留意点
- ○ 重大医療事故が発生した場合、入院時点までさかのぼり記録物の提出が求められる。
- ○ 看護記録は医療訴訟で証拠等となることを認識しておく。
- ○ 看護記録の基準・手順に、事故発生時は記録方式を経時記録に変更することを明示する。
- ○ 日常の記録も、情報開示にふまえた記録にしておく。

第2編

(2) 初期対応時の記録
- ○ 初期対応時の記録の担当者は、初期対応現場のリーダーが行う。
- ○ 記録は担当者を決め、一貫した事実を書き留めておく。
- ○ 時間の確認：日頃から基準となる時計を定め時刻を合わせておく、さらにモニターの時刻も点検。
- ○ 記録内容：治療・処置・ケアについて、いつ・どこで・誰が・何を・どのように実施したかを記入。
- ○ 指示者ならびに実施者の氏名・患者の反応・状態、患者・家族への説明内容を経時的に記載する。
- ○ 処置等の実施者は、実施した内容を全員に聞こえるように復唱する。

(3) 初期対応終了後の記録
- ○ 初期対応時に関わった医師・看護師等が全員で相互に事実を確認する。
- ○ 処置・看護などを実施次第、そのつど速やかに記録する。
- ○ 初期対応が一段落しても、患者の状態が安定するまでは看護記録やカルテは経時的記録を続ける。

(4) 記載上遵守すべき原則
① 事実のみ客観的かつ正確に記録する。
  ・想像や憶測・自己弁護的反省文・他者の批判・感情的表現などは書かない。
② 誤解のない表現を用いる。あいまいな表現をしない。
③ 患者・家族への説明や、やりとりも必ず記録する。
④ 修正する場合は、訂正前の文字が読めるように二本線訂正で消す。
  ・訂正日・時刻と訂正者のサインを記入する。記述間違いを修正液で消したり、記録から除かない。
⑤ 筆記具は黒ボールペンがよい。
⑥ 記録の途中で行を空けない。
⑦ 記録を終えるごとに、署名と日付と時刻を記入する。
ポイント：記載者の責任を明確にするために必ず行う。
ポイント：イニシャルや簡略化した署名は用いない。
ポイント：修正は、修正前の記録が分かるように修正する。修正液で消すと改ざんとみなされる。
ポイント：改ざんは刑事責任を問われる犯罪行為である。

(5) 事故報告書
① 記録者：事故当事者。その他の者が事故を発見した場合は、発見した者と職場の長が記入する。
② 報告書の様式：当院の事故報告書を使用し、事実経過が分かるように記録する。（次頁参照）

第 2 編

医 療 事 故 報 告 書

院 長	事務長	看護部長

平成　年　月　日 提出

部署名		職　名		氏　名		印
事故区分	□人工呼吸器　　□輸血　　□注射　　□与薬　　□麻薬 □調剤　　□手術　　□窒息　　□酸素吸入　　□気管切開 □転倒　　□転落　　□入浴　　□その他（　　　　　　）					
患者氏名		（男・女）	年　齢	歳	病　名	
発生場所	病棟	号室	外　来	科	その他（　　　　　）	
発生日時 （職場の長への 報告日時）	平成　年　月　日（　）曜日　　時　　分 平成　年　月　日（　）曜日　　時　　分					
事故の状況	〔以下の内容を詳細に記載する〕 ① 初診時の状況（初診年月日） ② 初診時より事故発生までの経過 ③ 事故発生の状況 ④ 事故発生後の医療上の処置 ⑤ 患者の転帰・今後の回復の見込み ⑥ 事故発生の原因 ⑦ 事故を発見した日と、その日を事故発生日とした理由					
主治医または 職場の長の 指示等						
対応の概要						
結果の概要、 家族・患者の 反応等						
警察への届出	届出の有無	有・無	届出日時	月　日（　）　時　分		
生命の危険度評価 （主治医の評価）	□極めて高い　□高い　□可能性あり　□可能性低い　□ない （特記事項：　　　　　　　　　　　　　　　　　　　　　）					
事故原因の 分析						
事故の教訓と 事故防止のための 提言						
現場の長の意見						

（注）紙面が不足する場合は、詳細な記載をした別紙を添付する。　　　　　わかば病院

第2編

③ 保管：病院の文書保管規程に従って慎重に取り扱う。

> ## C．組織管理者の役割と責任
> 【大原則】重大医療事故発生時には組織管理者による緊急会議を開催し、情報の共有化を図り、組織としての方針を明らかにする。管理者はそれぞれの役割と責任範囲を明確にし、自ら率先して行動する

(1) **医療事故発生時の対応体制**
- ○ 危機管理の視点に立ったスピーディーな決断と行動が必要である。
- ○ 「危機の対応結果は3つの要素で決まる」
  - ① 緊急対応行動の適切さ
  - ② 効果
  - ③ 決断と行動のスピード
- ○ 病院長は責任者となり、組織の意思決定に関わるトップレベルの管理者を招集し対策を指揮する。

(2) **組織管理者の社会的責任**
- ○ 病院長は危機管理責任者として、以下の社会的責任を果たさなければならない。
  - ① 発生した事故の事実を正確に把握し、患者・家族にそれらを伝える。
  - ② 誤りについては、誠意をもって謝罪する。
  - ③ 原因の分析とともに事故発生後の対応（早期発見・被害の拡大防止）と不備に関して改善に努める。

(3) **緊急会議の招集**
- ○ 重大医療事故発生時には、組織管理者を招集し緊急会議を開き、情報の共有と当面の対応を協議する。
- ○ 緊急会議では、事故の影響範囲と起こりうる事態の予測を行う。
- ○ 組織管理者は以下の事項について方針を決定し、役割分担して指揮に当たり被害の拡大防止と組織の再生を図る。
  - ① 患者・家族への対応
  - ② 病院職員への対応
  - ③ 他の患者・家族への対応およびクレーム対応
  - ④ 各関係機関への報告（行政機関・警察・関係団体など）
  - ⑤ 報道機関への対応
  - ⑥ 事故当事者および該当部署への対応

D．具体的な対応方策

(1) 患者・家族への対応
　○　医療機関の過失により死亡あるいは重篤な障害が残る事故が発生した場合、患者・家族の怒りや悲しみははかりしれないものがある。
　○　患者・家族の思いに十分配慮し、家族の待機場所や食事を整えるなど最大限の誠意を持って接する。
　○　患者・家族への対応担当者が中心となり、説明者および説明内容を整理しておく。
　○　できるだけ早い時点で病院長が説明に当たる。
ポイント：医療従事者の過失が明らかな場合は、早期に謝罪する。
ポイント：何らかの医療行為が引き金となって患者が急変した場合も、その事実を伝える。
ポイント：原因の究明後は改めて事実経過を説明する。
ポイント：大事なのは患者・家族から求めがあったときは必ず速やかに誠意を持って対応すること。

(2) 病院内職員に向けての説明
　○　事故発生後は速やかに全職員に、事故発生の事実と経過を説明する。・・・・・全職員に事実を伝える
　①　事故の事実と入院・外来患者および家族に対する説明内容を伝え、職員が同じ対応を行えるように周知しておく。
　②　説明内容を統一するために資料を準備し、それに基づいて説明する。
　③　事故発生部署、患者および事故当事者が特定されないよう、プライバシーには十分留意する。
　④　職員も動揺するため、緊急会議を招集し組織として対応していること、今後も経過を知らせる旨を伝え、マスコミ報道等に左右されることなく、日常業務を行えるようにする。
　⑤　守秘義務については医療従事者の当然の責務であり、日常的に教育をすることが重要である。

(3) 他の患者への説明
　○　事故発生現場の他の患者に対しても、速やかに説明できる範囲で事実を伝える。
　○　「安全に十分注意して医療・看護を現在行っている」「再発防止を図る」ことを話す。
　○　どの範囲（病室、当該部署、病院全体）にどういう内容を説明するかは、適宜

第2編

　　　検討する。
　○　事故の公表や報道の後、外来または入院患者・家族などからのクレームが増えることがある。
　○　日頃からクレームへの対応体制を確立しておくとともに、事故後の組織の対応方針に基づき、個別のクレームにも丁寧に対応する。

(4) **行政機関への報告**
　○　報告者、報告先、報告概要、報告後の対応者等を決めて、即日、第一報をする。
　○　必要に応じて、詳しく報告を続ける。これには法的な根拠はなく、任意の報告である。
　○　設置主体などにより、報告先が異なるので、事前に必ず確認しておく。
　　報告者：病院長（事務部門）
　　報告先：所管保健所（地方自治体によっては保健福祉事務所など）
　　　　　　都道府県の医療担当部局
　　　　　　施設の設置主体（厚生労働省、文部科学省高等教育局など）など
ポイント：できるだけ速やかに事故の事実関係を報告する。
ポイント：夜間、休・祭日も同様である。
ポイント：最終的には正式な報告書を提出する。

(5) **所轄警察署への報告および捜査への対応**
a．**報告（届出）**
　○　所轄警察署への報告に関して、医療事故によって患者が死亡したと思われるような事態が発生した場合に「医師法」第21条の適用を受けるのか、いまだ法的な解釈は確定していない。
　○　現状では施設の判断に委ねられている。
　○　緊急会議等で警察への報告が決定した場合は、事故の事実関係を報告する。

b．**捜査への対応**
　○　警察の要請に応じて、以下のような対応をする。
　①　現場保全：関連の医療機器、医療器材、薬剤等は他に使用しないで保管しておく。
　　　　　　　　使用済みの容器、アンプル、衛生材料などもすべて保存しておく。
　②　現場検証：事故発生場所の検証への立会い、事故時の状況再現行動
　③　関係者の事情聴取：窓口担当者を決めて警察署からの要請に対応する。業務に支障が生じないように調整する。
　　　　　＊事情聴取の前に、顧問弁護士とともに対応を整理しておく。
　　　　　　聴取内容（例）：被聴取者の経歴と現在の役割
　　　　　　　　　　　　　　組織の管理体制（指示命令系統）
　　　　　　　　　　　　　　各種業務基準と法的根拠

業務の実践（業務内容）
業務手順等各種マニュアル
教育計画と実践
医療機器・器材の運用
当事者の経歴と受けた教育・評価
当事者の勤務実績
事故に至るまでの業務
実践と勤務との事実関係
事故に関連するすべての記録

④ 要請資料の提出

ポイント：過失の有無や責任を問う際の判断基準は、事故当時の医療水準ないし看護水準である。
　　　　　それには日本看護協会の『看護業務基準』や、その施設の『業務基準・手順』が使われることがある。

(6) ご遺体の解剖
　○ 医療事故が疑われる事案で患者が死亡した場合には、死体検案・司法解剖が行われる。
　○ 死体検案の場合は、施設内での場所の提供が必要となる。
　○ 法医解剖が行われる場合には、通常の死亡の場合と異なり死後の処置等は行わず、解剖が実施される場所に搬送される。
　○ 家族には、そのことを説明し理解をしていただく。
　○ 必要があれば警察の担当者からも説明を加えてもらう必要がある。
　○ 搬出する際には、丁寧にご遺体をお見送りする。

【参　考】
法医解剖：異状死体等の究明のために、主として司法当局の依頼で行う解剖。
　① 司法解剖：犯罪の疑いがある場合（刑事訴訟法　第129条、168条）
　　　　　　　検察官、司法警察員が学識経験者に嘱託⇒鑑定嘱託書を発行
　　　　　　　裁判官による鑑定処分許可状が必要。
　　　　　　　遺族の承諾は不要（死体解剖保存法　第7条）
　② 行政解剖：犯罪と無関係で死因が不明確
　　　　　　　・監察医による解剖（死体解剖保存法　第8条）
　　　　　　　監察医制度：都道府県知事が開設。
　　　　　　　監察医：医学部法医学教室所属の医師が非常勤で勤務していることが多い。
　　　　　　　監察医制度がある地域：東京都区（監察医務院）

第 2 編

> 　　　　　　　大阪市・名古屋市・横浜市・神戸市（監察医事務所）
> 　　　　　　　遺族の承諾は不要（死体解剖保存法　第 7 条）
> ・承諾解剖：監察医制度がない地域で行われている。
> 　　　　　　　遺族の承諾が必要（死体解剖保存法　第 7 条）
> 　　　　　　　学識経験者が行う。
> ・解剖で異状（犯罪との関連）が発覚すれば司法解剖に変わる。（死体解剖保存法　第11条）
> 　　　　　　　―関西医科大学病院　法医学教室ホームページより―

(7) 報道機関への対応

a．プライバシーの保護
　○ 患者や家族のプライバシーの尊重は、最優先されるべきである。
　○ 事態の公表については必ず事前に話しておく。
　○ もし了解が得られない場合は、そのことも報道陣に伝え、公表に当たっては厳重にプライバシーを守り、個人が特定されないようにする。

b．報道機関への対応窓口の一元化
　① 受付窓口は一元化し、迅速な対応をする。
　② 専門的な質問に答えられるように対応チームを編成し、説明できるよう準備する。
　③ 報道機関への対応に際しては、簡単な記録を残しておく。

c．記者説明会
　○ 事態の社会的な重大性によっては、記者説明会を開いて説明し、また質問に応じることが必要である。
　　① 日時、場所、公表者の設定。
　　② ポジションペーパーの準備：公表内容については、あらかじめ客観的な事実関係、事態の推移、今後の対応予定などすべてに正確を期して、ポジションペーパーとして整えておく。
　　③ 公表する目的は、再発防止に寄与するためであり、可能な限り防止策にも触れる。

d．取材対応のルール
　① 報道関係者からの取材は職員の通勤途上や、病院に出入りする人にも及ぶので、「病院に取材窓口が置かれていることを話す」など、対処策をあらかじめ職員に徹底しておく。
　② 病院として取材には最大限対応する方針をとり、他の患者の迷惑や通常の医療業務に支障が生じないよう、報道機関に協力を求める。

(8) 関係団体への連絡
- 看護協会（都道府県看護協会、日本看護協会）に連絡する。専門職能団体としての立場から、情報提供・支援の協力を求める。
- 日本医療機能評価機構に認定病院としての立場から、情報提供する。

   公益財団法人　日本医療機能評価機構：医療事故防止事業部
    〒101-0061　東京都千代田区三崎町1－4－17　東洋ビル
    TEL　03-5217-0252（直通）
    FAX　03-5217-0253
    アドレス　http://www.med-safe.jp
      E-mail：webmaster@med-sate.jp

   公益社団法人　群馬県看護協会
    〒371-0007　群馬県前橋市上泉町1858－7
    TEL　027-269-5565
    FAX　027-269-8601
    アドレス　http://www.gunma-kango.jp
      E-mail：info@gunma-kango.jp

   公益社団法人　日本看護協会
    〒150-0001　東京都渋谷区神宮前5－8－2
    TEL　03-5778-8831（代）
    FAX　03-5778-5601
    アドレス　http://www.nurse.or.jp

E．民事手続き上の証拠保全

　医療事故では、民事訴訟の可能性もある。その際に、証拠のほとんどが医療機関側にあるため、証拠の改ざん・紛失・破棄を防ぐために裁判所が証拠を確保しておくための裁判上の手続きが、証拠保全である。（民事訴訟法　第234条）
　証拠保全には強制力はないが、応じないと訴訟に発展した場合、カルテの証拠価値が下がり、結果として医療機関側に不利にはたらくこともあるので、できる限り協力することが望ましい。
　指定された時間までに準備できない場合は、事情を説明すれば待ってくれる。

第2編

　証拠保全では書類はコピーされ持ち帰られる。持ち帰られたものを記録しておく。また、病院のコピー機を使った場合、必要費用を請求する。

　患者側弁護士が、証拠保全中に病院職員に診療内容について質問をすることがあるが、答える義務はない。安易な回答は避けるべきである。

(1) **手続きの流れ**
- 事前には一切連絡がなく、裁判所執行官が病院を訪れ、証拠保全を求める証拠保全決定等の書類を送達する。
- 送達後、あまり時間をおかずに、裁判所が証拠保全を行う。
- 一般的には患者側弁護士が立ち会う。
- 病院は事務長が立ち会う。
- 所要時間は半日から1日。
- 病院は、書類の送達後、証拠保全を行う部屋やコピー機を準備しておく。

(2) **証拠として提出を求められる主なもの**
　診療録
　医師の指示票
　投薬記録
　諸検査結果表
　手術承諾書
　手術録
　心電図
　Ｘ線写真
　診療に係わる書類
　病棟看護管理日誌
　看護記録
　医療機器
　保険診療報酬請求書控え
　など

Ｆ．事故当事者および病院内職員に対して

　事故により重大な結果を招いた場合、事故当事者のみならず当該部署全体も、自責の念と、さらに周囲の反応による影響もあり、精神的に混乱状態に陥る可能性が大きいため、十分な配慮をする。

(1) **事故当事者へのサポート**
　病院長・所属部長によるサポート：当事者にとってはとても大きな支えとなる。
　弁護士によるサポート：病院の顧問弁護士と面接することによって、今後の見通しがもて的確な対応ができる。必要時には個人的にも弁護士に相談し法的なアドバイスを受ける。
　同僚による事故の共有：常時ともに働いている同僚が事故の共感者に最もなれる立場にいる。チームとして体験を受け止めて立ち向かうためには、カンファレンスなどで話題にしていくことに努める。
　カウンセリング：精神科医・精神看護専門看護師（リエゾンナース）などによるカウンセリングの機会をつくる。このことにより不安の軽減ができる。
　勤務配慮：職場変更もありうる。当事者との話し合いおよびカウンセラーの情報を参考にして、当事者にとってより心身の緊張を緩和できる勤務配慮をする。今後の事故処理、および周囲への影響を考慮して、そのまま同病院にとどまることが望ましい。退職に至る事態を避ける。
　家族への連絡：事故当事者がとくに精神的な動揺が激しい場合は、直属の上司、あるいは看護部長が、事故当事者の家族に状況を伝え、双方から適切にサポートする。

(2) **当該部署へのサポート**
　○　当該部署が落ち着いて業務が行えるよう組織として対応し、看護部長が当該部署を訪問して次のようなことを行う。
　　① 応援要員：事故直後は混乱が予測される。再発防止と業務停滞防止を図るため、応援要員による業務支援を行う。
　　② 提出書類の作成支援
　　③ 現場検証・事情聴取対応への支援

《2．長期的対応》

A．患者・家族への対応
【大原則】初期対応後、患者の状態が落ち着いた時点で、組織として長期的方針を決定する。対応担当者を置き、必要時は速やかに対応する

① 医療機関の過失により重篤な障害が残る事故が発生した場合、その障害の程度に応じた最善の治療と看護の体制をとる。またその間、家族に対しても最大限の配慮をする（例；医療費、医療費以外の経済的負担、家族の待機場所やその間の食事など）。

第2編

② 小康状態が続いている場合でも、担当医師による状態の説明を定期的に行う。患者や家族は何が起こったのか事実を知ることを望んでいるので、必要に応じカルテやレントゲン等の資料を示し分かりやすく説明する。

③ 患者の意思が確認しづらい場合など、状況によっては患者の意思・権利を擁護できる人を中心に説明をする。

④ 直接ケアをする看護職は、家族の面会時にはフローチャートを示しながら、家族が不在時の状況を説明し、必要に応じて患者・家族だけの時間をつくる。

⑤ 患者・家族の受け入れ状況によっては、②～④の医療者の行為が負担となることがある。患者・家族の気持や受け入れ状況を考慮し、患者・家族のペースに合わせた対応をする。

⑥ 患者・家族の「どうして……」という思いに対しては、その感情を表現できるように支援することが必要である。日常的には当該部署の看護師長あるいは上席の看護管理者等がその任に当たる。さらに可能であれば、精神看護専門看護師（リエゾンナース）がアドバイスや直接的な支援を行う。

⑦ 患者・家族からの問い合わせには、速やかに担当者に報告し対応する。

ポイント：長期化すればするほど、患者・家族のよき理解者・支援者となれるよう組織としての方針を関係部署に周知し、関係者すべてが誠意を持って対応する。

B．事故当事者への対応

　事故の当事者である以上、責任追及を免れることはできないが、看護職として再出発することへ前向きになれるように、長期的な支援が必要である。さらに訴訟になった場合には、スムーズに対応できるよう組織として支援する。

(1) **精神的サポート**

○ 事故発生当初から、専門のカウンセリングのサポートが必要である。

○ 状況により長期的対応も必要となる。専門家との連携を図りながら、看護管理者としても支援をする。

(2) **勤務配慮**

○ 警察の事情聴取や裁判時には、勤務時間や勤務配置の配慮（勤務時間帯の変更や休暇など）が必要である。

(3) **裁判時の支援**

○ 近年は裁判期間が短くなる傾向にあるが、数年から十数年に及ぶことがある。

① 弁護士を選任できるよう、組織の顧問弁護士とともにアドバイスする。

② 常に事実が述べられるよう記録を管理者とともに確認する。
③ 必要時には、身分保障の交渉を病院長に行う。

《3．事故調査》

○ 医療事故が発生した場合には、速やかに原因を調査・分析し、再発防止の対策を講じる。
○ 組織における事故調査をどのようにして行うかについても、事故発生時を想定し、あらかじめ考えておく必要がある。
○ 危機管理のための臨時の委員会として事故調査委員会ならびに事故検証委員会の設置などを決めておき、発生時には緊急に招集する。

(1) 内部調査
　○ 医療事故の再発を防止するためには、不注意や確認不足について注意喚起するなどの個人的原因に対する対策では、効果は期待できない。
　○ 再発防止の観点から事例を分析するためには、事実を客観的にとらえることの重要性を、調査ならびに分析を担当する者すべてが理解する。

a．情報収集

事実確認：関係者からのヒアリング
　○ 事故発生が報告されたら、できるだけ早く情報（事実関係）の確認を行う。夜間の場合も事故の関係者を招集し、一両日中には事実の概要を把握する。
　○ 不明な点は繰り返し確認し、可能な限り事実を明らかにする。
　○ 事故に関わった全員に対し、事故発生前から初期対応に至る事象と、人・もの・システム（基準・手順などを含め）との関係などについて、ヒアリングする。
　○ ヒアリング内容は関係者に公表し事実を共有化する。そうすることで関係者間の疑心暗鬼を防ぎ、互いの理解と精神的な安定を図る。

関連する情報の収集
　○ 事実確認と並行して、診療録や看護記録、使用していた機器の取扱説明書、看護業務手順など、関連する情報を集める。場合によっては現場の写真を撮影しておく。

情報の整理
　○ 時系列に情報を整理し、何がどのように起こったかという事実を把握する。

b．根本的原因の分析
　○ 事故の根本的原因について、なぜそういう事態が起きたかを深く掘り下げて分析する。

第2編

- ○ 事故の背景因子（人間関係、業務量、勤務体制、通常業務の行われ方など）についても多方面から分析し、組織として対策を講じる。
- ○ 一貫した分析を構造的に行うために、分析担当者共通の分析用シートを用いる。

(2) **外部調査**
- ○ 組織内部の事故調査だけでは限界もあるため、外部組織による中立的立場で、組織から完全に独立したメンバーによる客観的な事故調査を行う。

【事故調査委員　構成メンバー（例）】
① 医学の専門知識を有する人（他の医療機関の医師、看護師、コ・メディカル、（特定分野の専門家や地域医療機関の代表者）
② 医療分野以外の安全対策・ヒューマンファクターについての専門家・研究者
③ 法律や倫理の専門家・研究者
④ 心理学者
⑤ 患者・家族の立場から意見をいただける人

(3) **事故報告書の作成**
- ○ 事故調査結果は報告書としてまとめ、施設内職員に周知し事故の再発防止ならびに医療安全の質の向上に役立てる。
- ○ 外部にも公表することで、医療界全体の質向上に役立てることができる。

(4) **社会的責務としての公表**
- ○ 事故調査結果は今後の再発防止、医療の安全性の向上に広く役立てるためのものである。
  - （例）　国立大学附属病院長会議においても、「重大医療事故については、すすんで事実を正確かつ迅速に公表する」という方針をすでに打ち出している。
- ○ 国民の正しい理解と評価をえるためにも、広く社会に情報を提供することは医療機関の社会的責務である。
- ○ 患者および事故当事者のプライバシーを守るために最大限の配慮をする。

(5) **教育・研修**
- ○ 医療安全に関する教育・研修では、事故事例からの学びが重要である。
- ○ 事故調査結果は、現場へフィードバックし、医療安全教育・研修に活用する。
  ① 事故の原因分析結果は、管理責任者、リスクマネージャー、看護部門内をはじめ各部門に周知し、各部門での再発防止に活用する。
  ② 情報を公開するときの配慮：患者および事故当事者のプライバシーの保護には十分な配慮が必要である。
  ③ 再発防止のためには、事故調査報告書だけでなく、事故状況を再現するVTRなどを作製し、繰り返し教育・研修に用いることも有効である。

Ⅱ. 医療事故に伴う看護職の責任

　看護職による業務上の事故のうち、過失が立証された医療過誤の場合、刑事・民事・行政上の法的責任を問われる。
　社会の秩序維持、社会防衛に反する責任として「刑事上の責任」が、被害者の救済を目的に個人の受けた損害を賠償する「民事上の責任」が、そして法で定められた資格を持つ者の責任として「行政上の責任」が問われる。
　さらに、当院の服務規程（就業規則）等に照らした懲戒処分も行われることがある。

医療事故に伴う法的責任の決定過程

(1) 懲戒処分
- 国家公務員、地方公務員の場合は、免許に関する保健師助産師看護師法上の行政処分の他、それぞれの法律に基づく懲戒処分を受けることになる。（国家公務員法　第82～85条、地方公務員法　第29条）
- 国家公務員法、地方公務員法に基づく懲戒処分の場合、意に反して不利益な処分を受けたと思うときには、不服申し立てをすることができる。
- 公務員以外では、事故後退職している看護職もあるが、その理由が所属している組織での服務規程（就業規則）などによる処分であることも考えられる。

(2) 民事上の責任
- 民事上の責任は、診療契約に基づく安全な医療・看護を提供する責任が果たせなかったとして民法第415条「債務不履行」に基づき、または民法第709条「不法行為」に基づき問われるものである。これは、被害者の救済に重きをおき、個人の受けた損害を賠償することを目的とするものである。
- 民事上の責任は示談（和解）、調停、民事訴訟の大きく3つの方法で解決が図られる。
  示談（和解）：裁判によらず当事者間で解決することである。
- 当事者間の話し合いで示談が成立しなかった場合や示談成立の可能性がない場合は、簡易裁判所に調停を申し立てる場合がある。
  調停：裁判官と調停委員が調停委員会を構成して第三者が紛争解決に助力する方法。解決はあくまで当事者の合意に基づいてなされる。
- 示談（和解）、調停ともに不成立の場合 ｜ 民事訴訟⇒損害賠償請求⇒民事裁判
- 示談（和解）、調停にまったく関係ない場合 ｜

第2編

- ● 賠償責任保険
  看護業務を遂行することによって損害賠償を負担することとなった場合その損害を補償するもので、つまり民事上の責任をカバーするものである。

(3) 刑事上の責任
- ○ 看護職者が医療事故で問われる刑事上の責任は、業務上に必要な注意義務を怠った結果、他人を傷害または死に至らしめたときに、刑法第211条「業務上過失致死傷罪」が問われる。
- ○ 過失は注意義務違反の有無で判断され、その注意義務は、結果予見義務と結果回避義務に区別されている。
- ○ 注意義務：事故発生当時、一般的に良識を備えた通常一般の看護職の知識・技術による注意能力を基準として考えられている。
- ○ 刑事上の責任：まず、届出、通報、告訴、告発などによって警察が事故を取り調べ（事情聴取）することから始まる。

- ● 書類送検
  被疑者の身柄を拘束することなく、起訴の当否の判断材料とするため、被疑者の取り調べ調書など書類だけを警察から所轄検察庁へ送付することである。
- ● 略式起訴
  刑事訴訟における起訴には、公判での審理・判決を求める起訴と、書面審理だけで罰金刑を言い渡す略式命令を請求する略式起訴とがある。
- ● 不起訴処分
  ① 訴訟条件を欠く場合
  ② 事件が罪とならない場合
  ③ 犯罪の嫌疑がない場合（嫌疑なし、嫌疑不十分の双方を含む）
  ④ 犯罪の嫌疑はあるが処罰のできない場合
- ● 起訴猶予処分
  犯罪の嫌疑はあるが訴追・処罰の必要性のない場合になされる不起訴の処分

- ● 略式命令請求（略式手続）
  ・検察官の請求があると、簡易裁判所は、公判を開かず書面審理によって、簡易裁判所が管轄する事件について、50万円以下の罰金または科料を科すことができる（刑事訴訟法　第461条～470条）手続きを略式手続という。
  ・公判を開かず、非公開の簡易な手続きで迅速に行われる点が特徴。
    ○ 略式命令：簡易裁判所が言い渡す裁判
    ○ 略式命令請求：検察官がする請求

```
・検察官  ⇒  被疑者：略式手続について理解するのに必要な事項を説明
                    ：通常の審判を受けることができると告げる
                              ↓
              略式手続によることに異議がないかどうかを確認
                              ↓
              異議がないことを書面で明らかにしなければならない（第461
              条の2）
○ 略式命令を受けた者、または検察官……略式命令の告知を受けた日から14
                              日以内に、正式裁判を請求するこ
                              とができる（第465条1項）


日本の裁判  ：  三審制
 ○ 判決に不服あり → 不服申し立て → 上級の裁判所
                      ：原告・被告側のどちらからでも行うことができる。
 ○ 上訴：①  控訴および上告：判決に対する
        ②  抗告：決定・命令に対する
 ○ 控訴：第一審の判決に不服のあるものが上級裁判所（高等裁判所）に審理
        のやり直しを求める訴訟手続き。
 ○ 上告：控訴審（第二審・高等裁判所）の判決に不服のあるものが上級裁判
        所（最高裁判所）に審理のやり直しを求める訴訟手続き。
 ○ 上訴期間：上訴は、申立期間（上訴期間）が限定されており、期間内に上
            訴が提起されないと裁判は確定する。
            控訴および上告の場合……民事訴訟：判決が送達された日の翌日
                                      から2週間
                                  （民事訴訟法 第285条・第95条・第313条）
                                  刑事訴訟：判決が宣告された日の翌日か
                                      ら14日間
                              （刑事訴訟法 第373条・第55条・第414条・第358条）
```

(4) 行政上の責任
　○ 看護職者が医療事故によって罰金以上の処罰を受けた場合に、保健師助産師看護師法第14条に基づき、免許の取消、業務停止の処分が行われる。
　○ 処分は保健師・助産師・看護師に対しては厚生労働大臣が、准看護師に対しては都道府県知事が命ずる。

第2編

● 行政処分までの概略

各都道府県より処分に該当する看護職の報告　→　厚生労働省　→
厚生労働大臣　→　諮問　→　厚生労働省：医道審議会保健師助産師看護師分
　　　　　　　　　　　　　　　　　　科会看護倫理部会を開催
　　　　　　　　　　　　　　　　　　↓審議
「業務停止命令」か「免許の取消しまたは業務停止命令」か
　　　　　　　　　　　　　↓
　　　　　　　　　　　厚生労働大臣
　　　　　　　　　　　　　↓
┌─────────┐　作成
│調書（聴取書）│　←　都道府県知事に意見の聴取・弁明の聴取対象者を通知
│報告書　　　　│　　　　↑　　　↓
│意見書　　　　│　　対象者から意見の聴取・弁明の聴取を行う
└─────────┘
　　　↓報告
　　厚生労働省

○　公正な行政処分を行うために、関係職能団体の意見が求められる。
○　知事宛の意見書の提出は、当該の都道府県看護協会または日本助産師会支部に求められている。

厚生労働省は調書（聴取書）および報告書・意見書の提出を受け　→　看護倫理部会を開催
　　　　　　　　　　　　　　　　　　　　　　　　　　　　　　　　　　　↓
　　　　行政処分の決定　←　厚生労働大臣に答申　←　答申内容を決定
　　　（保健師助産師看護師法　第15条）

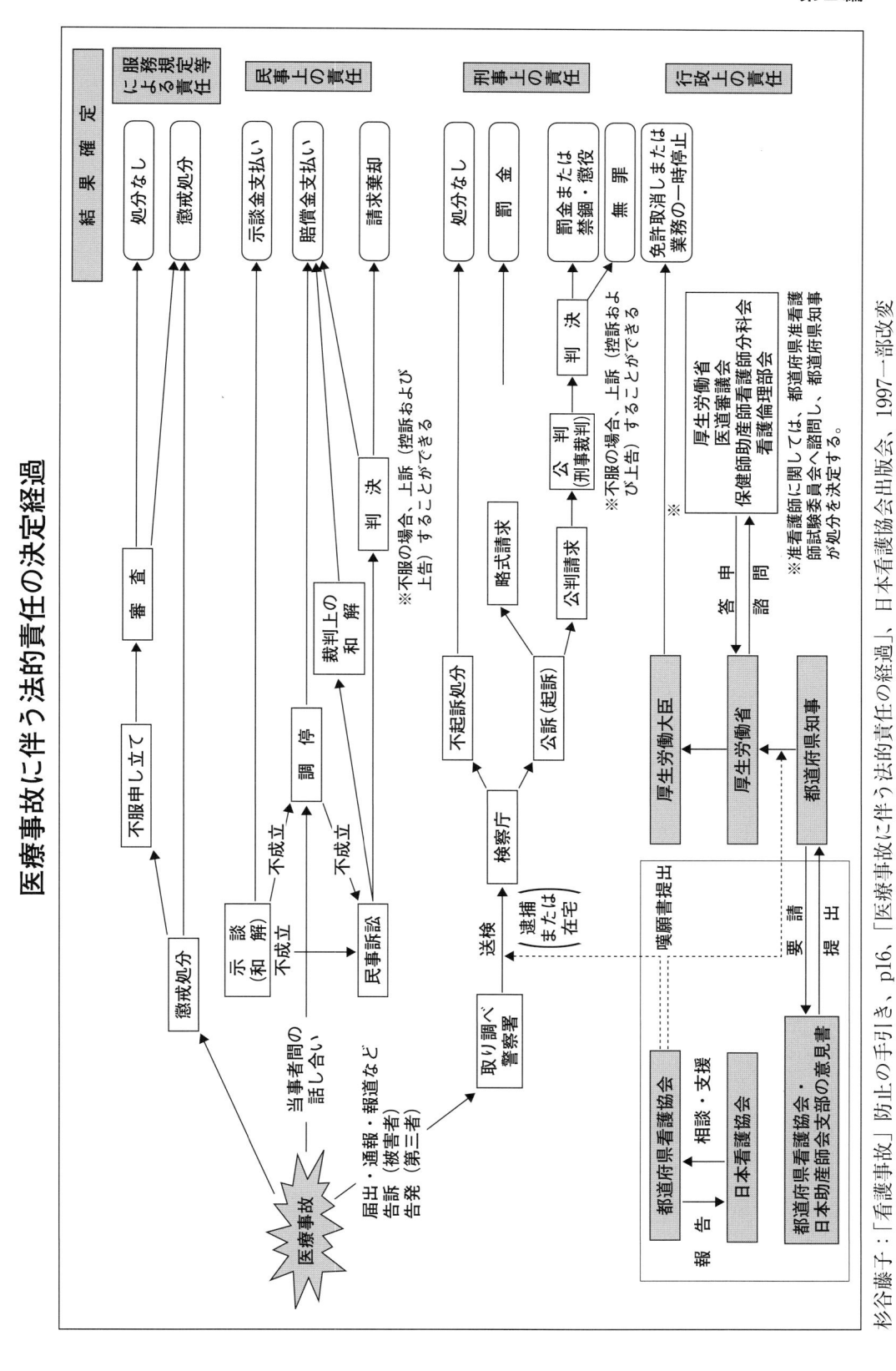

医療事故に伴う法的責任の決定経過

結果確定

- 服務規定等による責任
  - 処分なし
  - 懲戒処分
- 民事上の責任
  - 示談金支払い
  - 賠償金支払い
  - 請求棄却
- 刑事上の責任
  - 処分なし
  - 罰金
  - 罰金または禁錮・懲役
  - 無罪
- 行政上の責任
  - 免許取消しまたは業務の一時停止

【フロー】

医療事故 →
- 当事者間の話し合い → 示談（和解）→ 成立／不成立 → 調停 → 成立／不成立 → 裁判上の和解／民事訴訟 → 判決
  ※不服の場合、上訴（控訴および上告）することができる
- 届出・通報・報道など／告訴（被害者）／告発（第三者）→ 取り調べ 警察署 → 送検（逮捕または在宅）→ 検察庁 → 不起訴処分／略式請求／公訴（起訴）→ 公判請求 → 公判（刑事裁判）→ 判決
  ※不服の場合、上訴（控訴および上告）することができる
- 懲戒処分 ← 審査 ← 不服申し立て

嘆願書提出 → 都道府県知事 → 厚生労働省 → 厚生労働大臣
  諮問／答申 厚生労働省医道審議会 保健師助産師看護師分科会 看護倫理部会
  ※准看護師に関しては、都道府県准看護師試験委員会へ諮問し、都道府県知事が処分を決定する。

- 都道府県看護協会 ← 報告 → 日本看護協会　相談・支援
- 都道府県看護協会・日本助産師会支部の意見書 → 要請／提出

杉谷藤子：「看護事故」「防止の手引き」、p16、「医療事故に伴う法的責任の経過」、日本看護協会出版会、1997一部改変
※上図の「医療事故に伴う法的責任の決定経過」に関して、福武公子（福武法律事務所　弁護士）氏が、2013一部改変。

第2編

用語解説

（「医療事故に伴う法的責任の決定経過」に関連して）

「医療事故」　医療行為に関連して起きた、予想に反した悪しき結果を言います。このうち、医療側に法的責任がある場合を「医療過誤」、法的責任のない場合を「不可抗力」と言います。

「法的責任」　従うことを強制される責任であり、道徳的責任や社会的責任とは違います。
　　　　　　雇い主に対する「服務規定上の責任」、被害者に対する「民事上の責任」、国家から刑罰を科せられる「刑事上の責任」、資格に関わる「行政上の責任」に分けられます。

「懲戒処分」　公務員の場合には免職・停職・減給・戒告であり、民間の場合には懲戒解雇・諭旨解雇・出勤停止・減給などです。
　　　　　　不服があれば公務員の場合は人事委員会などに申し立てを行い、民間の場合は裁判所に提訴します。

「示談」　民事上の紛争につき、裁判によらないで当事者間で解決することを言います。

「和解」　民事上の紛争につき、当事者間で譲歩しあって争いをやめることを言い、裁判外の和解と裁判上の和解があります。

「告訴・告発」　警察などに対して、犯罪事実を申告して処罰を求めることですが、被害者が行うと告訴、第三者が行うと告発になります。

「送検」　警察が取調べをして検察庁に事件を送致することを言います。
　　　　逮捕されていない場合で書類だけを送ることを特に書類送検と言います。

「略式請求」　検察官が罰金を求刑して簡易裁判所に起訴すると、裁判所は書面だけで審理して罰金刑を科します。

「公判請求」　検察官が公開の法廷で裁判を開くことを求めて起訴することです。公判廷は誰でも傍聴できます。

「不起訴処分」　検察官が略式請求も公判請求もしない場合を言います。そのうち「起訴猶予」とは、被害者と示談が成立したりして処罰の必要がない場合であり、「嫌疑不十分」とは、起訴するだけの証拠が足りないことを言い、「嫌疑なし」とは、証拠がまったくないことを言います。

福武公子氏作成

第3編

医療安全総合体制
医療安全に係る各委員会の運営規程と年間事業計画

医療法人相生会　わかば病院

第3編　医療安全総合体制
医療安全に係る各委員会の運営規程と年間事業計画

Ⅰ　各委員会規程／133

- 医療事故対策委員会規程……………………………………………………………133
  （注：事故発生時の対応体制のため、通常委員会の開催はされないので、年間事業計画・主席簿はなし）
- 医療安全総合対策委員会規程………………………………………………………134
- リスクマネジメント委員会規程……………………………………………………136
- 医療倫理委員会規程…………………………………………………………………138
- 薬事審議委員会規程…………………………………………………………………139
- 輸血安全管理委員会規程……………………………………………………………140
- 褥瘡予防対策委員会規程……………………………………………………………142
- 院内感染対策委員会規程……………………………………………………………144
- 医療機器安全管理委員会規程………………………………………………………146
- 臨床検査適正化委員会規程…………………………………………………………147
- 救急委員会規程………………………………………………………………………149
- 医療ガス安全管理委員会規程………………………………………………………150
- 透析機器安全管理委員会規程………………………………………………………151
- 診療録管理委員会規程………………………………………………………………152
- 防火管理委員会規程…………………………………………………………………153
- 医薬品安全管理委員会規程…………………………………………………………156
- 情報管理委員会規程…………………………………………………………………158

Ⅱ　各年間事業計画と委員会構成員・出席簿／159

- 医療安全総合対策委員会…………159
- リスクマネジメント委員会………161
- 医療倫理委員会……………………163
- 薬事審議委員会……………………165
- 輸血安全管理委員会………………167
- 褥瘡予防対策委員会………………169
- 院内感染対策委員会………………171
- 医療機器安全管理委員会…………173
- 臨床検査適正化委員会……………175
- 救急委員会…………………………177
- 医療ガス安全管理委員会…………179
- 透析機器安全管理委員会…………181
- 診療録管理委員会…………………183
- 防火管理委員会……………………185
- 医薬品安全管理委員会……………187
- 情報管理委員会……………………189

Ⅰ 各委員会規程

―――――― 医療事故対策委員会規程 ――――――

第1条（設置）
　医療法人相生会　わかば病院に、医療事故対策委員会を設置する。
第2条（目的）
　わかば病院において重大医療事故発生時に機動的に対応を協議し、病院組織としての対応方針を決定し被害の拡大防止を図ることを目的とする。
第3条（構成）
　委員会の構成は理事長が決定し、以下の者で構成する。
　（1）理事長　　　　　　（4）本部長　　　　　　（7）事務次長　2名
　（2）病院長　　　　　　（5）看護部長　　　　　（8）弁護士
　（3）副病院長　2名　　（6）事務長
第4条（職務）
　委員長は、病院長とする。
　2　副委員長は、委員長を補佐し、委員長不在時は委員長の代行として職務に当たる。
　3　書記は、構成員の出欠、議事録の作成、配布、保管（10年間）を行う。
　4　会議では、事故の影響範囲と予見される事態の予測を行う。
　5　委員会は、方針を決定し、以下の諸対応により被害の拡大防止を図る。
　　（1）患者・家族への対応
　　（2）病院職員への対応
　　（3）他の患者・家族への対応ならびにクレーム対応
　　（4）関係機関への報告等対応（行政機関、警察、関係団体等）
　　（5）報道機関への対応
　　（6）事故当事者および該当部署への対応
第5条（運営）
　会議は重大医療事故発生時に委員長が招集する。
　2　委員長は、第3条に関わらず、必要に応じて構成員以外の者の出席を求めることができる。
第6条（改廃）
　本規程の改廃は、委員会で審議し理事長が決定する。
（付則）
　　　本規程は、平成16年4月1日より施行する。
　　　　　　平成21年4月1日　改訂
　　　　　　平成24年4月1日　改訂

第3編

医療安全総合対策委員会規程

第1条（設置）
　医療法人相生会　わかば病院に、医療安全総合対策委員会（以下委員会という）を置く。

第2条（目的）
　わかば病院の医療の質を確保するうえでの基本である、安全な医療を実現するため治療・看護・環境・設備等における包括的な課題を、効率的かつ有効な予防策を講じ患者安全の推進を図ることを目的とする。

第3条（構成および任期）
　委員会の委員長は、病院長とする。
　2　委員会の委員長は、副委員長2名を任命し、書記は持ち回り制とし任期は1年間とする。
　3　委員会は、次の者をもって構成する。
　　○　病院長
　　○　事務長・看護部長
　　○　各部署長・医局医師
　　　・薬剤課・検査課・一般病棟・療養病棟・ME室・リハビリ課・医事課・総務課・MSW
　　　・放射線課・栄養課・外来・透析センター・経理課・用度課・施設課・医療情報管理室
　　　・医療安全部（医療安全対策室・感染制御チーム）
　　◎以下の委員会の委員長
　　　・リスクマネジメント委員会・感染対策委員会・医薬品管理委員会・医療機器管理委員会
　　　・褥瘡対策委員会・輸血委員会・医療ガス安全管理委員会・診療情報管理委員会
　　　・救急委員会・透析機器管理委員会（水質管理）

第4条（職務）
　委員長は、総括し会議を招集する。
　2　委員長は、委員以下の者を委員会に出席することを要請し、説明または意見報告を求めることができる。
　3　委員長は、第3条に関わらず、必要に応じ委員以外の者の出席を求めることができる。
　4　副委員長は、委員長を補佐し委員長事故ある時は、その職務を代行する。
　5　書記は構成員の出欠、議事録の作成、保管（2年間）、配布等の会務を行う。
　6　委員長は、会議議事の報告を病院長に報告する。

第5条（運営）

　委員会は、委員長が招集し、原則とし毎月1回開催する。ただし必要ある時は臨時に開催することができる。

　2　委員会は、事故対策委員会および（リスクマネジメント委員会）の事故防止に対する取り組み要件の維持推進に向けて支援し、総合的な指導・啓蒙活動を行うものとする。

　3　委員会は、医療安全管理室と密接な連携をとり、毎週：金曜日に行われる「医療安全事例カンファレンス」および「感染制御チームラウンド・カンファレンス」の報告を受け、事故防止対策の立案を支援する。

　4　委員会は、日本医療機能評価機構の「認定病院患者安全推進事業」に参加し専門部会の活動報告を行う。

　　○ 薬剤安全部会　　　　　○ CVC検討会
　　○ 検査・処置・手術安全部会　○ 感染管理部会
　　○ IT化・情報機器部会　　○ 院内自殺の予防と事後対応に関する検討会
　　　　　　　　　　　　　　○ 医療コンフリクト・マネジメント検討会

第6条（改廃）

　本規程の改廃は、委員会で審議し病院長が決定する。

　　　　本委員会は、平成16年4月より施行する。
　　　　本規程は、平成16年4月22日から実施する。
　　　　　　平成20年4月　　改訂
　　　　　　平成22年4月　　改訂
　　　　　　平成23年4月　　改訂
　　　　　　平成24年4月　　改訂

第3編

──────── リスクマネジメント委員会規程 ────────

第1条（設置）
　医療法人相生会　わかば病院に、医療安全総合対策委員会の直結委員会として、リスクマネジメント部会（以下部会）を設置する。

第2条（目的）
　医療事故防止を実効あるものとするため、事故の原因分析や事故防止の具体的対策等について、調査・検討することを目的とする。

第3条（構成）
　委員会構成は、次のとおりとする。
　　委員長は、病院長とする。
　2　委員長以外の常任委員は、次のとおりとする
　3　看護部長
　4　部署代表

第4条（役員）
　委員会に、役員として委員長および副委員長3名・書記を置く。
　2　委員長は、委員の互選によって選出し、副委員長・書記は委員長が指名する。

第5条（任期）
　任期は4月1日から3月31日までの1年間とする。ただし再任は妨げない。
　2　事情により任期中に退会する場合は後任を補充する。

第6条（職務）
　委員長は、委員会を統括し、会議を招集する。
　2　副委員長は、委員長を補佐し、委員長事故ある時はその職務を代行する。
　3　会議の議事録は、書記が作成し、書記は会議の出欠、保管（2年間）、回覧・配布を行う。
　4　委員長は、議事の報告を病院長に行う。

第7条（運営）
　委員会は、原則として第4金曜日の午後3時から　休日の場合はその翌週に開催する。ただし、必要がある場合は臨時に開催することができる。
　2　委員長は第3条に関わらず必要に応じて委員会以外の者の出席を求めることができる。
　3　委員会開催後、すみやかに議事の概要を作成し、2年間これを保管する。
　　なお、インシデント・アクシデントレポートも2年間これを保管する。

第8条（業務）
　医療に係る安全確保を目的とした報告（インシデント・アクシデント報告等）でえ

られた事例の発生原因、再発防止策の検討および職員の周知。
2. 院内の医療事故防止活動および医療安全に関する職員研修の企画立案。
3. リスクマネジメントチームを組織し、具体的な医療事故防止対策の実施、状況の確認、職員に対する指導、助言等を行う。
4. 医療安全対策室および医療安全総合対策委員会と連携し、重大な医療事故につながる案件に対して調査に協力し迅速な情報の提供を行う。
5. 医療事故対策に関わるインシデント・アクシデントの月間統計を医療安全管理室へ提供する。

第9条（職員の責務）

職員は業務の遂行に当たっては、常日頃から利用者への医療等の実施、医療等、機器の取り扱いなどに当たって医療事故の発生を防止するよう細心の注意を払わなければならない。

2. 職員は委員会が円滑に運営できるよう、委員会の求めに積極的に協力しなければならない。

第10条（体制の整備）

インシデント・アクシデント事例が発生した時は、当該事例を体験した職員は、別に定める「インシデント・アクシデントレポート」を積極的に提出するように努め、今後の医療事故の防止に資する。

ただし、緊急を要する場合は口頭で報告し、患者の救命処置等に支障が及ばない範囲で、遅延なく書面による報告を行う。

2. 「インシデント・アクシデントレポート」は委員を経由して、医療安全管理室に提出。その後委員会に提出する。
3. 重要なインシデント事例については各部署で事例検討を行い、内容を医療安全管理室、リスクマネジメント委員会に報告する
4. インシデントレポートを提出した者に対して、これを理由として不利益な取り扱いを行ってはならない

第11条（改廃）

本規程の改廃は、委員会で審議し病院長が決定する。

（付則）

本規程は、平成16年5月1日より施行する。
　　　平成17年10月1日　改訂
　　　平成21年4月21日　改訂
　　　平成22年4月1日　改訂
　　　平成23年4月1日　改訂
　　　平成24年4月1日　改訂

第3編

医療倫理委員会規程

第1条（設置）
　医療法人相生会　わかば病院に、「医療倫理委員会」を設置する。
第2条（目的）
　法律、人権、社会通念の視点から適正医療の保持・促進を図る。
第3条（構成）
　委員の構成は、次のとおりとする。
　　　病院長（副院長）・看護部長・各部署代表
第4条（役員）
　委員会に、役員として委員長および副委員長（2名）、書記（各部署代表者担当）を置く。
　2　委員長は、病院長がその任に就き、副委員長、書記は委員長が指名する。
第5条（任期）
　委員の任期は4月1日〜3月31日までの1年間とする。ただし再任は防げない。
　2　事情により任期中に退会する場合は後任を補充する。
第6条（職務）
　委員長は、委員会を統括し、会議を招集する。
　2　副委員長は、委員長を補佐し、委員長の事故ある時はその職務を代行する。
　3　書記は、会議の出欠と議事録の作成・保管（5年間）・配布を行う。
第7条（運営）
　委員会は、原則として年6回開催する。ただし必要ある時は臨時に開催することができる。
　2　委員長は、第3条に関わらず、必要に応じて委員以外の者の出席を求めることができる。
第8条（業務）
　人間の生命や人間としての尊厳、および権利を尊重できる、倫理性を高めるための院内外教育を充実させる。
　2　医師の責任をはじめとする医療従事者のさまざまな学識や、経験を生かした多面的なものの見方ができるように見識を養い、責任にふさわしい品性の統治に努めるため、適正医療の保持に努める。
　3　すべての臨床研究に関わる倫理的問題について、議論し委員会で検討する。
第9条（改廃）
　本規程の改廃は、委員会で審査し病院長が決定する。
（付則）
　　　本規程は、平成23年4月改訂より施行する。
　　　　　　平成24年4月　改訂

薬事審議委員会規程

第1条（設置）
　医療法人相生会　わかば病院に、薬事審議委員会（以下、委員会という）を設置する。

第2条（目的）
　委員会は、薬剤管理業務の円滑な運営を図り、また医薬品の採用・削除に関すること、医薬品における有効性・安全性・経済性に関する事項について検討し、良質な医療を行うために適切な医薬品を提供することを目的とする。

第3条（構成）
　委員会の構成は、次のとおりとする。
　・病院長　・副病院長　・病院内医師
　・医事課　・薬剤師　　・看護師

第4条（役員）
　委員会に、役員として委員長および副委員長・書記を置く。
　2　委員長は、病院長が指名し、副委員長・書記は委員長が指名する。

第5条（任期）
　任期は、4月1日から3月31日までの1年間とする。ただし、再任は妨げない。
　2　事情により、任期中に退会する場合は後任を補充する。

第6条（職務）
　委員長は、委員会を統括し、会議を招集する。
　2　副委員長は、委員長を補佐し、委員長事故あるときはその職務を代行する。
　3　書記は、会議の出欠と議事録の作成・保管（2年間）・配布を行う。

第7条（運営）
　員会は原則として各月の第1火曜日の午後1時、休日の場合は翌週に開催する。ただし、必要ある場合は臨時に開催することができる。
　2　委員長は第3条に関わらず必要に応じて委員以外の者の出席を求めることができる。
　3　院内採用医薬品の採用・削除を審議し、決定事項については病院長が承認する。
　4　委員会欠席時は、決定権を病院長に委任するものとする。

第8条（改廃）
　本規程の改廃は、委員会で審議し病院長が決定する。

（付則）
　　本規程は、平成16年4月1日より施行する。
　　　　平成17年4月5日　改訂
　　　　平成21年4月7日　改訂
　　　　平成22年4月6日　改訂

第3編

輸血安全管理委員会規程

第1条（目的）

医療法人相生会　わかば病院輸血安全管理委員会は、患者に安全な医療を提供する義務があり、輸血血液製剤に関しての輸血感染症や免疫学的副作用など輸血に関する多くの問題について前向きに対策を行う。院内におけるマニュアルの作成や輸血ガイドラインの使用動向等の調査統計を取ることにより安全で適正な輸血治療を目指すことを目的とし、輸血取扱管理委員会を設置する。

輸血血液製剤は血球製剤、血漿製剤、アルブミン・グロブリン製剤などすべてを含む。

第2条（委員長）

委員会には、委員長を置く。

委員会の委員長は、病院長とする。

第3条（審議）

委員会が調査審議する事項は、次にあげるものとし、その顛末を病院長に建議するものとする。

1　輸血の信頼性の低下を防止する基本となるべき対策に関すること
2　輸血の信頼性の向上を図るための基本となるべき対策に関すること
3　法的・医学的な面からの輸血の適正化に関すること
4　医療事故の原因および再発防止対策で輸血に関すること
5　輸血血液製剤の使用動向や返品動向の調査、分析
6　輸血血液製剤に関する規程の作成に関すること
7　輸血血液製剤の安全かつ、適正な使用に関する知識の普及
8　検査結果および結果評価に基づく対策の樹立に関すること
9　新規に採用する輸血血液製剤に関する有効運用に関すること
10　前項にあげるものの他、輸血や輸血血液製剤が関係する重要事項

第4条（運営）

委員会は、委員長が招集し、原則として2カ月に1回開催する。

ただし、必要のある場合は臨時に開催することができる。

2　委員会は、開催のつど、議事録を作成しなければならない。
3　議事録は、書記が取り、構成員の出欠、議事録の作成、配布等の会務を行う。
　　議事録は、副委員長に提出し確認後、病院長（委員長）に報告をする。
4　議事録は、少なくとも、2年間は保管する。
　　保管場所は総務課とする。
5　委員長は、役員に関わらず、必要に応じて委員以外の者の出席を求めることが

できる。

第5条（運営）

　委員会の運営については、過半数決定の規定によらず、輸血や輸血製剤問題の性格から、委員意見の合致を前提として運営を図る。

　2　委員会運営について必要な事項は、当委員会または医療機能評価委員会が定める。

第6条（事務局）

　病院長は必要に応じて事務局員を指名し、委員会もしくは委員会に関する事務を管掌させることができる。

第7条（任期）

　委員の任期は1年とし再任を妨げないが、医師または主任以上の役職者は任期を定めず固定とする。

第8条（改廃）

　本規程の改廃は、委員会で審議し病院長が決定する。

（付則）

　本規程は、平成16年4月1日より施行する。
　　　　平成21年4月1日　改訂
　　　　平成23年4月1日　改訂

第3編

褥瘡予防対策委員会規程

第1条（目的）
　医療法人相生会　わかば病院における院内褥瘡予防・治療対策を討議、検討し、その効果的な推進を図る。

第2条（構成）
　委員会の構成は、下記に定める委員をもって構成する。
　　・医師　　　　　　　1名
　　・看護師　　　　　　4名
　　・ナースエイド　　　1名
　　・薬剤師　　　　　　1名
　　・栄養師　　　　　　1名
　　・リハビリ課　　　　1名
　　・医事課　　　　　　1名

第3条（運営）
　委員長は、必要に応じ委員会を招集し、その議長となる。
　2　委員長は、特に必要と認めたときは、委員以外の者の出席を求めることができる。
　3　原則として、毎週金曜日に回診を行い、毎月第4金曜日を委員会とする。

第4条（審議）
　委員会では、別に定める様式による報告を求め、次の事項を調査・審議する。
　1　褥瘡および合併する感染予防対策の確立に関すること
　2　褥瘡と合併する感染予防の実施、監視および指導に関すること
　3　感染褥瘡源の調査に関すること
　4　褥瘡予防に係る情報の収集に関すること
　5　その他、褥瘡および合併する感染対策についての重要事項に関すること
　I　当院に入院するすべての入院患者について、次の事項について調査し、所定の用紙に記録する（褥瘡対策に関する診療計画書）。
　　1　日常生活自立度
　　2　看護必要度
　　3　入院時における褥瘡の有無
　　4　栄養状態
　　5　皮膚の状態
　II　療養病棟入院・転棟時はADL区分23点、24点の患者、褥瘡のある患者については、褥瘡治療ケアの確認リストを記入する。

Ⅲ 患者入院時の褥瘡の有無について、次の事項について調査・検討する。
  1 基礎疾患の病状
  2 発赤など初期症状を含む褥瘡の症状・状態・程度
  3 予防および治療法などの治療計画
  4 マット使用、体位変換など療養環境
  5 所定の経過用紙に、医師および看護師の記録
Ⅳ 褥瘡発生届および、治療報告書の記入。
Ⅴ 研修会の開催。

(付則)
　本規程は、平成24年4月1日　改訂

第3編

―――――― 院内感染対策委員会規程 ――――――

第1条（目的）
　医療法人相生会　わかば病院は、院内感染対策に関する審議機関として感染対策委員会を設置、感染制御チームを中心に感染症患者の発生の点検、各種予防策の実施とその効果の定期的な院内ラウンドにより評価、医療関連感染防止に継げることを目的とする。また、防止策の実施については、職員教育の充実とともに、患者と家族の理解と協力を得ていくこととする。

第2条（構成）　委員会の構成は、次のとおりとする。

・病院長	1名	・3階療養病棟	1名
・看護部長	1名	・透析センター	1名
・事務長	1名	・臨床検査課	1名
・事務次長	1名	・薬剤課	1名
・看護師長	1名	・リハビリ課	1名
・外来	1名	・栄養課	1名
・2階病棟	2名	・診療放射線課	1名

第3条（役員）
　委員会に委員長を置く。委員長は病院長とする。委員長は副委員長2名を指名する。

第4条（運営）
　委員会は、委員長が招集し、原則として毎月1回開催する。ただし必要のある場合には臨時に開催することができる。
　2　委員会は、開催のつど議事録を作成しなければならない。
　3　議事録は、書記が取り委員長に提出し確認後、病院長に議事録にて報告を行う。
　4　委員長は、第2条に関わらず必要に応じて委員以外の出席を求めることができる。
　5　議事録は、少なくとも2年間は保存し、保管場所は総務課とする。
　6　医療安全対策室に感染制御チーム（専任医師1名　専任看護師1名　薬剤師1名　臨床検査技師1名　内1名を感染管理者とする）を置き、ICT委員会とともに院内感染対策を推進、委員会に活動をフィードバックし医療関連感染防止に努める。

第5条（審議）
　委員会が調査審議する事項は、次に掲げる事項とし、その顛末を病院長に建議するものとする。
　1　院内感染防止につながる基本的な対策に関すること
　2　患者および職員の安全衛生で感染症領域の対策に関すること
　3　医療事故の原因および再発防止対策で感染症に関すること

4 　前項に掲げるものの他、感染症が関係する重要事項
5 　細菌感染動向やMRSA、多剤耐性菌感染動向の調査・分析
6 　院内感染防止のための知識の普及および教育
7 　院内感染防止対策に関する規程の作成に関すること
8 　抗生剤の適正使用に関する規程の作成に関すること
9 　検査結果および結果評価に基づく対策の樹立に関すること
10　新規採用する感染防止器具や感染防止策の有効運用に関すること
11　感染制御チーム、ICTの活動に関すること
12　院内食中毒防止につながる対策（教育、規程）に関すること

第6条（運営）

委員会の運営については、過半数決定の規程によらず、院内感染の性格から、委員意見の合致を前提として運営を諮る。

第7条（委員会）

委員会の運営について、必要な事項は当委員会または医療機能評価委員会が定める。

第8条（事務局）

委員長は、必要に応じて事務局員を指名し、委員会もしくは委員会に関する事務を管掌させることができる。

第9条（任期）

委員の任期は1年とし再任を妨げないが、医師または主任以上の役職者は任期を定めず固定とする。

第10条（改廃）

本規程の改廃は、委員会で審議し病院長が決定する。

（付則）

　　　本規程は、平成10年10月1日より施行する。　平成18年4月1日　改訂
　　　　　　平成11年5月1日　改訂　　　平成19年4月1日　改訂
　　　　　　平成16年2月2日　改訂　　　平成21年4月1日　改訂
　　　　　　平成16年5月10日　改訂　　　平成22年4月1日　改訂
　　　　　　平成16年7月1日　改訂　　　平成23年4月1日　改訂
　　　　　　平成17年1月1日　改訂　　　平成24年4月1日　改訂

第3編

医療機器安全管理委員会規程

第1条（設置）
　医療法人相生会　わかば病院に、医療機器安全管理委員会（以下委員会という）を設置する。

第2条（目的）
　委員会は、医療機器の使用・修理・保管・購入に関することを審議し、適正な有効活用を図ることを目的とする。

第3条（構成）
　委員会の構成は、次の部署の代表とする。
　・事務部　・看護部　・放射線課　・薬剤課　・検査課　・リハビリ課
　・臨床工学課

第4条（役員）
　委員会には、役員として正副委員長を置く。各役員は院長が指名する。

第5条（職務）
　委員長は、委員会を統括し、会議を招集する。
　2　委員長は、会議のつどに書記を指名し、書記は会議の出欠と議事録の作成、保管（5年間）、回覧、配布を行う。

第6条（運営）
　委員会は、原則として年6回偶数月に開催するものとする。ただし、必要のある場合には臨時に開催することができる。
　2　委員長は、第3条の規程にかかわらず必要に応じて委員以外の者の出席を求めることができる。

第7条（改廃）
　本規程の改廃は、委員会で審議し病院長が決定する。

（付則）
　　本規程は、平成16年4月1日より施行する。
　　　　　　平成21年4月27日　改訂
　　　　　　平成23年10月24日　改訂

臨床検査適正化委員会規程

第1条（目的）
　医療法人相生会　わかば病院臨床検査適正化委員会（以下「委員会」という）は、検査課における検体検査精度管理および管理運営上の適正化を図るとともに病院内の臨床検査に関する重要事項を審議し当院の発展に寄与することを目的とする。

第2条（構成）
　委員会の構成は、次のとおりとする。
　　委員長は、臨床検査技師とする。
　2　委員長以外の常任委員は、次のとおりとする。
　　・病院長
　　・看護部長
　　・医事課
　　・外来看護師
　　・2階病棟看護師
　　・3階病棟看護師
　　・透析室
　　・放射線課
　　・検査課
　3　前項委員の他、議題により必要と認められた委員。
　4　委員長は、会務を統括し委員会を代表する。
　5　委員長不在時はあらかじめ委員長の指名する者がその職務を代行する。
　6　委員長は、副委員長1名・書記1名を指名する。

第3条（運営）
　委員会の開催は、原則1カ月に1回とする。
　2　その他必要を要する議題の場合、委員長がそのつど招集し開催する。
　3　委員会は開催のつど議事録を作成しなければならない。
　4　議事録は書記が取り、委員長に提出し確認後、病院長に議事録にて報告を行う。
　5　議事録は、少なくとも5年間は保存し、保管場所は総務課とする。

第4条（審議）
　委員会は、次の事項に関しての審議、検討、指導を行う。
　　内部精度管理・外部精度管理に関する事項
　2　日常業務、緊急検査に関する事項
　3　検査項目、基準値、試薬の変更に関する事項
　4　安全管理、災害防止に関する事項

第3編

    5　医療廃棄物の処理に関する事項
    6　外部委託検査に関する事項
    7　施設と設備に関する事項
    8　研修、教育に関する事項
    9　その他臨床検査全般の運用に関する事項

第5条（任期）
　委員の任期は定めないこととする。ただし、欠員が生じた場合は速やかに補充することとする。

第6条（運営）
・委員会の運営については、過半数決定の規程によらず、臨床検査や精度管理の性格から、委員意見の合致を前提として運営を図る。
・委員会の運営について、必要な事項は当委員会または医療機能評価委員会が定める。

第7条（事務局員）
　委員長は必要に応じ事務局員を指名し、委員会もしくは委員会に関する事務を掌握させることができる。

第8条（事務局）
　本委員会の事務局は、検査課に置く。

第9条（改廃）
　本規程の改廃は、委員会で審議し病院長が決定する。

（付則）
　　本規程は、平成13年3月1日より施行する。
　　　　　　平成16年5月15日　　改訂
　　　　　　平成17年4月1日　　改訂
　　　　　　平成17年9月1日　　改訂
　　　　　　平成18年4月1日　　改訂
　　　　　　平成21年4月2日　　改訂
　　　　　　平成24年4月1日　　改訂

救急委員会規程

第1条（設置）
　医療法人相生会　わかば病院に、救急委員会（以下委員会という）を設置する。

第2条（目的）
　委員会は、救急患者の受け入れ体制の機能的な充実を図ることを目的とする。

第3条（構成）
　委員会の構成は、次のとおりとする。
　2　各部署より推薦された者

第4条（役員）
　委員会に役員として委員長および副委員長を置く。
　2　委員長は病院長が指名し、副委員長・書記は委員長が指名する。

第5条（任期）
　任期は4月1日から3月31日までの1年間とする。
　2　事情により任期中に脱会する場合は後任を補充する。

第6条（職務）
　委員長は、委員会を統括し、会議を招集する。
　2　副委員長は、委員長を補佐し、委員長事故あるときはその職務を代行する。
　3　議事録は、各月ごと委員長が指名した書記が行う。

第7条（運営）
　委員会は、原則として月1回開催する。ただし、必要のある場合は臨時に開催することができる。
　2　委員長は、第3条に関わらず必要に応じて委員以外の者の出席を求めることができる。
　3　議事録は、最低2年間、総務課に保管しておく。

第8条（改廃）
　本規程の改廃は、委員会で審議し病院長が決定する。

（付則）
　　本規程は、平成16年5月1日より施行する。
　　　　　　平成22年4月1日　改定
　　　　　　平成23年4月1日　改定
　　　　　　平成24年4月1日　改定

第3編

医療ガス安全管理委員会規程

第1条（目的）
　医療法人相生会　わかば病院は、医療ガス安全管理委員会（以下、委員会という）は、医療ガス設備（診療用に供する酸素・各種麻酔ガス・医療用圧縮空気・窒素・吸引等をいう）の安全管理と適切な使用方法の啓発に努め、患者の安全を確保することを目的とする。

第2条（構成）
　委員会の委員構成は、病院長他、各部署の代表者とする。
　　オブザーバー　業者（○○○○㈱）

第3条（役員）
　この委員会には、委員長を置く。選出は委員の互選とし、病院長の承認を得る。また、委員長が指名をして、副委員長と書記を選任する。

第4条（運営）
　委員会は、委員長または副委員長が招集し、原則として年6回開催する。ただし、必要ある場合は臨時に開催することができる。
　2　委員長または副委員長は第2条に関わらず、必要に応じて委員以外の者を委員会に出席を求めることができる。

第5条（職務）
　委員長は、委員会を統括し、招集する。
　2　副委員長は、委員長を補佐し、委員長不在時は委員長の代行として職務に当たる。
　3　書記は、委員会の出欠席の確認と議事録の作成・保管・配付を行う。

第6条（任期）
　この委員会の委員任期は、1年とする。なお、再任を妨げないものとする。

第7条（改廃）
　本規程の改廃は、委員会で審議し病院長が決定をする。

（付則）
　　本規程は、平成16年5月10日より施行する。
　　　　　　平成21年4月1日　改訂

透析機器安全管理委員会規程

第1条（設置）
　医療法人相生会　わかば病院に、透析機器安全管理委員会（以下、委員会という）を設置する。

第2条（目的）
　委員会は、透析機器および透析液の安全な水質管理に努め、透析室と各部署との協力・連携の充実した運営を図ることを目的とする。

第3条（構成）
　　委員会の構成は、次の部署の代表とする。
　　・透析室　・外　来　・医事課　・薬剤課　・検査課
　　・総務課　・放射線課　・一般病棟　・療養病棟
　2　委員の任期は、1年とし、再任は妨げない。

第4条（役員）
　委員会には、役員として委員長と副委員長を置く。委員長は病院長が任命する。

第5条（職務）
　委員長は、委員会を統括し、会議を招集する。
　2　副委員長は、委員長を補佐し、委員長事故あるときはその職務を代行する。
　3　会議の議事録は、書記が作成し、回覧・配布・保管（2年間）を行う。

第6条（運営）
　委員会は、原則として月1回、第2水曜日に開催するものとする。ただし、必要がある場合は臨時に開催することができる。
　2　委員長は、第3条に関わらず、必要に応じて委員以外の出席を求めることができる。

第7条（改廃）
　本規程の改廃は、委員会で審議し病院長が決定する。

（付則）
　　本規程は、平成22年4月1日より施行する。
　　　　　　平成23年4月1日　改訂
　　　　　　平成24年4月1日　改訂

第3編

診療録管理委員会規程

第1条（設置）
　医療法人相生会　わかば病院に、診療録管理委員会（以下、委員会という）を設置する。

第2条（目的）
　診療録等の適正な記載・運用および病歴管理の円滑化を図ることを目的とする。

第3条（構成および任期）
　委員会は、医師・看護部長・看護師長・看護主任の他、各部署の代表者により構成する。
　2　委員長は、委員の互選により選出し、副委員長および書記は委員長が任命する。
　3　任期は4月1日から翌年3月31日までの1年間とする。ただし、再任は防げない。

第4条（職務）
　委員長は、委員会を統括し、会議を招集する。
　2　副委員長は、委員長を補佐し、委員長が事故等により職務を遂行できない時は、その職務を代行する。
　3　書記は構成員の出欠、議事録の作成、配布等を行い、原本は総務課へ提出し保管（2年間）する。
　4　委員長は、必要に応じ、委員以外の者の出席を求めることができる。

第5条（運営）
　委員会は原則として月1回開催する。ただし、必要ある時は臨時に開催することができる。
　2　委員長は、第3条に関わらず、必要に応じて委員以外の者の出席を求めることができる。
　3　委員会は、診療録等の適正な記載・運用を推進する。
　4　委員会は、病歴管理の円滑化を図る。

第6条（改廃）
　本規程の改廃は、委員会で審議し病院長が決定する。

（付則）
　　本規程は、平成16年5月1日より施行する。
　　　　　平成18年4月1日　　改訂
　　　　　平成21年4月1日　　改訂
　　　　　平成22年4月19日　　改訂

防火管理委員会規程

第1章　総則

第1条（目的）
　医療法人相生会　わかば病院防火管理委員会（以下、委員会という）は、職員に防火管理の徹底を図り、火災その他災害による物的、人的被害を軽減することを目的とする。

第2条（諸規程との関係）
　第1条の目的を達成するため、法令等の定めあるものはそれに従い、なきものはこの規程を定めるものとする。

第2章　防火管理機構

第3条（委員会の位置づけ）
　防災・防火管理について、当院での最高の諮問機関として委員会を設置する。

第4条（構成）
　委員会の委員構成は病院長、事務長他、各部署の代表者とする。
　　オブザーバー　業者（○○○○○㈱）　　1名

第5条（役員）
　この委員会には委員長を置く。選出は委員の互選とし、病院長の承認を得る。また、委員長が指名をして、副委員長と書記を選任する。

第6条（任務）
　防火管理委員会の任務は、次のとおりとする。
　① 消防計画の作成および変更
　② 消火・通報・避難および避難誘導の訓練の実施
　③ 建築物・火気使用設備器具・危険物施設等の点検検査の実施および監督
　④ 消防用設備などの点検整備の実施および監督
　⑤ 火元責任者等の変更の徹底
　⑥ 大規模災害対策規程の設定
　⑦ 緊急時対応チャートの作成および変更
　⑧ 各種マニュアル作成（停電、地震等）

第7条（運営）
　委員会は、委員長または副委員長が招集し、原則として年6回開催する。ただし、必要ある場合は臨時に開催することができる。
　2　委員長または副委員長は、第4条に関わらず、必要に応じて委員以外の者を委

第3編

員会に出席を求めることができる。

第8条（職務）

委員長は、委員会を統括し、招集する。

2　副委員長は、委員長を補佐し、委員長不在時は委員長の代行として職務に当たる。

3　書記は、委員会の出欠席の確認と議事録の作成・保管・配布を行う。

第9条（防火管理組織）

日常の火災予防について、徹底を期するため防火管理者、防火担当責任者および火元責任者を置く。

2　消防用設備、避難施設、火気使用施設およびその他の事項について、適正管理と機能保持のため検査員を指名し、自主検査および点検を行わせるものとする。

3　前各項による組織任務分担表および点検整備表を作成するものとする。

第10条（自衛消防組織）

火災その他事故発生時の被害を最小限にとどめるため、病院長を隊長とする自衛消防隊を組織する。

2　前項による組織および任務の表を作成する。

第3章　火災予防および防御

第11条（改善措置ならびに記録の保存）

自主検査または、消防設備の点検の結果改善を要する事項を発見した時、すみやか防火管理者に報告するものとする。

2　点検の結果はそのつど、別に定める点検表に記録し、委員会にて5年以上保存しなければならない。

第12条（火気使用）

病院敷地内にて火気器具（焚火、ストーブ、アイロン、熱器具等）を使用する際は、火元責任者が防火担当責任者を経て、防火管理者の許可を得なければならない。

第13条（予防措置）

防火管理者および防火担当責任者は、火災予防上、必要と認められるものまたは支障があると思われるものについては、必要な措置を提示させ、またこれらを除去することができる。

第14条（伝達および火気使用の規制）

防火管理者および防火担当責任者は、火災予防上、必要と認められるものまたは支障があると思われるものについては、必要な措置を提示させ、またこれらを規制することができる。

第15条（教育）

職員は進んで防火に関する教育訓練を受け、防火管理の完璧を期するよう、努めな

ければならない。

第４章　消防機関との連絡

第16条（連絡）

　防火管理者は、常に消防機関との連絡を密にして、防火管理の適正を期するよう、努めなければならない。

第５章　その他

第17条（任期）

　この委員会の委員任期は１年とする。なお、再任を妨げないものとする。

第18条（改廃）

　本規程の改廃は、委員会で審議し病院長が決定をする。

（付則）

　　本規程は、平成16年５月10日より施行する。
　　　　　　平成16年12月14日　改訂
　　　　　　平成21年４月１日　改訂

第3編

医薬品安全管理委員会規程

第1条（設　置）
　医療法人相生会　わかば病院に、医薬品安全管理委員会（以下、委員会という）を置く。

第2条（目　的）
　わかば病院の医療の質を確保するうえでの基本である安全な医療を実現するため、医薬品に係る安全管理のための効率的かつ有効な対策に取り組み、患者安全の推進を図ることを目的とする。

第3条（構成および任期）
　病院長は、医薬品の安全使用のための責任者（以下、「医薬品安全管理責任者」という）を指名し、委員会の委員長する。
　2　委員会は、副委員長1名を任命し、書記は持ち回り制とし任期は1年間とする。
　3　委員会は、次の者をもって構成する。
　　○　病院長
　　○　医薬品安全管理責任者
　　○　事務長・看護部長
　　○　各部署長・医局医師
　　　・薬剤課・検査課　・一般病棟・療養病棟　・ＭＥ室　・リハビリ課
　　　・医事課・総務課　・ＭＳＷ　・放射線課・栄養課　・外来・透析センター
　　　・経理課・用度課　・施設課　・医療情報管理室
　　　・医療安全部（医療安全対策室・感染制御チーム）

第4条（職　務）
　委員長は、総括し会議を招集する。
　2　委員長は、委員以下の者を委員会に出席することを要請し、説明または意見報告を求めることができる。
　3　委員長は、第3条に関わらず必要に応じ委員以外の者の出席を求めることができる。
　4　副委員長は、委員長を補佐し委員長事故ある時は、その職務を代行する。
　5　書記は、構成員の出欠、議事録の作成、保管（2年間）、配布等の会務を行う。
　6　委員長は、会議議事の報告を病院長に報告する。

第5条（運　営）
　委員会は委員長が招集し、原則とし毎月1回開催する。ただし必要ある時は臨時に開催することができる。
　2　委員会は

①医薬品の安全使用のための業務に関する手順書の作成および改訂
　②従業者に対する医薬品の安全使用のための研修の実施
　③医薬品の業務手順書に基づく業務の実施および確認
　④医薬品の安全使用のために必要となる情報の収集、その他の医薬品の安全管理・使用を目的とした改善のための方策の検討および提言
　を行う。
3　委員会は、医療安全対策委員会、医療安全対策室と密接な連携をとり、安全管理実施体制を確保する。
4　委員会は、日本医療機能評価機構の「認定病院患者安全推進事業」に参加し専門部会の活動報告を行う。
　○　薬剤安全部会

第6条（改　　廃）
　本規程の改廃は、委員会で審議し病院長が決定する。
（付則）
　　本規程は、平成20年4月より施行する。
　　　　　　　平成22年4月　　改訂
　　　　　　　平成24年4月　　改訂

第3編

情報管理委員会規程

第1条（設置）
　医療法人相生会　わかば病院に、情報管理委員会（以下、委員会という）を設置する。

第2条（目的）
　病院内外における各種情報（患者・取引先情報など）を管理することを目的とする。

第3条（構成）
　委員会は、医師・看護部長・看護師長の他、各部署で推薦する者により構成する。
　2　委員長は委員の互選により選出し、副委員長および書記は委員長が任命する。
　3　任期は4月1日から翌年3月31日までの1年間とする。ただし、再任は妨げない。

第4条（職務）
　委員長は、委員会を総括し、会議を招集する。
　2　副委員長は、委員長を補佐し、委員長が事故等により職務を遂行できない時は、その職務を代行する。
　3　書記は、構成員の出欠、議事録の作成、配布等を行い、原本は総務課へ提出し保管（2年間）する。

第5条（運営）
　委員会は、原則として偶数月に開催する。ただし必要ある時は臨時に開催することができる。
　2　委員長は、第3条に関わらず、必要に応じて委員以外の者の出席を求めることができる。
　3　委員会は、各種情報の漏洩・滅失・毀損の防止等の安全管理を図り、院内研修を開催する。
　4　委員会は、職員に情報管理の重要性についての啓蒙を図る。

第6条（改廃）
　本規程の改廃は、委員会で審議し病院長が決定する。

（付則）
　　　本規程は、平成17年1月21日より施行する。
　　　　　　平成18年1月10日　　改訂
　　　　　　平成19年1月16日　　改訂
　　　　　　平成21年4月20日　　改訂
　　　　　　平成22年4月19日　　改訂
　　　　　　平成23年4月16日　　改訂

Ⅱ 各年間事業計画と委員会構成員・出席簿

平成24年度　医療安全総合対策委員会年間事業計画

月	会議	内容	院内・院外研修	企画・講師	参加予定者
平成24年4月	第1回会議 4/4	委員役割分担・委員会規定見直し 年間事業計画（案）討議・決定 医療安全管理の機能図改訂 医療安全管理部の設置・病院組織図改訂 医療安全管理者業務指針の改訂	新規心電図モニターについて 手指衛生PPEの基本 医療コンフリクト（導入編） ワークショップ（京都） 新人看護師（医療安全・感染対策・医療機器）	医療機器 感染対策委員会 評価機構 共同行動 看護協会	欠席 （河野・大塚） （中川）
5月	第2回会議 5/2	『医薬品安全使用チェック』考察 重要インシデント分析・改善結果報告	第1回医療安全研修 新人看護師（医療安全・感染対策・医療機器） 医療コンフリクト（基礎編①）	小宮部長 看護協会 評価機構	（河野・大塚） （中川）
6月	第3回会議 6/6	『医薬品安全使用チェック』考察 重要インシデント分析・改善結果報告	医療ガスの取り扱いについて 医療コンフリクト（基礎フォローアップ①） 医療コンフリクト（導入・基礎編）群大	○○○○㈱ 評価機構 メディエーション協会	（　　　　） （松田幸代）
7月	第4回会議 7/4	『医薬品安全使用チェック』考察 重要インシデント分析・改善結果報告	医療安全研修 尿路感染対策 医療コンフリクト（導入・基礎編連続版①） 感染管理セミナー	リスク委員会 外部講師 評価機構 評価機構	（吉原・島田）
8月	第5回会議 8/8	『医薬品安全使用チェック』考察 重要インシデント分析・改善結果報告	輸液ポンプと除細動器 医療コンフリクト（基礎フォローアップ②） CVC研修会	医療機器 評価機構 評価機構	（　　　　） （　　　　）
9月	第6回会議 9/5	『医薬品安全使用チェック』考察 重要インシデント分析・改善結果報告	輸血の基礎 （仮）検査・処置安全セミナー	外部講師 評価機構	（仁司） （手島）
10月	第7回会議 10/3	『医薬品安全使用チェック』考察 重要インシデント分析・改善結果報告	第2回医療安全研修 医療コンフリクト（基礎編②） CVC研修会	小宮部長 評価機構 評価機構	（　　　　） （　　　　）
11月	第8回会議 11/7	『医薬品安全使用チェック』考察 医療安全週間イベント企画 重要インシデント分析・改善結果報告	薬剤について 多剤耐性菌対策 医療コンフリクト（基礎フォローアップ③） 全国フォーラム〈大宮ソニックシティ〉	薬剤課 外部講師 評価機構 共同行動	（小宮） （吉原）
12月	第9回会議 12/5	『医薬品安全使用チェック』考察 重要インシデント分析・改善結果報告	医療ガスの取り扱いについて CVC研修会	○○○○㈱ 評価機構	（　　　　）
平成25年1月	第10回会議 1/16	『医薬品安全使用チェック』考察 重要インシデント分析・改善結果報告	人工呼吸器について （仮）IT化・情報機器セミナー	医療機器 評価機構	（鈴木丈）
2月	第11回会議 2/6	『医薬品安全使用チェック』考察 重要インシデント分析・改善結果報告	KYT研修 CVC研究会	リスク委員会 評価機構	（　　　　）
3月	第12回会議 3/5	23年度事業報告まとめ （各領域の改善事例集作成） 成果報告（発表用スライド作成）	医療コンフリクト（基礎編③） 医療コンフリクト（フォローアップ④）	評価機構 評価機構	（　　　　） （　　　　）

※目標　平成23年度：組織における総合的な医療安全管理体制の確立と医療事故防止ができる。

第3編

平成24年度　医療安全総合対策委員会

委員構成			出　席　簿										
役職・氏名・部署			4月	5月	6月	7月	8月	9月	10月	11月	12月	1月	2月	3月
委員長	南雲　俊之	病院長	○	○	○	○								
副委員長	小宮　美恵子	看護部長・医療安全管理者	○	○	○	○								
副委員長	島田　智也	薬局主任リスク	○	○	○	○								
	石川　隆	副院長			○									
	金子　哲也	副院長			○									
	松尾　英徳	医師	○											
書記	石田　孝行	医事	○	○	○	○								
持ち回り	瀬戸　啓之	ＭＳＷ	○	○	○	○								
	須賀　和江	リハビリ課主任		○	○	○								
	仁司　祐見子	検査主任輸血	○	○	○	○								
	鶴田　律子	栄養課	○	○	○	○								
	今井　弘二	放射線課技師長	○	○	○	○								
	八木原　達也	ME課主任医療機器	○	○	○	○								
	中野　真由里	外来師長	○	○	○	○								
	塚越　由の	療養病棟師長	○	○	○	○								
	種子田みちよ	一般病棟師長	○	○	○	○								
	水野　眞由美	透析主任	○	○	○	○								
	渡辺　豊	事務長	○	○	○	○								
	鈴木　利彦	事務次長	○	○	○	○								
	星野　一久	事務次長	○	○	○	○								
	鈴木　丈晴	診療情報室	○	○	○	○								
	吉原　未緒	院内感染対策	○											
	松田　幸代	褥瘡対策		○										
	諸橋　真理子	救急委員会		○	○	○								
	齋藤　和也	医療ガス・防火		○										
	高橋　和雄	透析機器管理		○										

平成24年度　リスクマネジメント委員会年間事業計画

月	事業予定	担当者	議事録	事例検討発表
平成24年 4月	・役員選出・規定見直し・事業計画立案、承認・グループ分け、リーダー、担当者決定・インシデント・アクシデント3月報告検討・今年度のリスク委員活動内用検討	島田	仁司	
5月	・4月インシデント・アクシデント報告・改善策検討	浅見	平石	薬局 栄養課
6月	・5月インシデント・アクシデント報告・改善策検討、リスク通信①発刊、	千葉	鶴田	リハビリ
7月	・6月インシデント・アクシデント報告・改善策検討、研修会「(仮)医療の安全管理」外部講師	堀口	石田	外来
8月	・7月インシデント・アクシデント報告・改善策検討、改善事例発表、	諸橋	塩原	2階病棟
9月	・8月インシデント・アクシデント報告・改善策検討、リスク通信②発刊	成田	鈴木	3階病棟
10月	・9月インシデント・アクシデント報告・改善策検討	加藤	加藤	透析
11月	・10月インシデント・アクシデント報告・改善策検討	鈴木	成田	放射線 検査
12月	・11月インシデント・アクシデント報告・改善策検討、リスク通信③発刊	塩原	諸橋	医事課 相談室
平成25年 1月	・12月インシデント・アクシデント報告・改善策検討、改善事例発表	石田	堀口	2階病棟
2月	・1月インシデント・アクシデント報告・改善策検討、成果発表について、研修会「(仮)KYT研修」	鶴田	千葉	3階病棟
3月	・2月インシデント・アクシデント報告・改善策検討、22年度下半期集計結果報告、院内ラウンド	平石	浅見	

欠席時の議事録代行①田中

第3編

平成24年度　リスクマネジメント委員会

委員構成			出席簿											
役職・氏名・部署			4月	5月	6月	7月	8月	9月	10月	11月	12月	1月	2月	3月
ゼネラルリスクマネージャー	南雲　俊之	病院長	○	報告	報告	○								
委員長	島田　智也	薬剤課	○	○		○								
副委員長	大木美保子	2階看護師	○		○	○								
	仁司祐見子	検査	○			○								
	平石　桜子	放射線		○	○	○								
	鶴田　律子	栄養課	○	○	○									
	石田　孝行	医事	○	○		○								
	塩原　忠克	事務	○			○								
	鈴木　丈晴	医療情報室	○	○	○	○								
	加藤みづほ	リハビリ課	○	○	○	○								
	成田　遼	透析												
	諸橋真理子	外来	○	○	○									
	堀口　泰子	3階看護師	○	○	○	○								
	松田はつみ	3階看護助手	○	○	○									
	千葉　真子	2階看護師	○	○										
	浅見　千春	2階看護師	○		○	○								
	田中ユカリ	2階看護助手			○	○	○							
	小宮美恵子	看護部長	○											
	都　木	エームサービス	○											
	深　澤	エームサービス	○											

第3編

平成24年度　医療倫理委員会年間事業計画

月	会議・事業	内容	事例検討
平成24年4月	第1回会議	○委員会の確認 ○委員会規程見直し（案） ○委員会事業計画（案）討議・決定 ○外部講習について（担当：　　　） ○勉強会、発表会（勉強会担当：　　　） （発表会担当：　　　） ○倫理記録、保管（担当：　　　） ○成果発表（担当：　　　） ○アンケート作成、集計（担当：　　　） □倫理記録、保管について内容を進める。	会議ごとに各部署の事例検討、ジレンマの内容を確認
5月	―	○外部講師準備進める（担当中心に進める） ○倫理記録、保管書式作成進める（〃）	
6月	第2回会議	○院内勉強会内容検討（事例検討解決に向けて） ○院長勉強会準備 ○外部講師準備確認 ○倫理記録、保管検討	
7月	―		
8月	第3回会議	○院内勉強会の資料確認 ○外部講習準備確認 ○倫理記録、保管について活用検討 （倫理記録、保管他部署への使用法、目的伝達）	倫理記録保管状況の確認
9月	院内勉強会	○倫理記録活用開始　○外部講習準備	
10月	第4回会議	○院内研修結果 ○外部講習の準備確認 ○倫理記録、保管実施状況確認	
11月	外部講習		
12月	第5回会議	○外部講習会結果 ○発表会について準備	
平成25年1月	発表会	1月後半～2月はじめ	
2月	第6回会議	○発表会結果 ○成果発表に向けたまとめ	
3月	（第7回会議）	○（今年度のまとめ、次年度へ向けて）	

第3編

平成24年度　医療倫理委員会

委員構成			出席簿						
役職・氏名・部署			4月	6月	8月	10月	12月	2月	3月
委員長	南雲　俊之	病院長	報告	○					
アドバイザー	小宮美恵子	看護部長	○	○					
副委員長	多田真奈美	リハビリ課	○	○					
副委員長	佐藤　絢美	2階病棟		○					
書記									
平成24年 4月 9月 平成25年 2月 3月	島田　智也	薬局							
	手島　靖子	検査	○	○					
	今井みゆき	放射線技師	○						
	須田登美恵	医事課		○					
	瀬戸　啓之	ＭＳＷ							
	櫻井　敦子	外来	○						
	田村利津子	事務	○						
	相羽　芳美	透析	○						
	髙岸　理恵	3階病棟	○						
	松田はつみ	3階病棟	○	○					
	藤井　礼子	3階病棟	○						
	齋藤　文恵	2階病棟		○					

※会議の開催は原則として偶数月に行う

第3編

平成24年度　薬事審議委員会年間事業計画

平成24年 4月	4月3日（火）	今年度の目標・メンバー確認・採用申請品検討・削除可能医薬品検討・連休時の処方検討・
5月	5月1日（火）	採用申請品検討・削除可能医薬品検討・添付文書改訂連絡 薬価改定見積もり資料作成
6月	6月5日（火）	採用申請品検討・削除可能医薬品検討・添付文書改訂連絡 薬価改定見積もり資料作成
7月	7月3日（火）	採用申請品検討・削除可能医薬品検討・添付文書改訂連絡 薬価改定見積もり依頼
8月	8月7日（火）	採用申請品検討・削除可能医薬品検討・添付文書改訂連絡 新納入価決定
9月	9月4日（火）	採用申請品検討・削除可能医薬品検討・添付文書改訂連絡
10月	10月2日（火）	採用申請品検討・削除可能医薬品検討・添付文書改訂連絡
11月	11月6日（火）	採用申請品検討・削除可能医薬品検討・添付文書改訂連絡
12月	12月4日（火）	採用申請品検討・削除可能医薬品検討・添付文書改訂連絡・連休時の処方検討
平成25年 1月	1月8日（火）	採用申請品検討・削除可能医薬品検討・添付文書改訂連絡 院内採用薬見直し・ジェネリック医薬品切り替え検討
2月	2月5日（火）	採用申請品検討・削除可能医薬品検討・添付文書改訂連絡
3月	3月5日（火）	採用申請品検討・削除可能医薬品検討・添付文書改訂連絡・まとめ

※24年度薬事審議委員会目標
1、医薬品の有用性・安全性・経済性を審査し、良質な医療を提供するための情報提供を行う。
2、採用薬の見直しを行うとともに、後発品の採用を増やし病院運営に貢献する。

第3編

平成24年度　薬事審議委員会

委員構成			出　席　簿												
役職・氏名・部署			4月	5月	6月	7月	8月	9月	10月	11月	12月	1月	2月	3月
委員長	島田 智也	薬剤課	○	○	○	○								
副委員長	岩田 由美	薬剤課	○	○	○	○								
書記	松本 静華	薬剤課	○	○	○	○								
	南雲 俊之	病院長	○	○	○	○								
	石川 隆	副院長	○		○	○								
	金子 哲也	副院長	○	○	○	○								
	松尾 英徳	医局	○	○	○	○								
	中野 真由里	外来	○	○	○	○								
	種子田 みちよ	一般病棟	○	○	○	○								
	塚越 由の	療養病棟	○	○	○	○								
	水野 真由美	透析室												
	山中 智恵	医事課	○	○	○	○								

第3編

平成24年度　輸血安全管理委員会年間事業計画

会議・事業	開催日	内　　容	担当	書記
第1回会議	平成24年4月18日	委員確認、委員会目標決定、輸血委員会規程見直し 平成24年度年間事業計画立案　問題点洗い出し 血液製剤・アルブミン製剤使用状況について	仁可	松本
第2回会議	6月20日	血液製剤・アルブミン製剤使用状況について 輸血マニュアルの洗い出し・見直し	三俣	真下
第3回会議	8月15日	研修会内容の検討 輸血取り扱いについての勉強会 血液製剤・アルブミン製剤使用状況について	阿佐美	天野
第4回会議	10月17日	外部講師による輸血に関しての研修（日赤） 講習のまとめアンケート集計 血液製剤・アルブミン製剤使用状況について	久保田	山中
第5回会議	12月19日	血液製剤・アルブミン製剤使用状況について	山中	三俣
第6回会議	平成25年1月16日	事故時対応シュミレーション実施 血液製剤・アルブミン製剤使用状況について	天野	阿佐美
第7回会議	3月20日	平成23年度活動状況の振り返りと次年度への課題、報告のまとめ 輸血委員会事業報告書提出	真下	久保田

※平成24年度目標
　1．輸血に関する正しい知識を習得し、スタッフに周知徹底する
　2．輸血事故防止のための対策を実施する

第3編

平成24年度　輸血安全管理委員会

委員構成			出　席　簿							
役職・氏名・部署			4月	6月	臨時	8月	10月	12月	2月	3月
委員長	南雲　俊之	病院長	○	報告	○					
副委員長	仁司　祐見子	検査課	○	○	○					
副委員長	三俣　聡美	3階病棟			○					
書記										
書記										
	阿佐美今日子	2階病棟	○		○					
	久保田佐久子	3階病棟		○						
	山中　智恵	医事課	○		○					
	天野　梅子	透析	○	○	○					
	真下　明美	外来	○	○						
	松本　静華	薬剤課	○	○						

※会議の開催は原則として偶数月とする。

平成24年度　褥瘡予防対策委員会年間事業計画

【目標】
1、フットケアを強化し充実を図る
2、NST委員会との連携で褥瘡院内発生率の低下を図る
3、リハビリ終了患者のポジショニングを検討し、褥瘡発生を防ぐ

	会議内容	フットケア	症例検討研修会・学会準備	マニュアル	体交表マットレス	褥瘡発生率
メンバー	全員	荻窪　桜井　石田　鎌田　鶴田　松田	岩田　鶴田	樋口　荻窪　桜井	樋口　荻窪　蒲田　石田　松田	礒　手島
平成24年 4月	新年度構成員・活動計画確認・回診報告	フットケア用紙の見直し 看護記録見直し	症例検討	フットケアマニュアル見直し・修正	マットレス使用状況	回診入力
5月	回診報告　マット使用状況	現状・改善点の検討		マニュアル内容の確認・検討	マットレス使用状況のチェック・必要時購入申請	収集データの検討　データ入力
6月	回診報告　マット使用状況	改善策検討			マットレス使用状況のチェック	回診入力
7月	回診報告　マット使用状況	新用紙の使用			マットレス使用状況のチェック	回診入力
8月	回診報告　研修会アンケート結果		NSTとの合同勉強会・事例発表　アンケート実施(8/7)		マットレス使用状況のチェック	回診入力
9月	回診報告　マット使用状況		次年度褥瘡学会準備（グループ分け・テーマ決め）		マットレス使用状況のチェック	回診入力
10月	回診報告　データ中間報告		症例検討		マットレス使用状況のチェック	データ中間報告　回診入力
11月	回診報告　1月研修会の内容検討・決定				マットレス使用状況のチェック・必要時購入申請	回診入力
12月	回診報告　マット使用状況	評価・改善		マニュアル評価	マットレス使用状況のチェック	回診入力
平成25年 1月	回診報告　マット使用状況		勉強会開催		マットレス使用状況のチェック	回診入力
2月	回診報告　マット使用状況		症例検討・発表準備		マットレス使用状況のチェック	回診入力
3月	回診報告　成果と25年度の課題　事業報告　データー報告	次年度の課題抽出	次年度の課題抽出	次年度の課題抽出	次年度の課題抽出	年間データ集計、報告　次年度の課題抽出

第3編

平成24年度　褥瘡予防対策委員会

委員構成			出席簿											
役職・氏名・部署			4月	5月	6月	7月	8月	9月	10月	11月	12月	1月	2月	3月
委員長	石川　隆	副院長	報告	○	○	○								
副委員長	松田　幸代	3階看護師	○	○	○	○								
書記	持ち回り													
外来	櫻井　敦子	外来看護師	○	○		○								
2階病棟	荻窪香保里	2階看護師	○	○		○								
2階病棟	鎌田　裕子	2階エイド			○	○								
透析	石田　恵子	透析看護師	○	○	○	○								
リハビリ	樋口　優	PT	○	○		○								
薬剤課	岩田　由美	薬剤師		○		○								
栄養課	鶴田　律子	栄養士	○	○		○								
検査課	手島　靖子	検査技師	○			○								
医事課	磯　貴子	事務職	○	○	○	○								

第3編

平成24年度　院内感染対策委員会年間事業計画

委員会目標
　職業感染ゼロ（手袋装着100％・誤刺ゼロ）
　医療関連感染ゼロ（各サーベイランス実施）
　院内・他機関との連携の充実

月	主な議題	教育	書記
平成24年 4月	・委員会目標、事業計画案の検討、決定 ・委員の役割分担の確認 ・4月研修の打ち合わせ ・ICT巡視、細菌検査、抗菌薬使用状況報告	第1回 手指衛生・PPEの基本 （欠席者分は各部署で開催）	鈴木
5月	・5月26日　群馬県中材業務研究会		島田
6月	・マニュアル見直し		手島
7月		第2回　※追加研修検討 多剤耐性菌の対応	今井
8月	・院内感染管理者認定試験「初級」8月21日（火）		鶴田
9月			石田
10月			須賀
11月		第3回　※追加研修検討 尿路感染症について	高橋
12月	・院内感染管理者認定試験「初中上級」12月11日（火）		中野
平成25年 1月			阪本
2月	・マニュアル見直し ・日本環境感染学会総会		種子田
3月	・次年度引継		吉原

今年度の課題等

・多機関との連携
・医療関連感染サーベイランス
・手袋装着100％への取り組み
・誤刺防止の取り組み
・相談機能：感染症発生時の報告体制
・上級合格者の活躍

委員会内役割

研修
鶴田　石田　高橋　種子田 ポスター作製 会場準備 研修評価

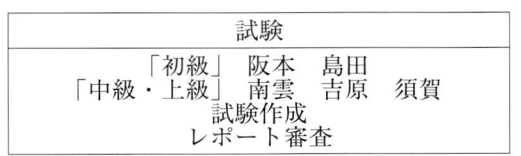

試験
「初級」阪本　島田 「中級・上級」南雲　吉原　須賀 試験作成 レポート審査

マニュアル
中野　塚越　手島　鈴木 新規作成 改訂

第3編

平成24年度　院内感染対策委員会

委員構成		出席簿											
役職・氏名・部署		4月	5月	6月	7月	8月	9月	10月	11月	12月	1月	2月	3月
委 員 長	南雲俊之院長	○	○	○	○								
副委員長	吉原未緒主任	○	○	○									
副委員長	阪本香里主任	○	○	○	○								
書　　記	持 ち 回 り												
書　　記													
事　　務	渡辺事務長	○	○	○	○								
薬　　局	島 田 主 任	○	○	○	○								
検　　査	手　　　島	○	○	○	○								
放 射 線	今井技師長	○	○	○	○								
栄　　養	鶴　　　田	○	○	○									
医　　事	石 田 課 長	○	○	○	○								
事　　務	星 野 次 長	○	○	○	○								
情　　報	鈴　　　木	○	○	○	○								
リ　　ハ	須 賀 主 任	○	○	○	○								
透　　析	高橋技師長	○	○	○	○								
看　　護	小宮看護部長	○	○	○	○								
外　　来	中 野 師 長	○	○	○	○								
3　　階	塚 越 師 長			○	○								
2　　階	種子田師長	○	○	○	○								

第3編

平成24年度　医療機器安全管理委員会年間事業計画

月	内　　　容	担　　当
平成24年 4月	委員会目標の策定 医療機器院内研修の計画 医療機器安全管理チェックリストの作成	
6月	医療機器関連院内研修 「心電図モニター」「人工呼吸器」「輸液・シリンジポンプ」 年度内に随時開催	臨床工学課 教育委員会　共催
8月	各部署医療機器管理報告　新規医療機器採用検討	
10月	各部署医療機器管理報告　新規医療機器採用検討	
12月	各部署医療機器管理報告　新規医療機器採用検討	
平成25年 2月	各部署医療機器管理報告　新規医療機器採用検討	

第3編

平成24年度　医療機器安全管理委員会

委員構成			出席簿						
	役職・氏名・部署		4月	6月	8月	10月	12月	2月	3月
委員長	八木原　達也	ME主任	○	○					
副委員長	今井　弘二	放射線技師長	○	○					
書記	持ち回り								
	仁司　祐見子	検査主任	○	○					
	鈴木　利彦	事務次長	○	○					
	塩原　忠克	総務	○	○					
	清水　秋夫	総務	○	○					
	中野　真由里	外来師長	○	○					
	塚越　由の	3階師長	○	○					
	種子田みちよ	2階師長	○	○					

※会議の開催は原則として偶数月とする。

第3編

平成24年度　臨床検査適正化委員会年間事業計画

月	行事予定	担当者
平成24年4月	年間行事予定立案、QAP 精度管理報告 院内外検査件数報告　平成22年度事業報告　平成23年度支出 平成23年度検査件数　CRP サーベイ	仁司
5月	QAP 生化学・血算精度管理報告 院内外検査件数報告 試薬発注数報告	手島
6月	QAP 生化学・血算精度管理報告 院内外検査件数報告　試薬発注数報告　日臨技サーベイ実施 生化学自動分析器メンテナンス報告	塩原
7月	QAP 生化学・血算精度管理報告 院内外検査件数報告 試薬発注数報告	仁司
8月	QAP 生化学・血算精度管理報告 院内外検査件数報告 試薬発注数報告	手島
9月	QAP 生化学・血算精度管理報告 院内外検査件数報告　　試薬発注数報告 半期累計データの集計・分析報告　群臨技サーベイ実施	塩原
10月	QAP 生化学・血算精度管理報告、自動分析器メンテナンス報告 院内外検査件数報告、試薬発注数報告 日臨技精度管理調査結果報告・検討　医師会サーベイ実施	仁司
11月	QAP 生化学・血算精度管理報告 院内外検査件数報告 試薬発注数報告	手島
12月	QAP 生化学・血算精度管理報告 院内外検査件数報告 試薬発注数報告	塩原
平成25年1月	QAP 生化学・血算精度管理報告 院内外検査件数報告 試薬発注数報告	仁司
2月	QAP 生化学・血算精度管理報告、自動分析器メンテナンス報告 院内外検査件数報告　群臨技サーベイ報告 試薬発注数報告	手島
3月	QAP 生化学・血算精度管理報告 院内外検査件数報告 試薬発注数報告	塩原

第3編

平成24年度　臨床検査適正化委員会

委員構成			出　席　簿											
役職・氏名・部署			4月	5月	6月	7月	8月	9月	10月	11月	12月	1月	2月	3月
委員長	仁司祐見子	検査課	○	○	○	○								
副委員長	種田みちよ	2階病棟師長	○	○	○	○								
書記	仁司祐見子	検査課	○	○	○	○								
書記														
書記														
	南雲　俊之	院　長	○	○										
	小宮美恵子	看護部長	○	○										
	石田　孝行	医事課	○	○	○	○								
	中野真由里	外来師長	○	○	○									
	塚越　由の	3階病棟師長	○	○	○	○								
	高橋　和雄	透析室	○	○	○	○								
	今井　弘二	放射線課技師長	○	○	○	○								

第3編

平成24年度　救急委員会年間事業計画

月	内　容（予定）	事業要約
平成24年4月	・コードブルー要請研修会打ち合わせ ・救急カートの定期的点検 ・救急カート内物品定数の見直し	・委員会名簿の配布 ・年間事業計画検討 ・規程の見直し
5月	・コードブルー要請マニュアル研修会 ・救急委員スタッフの広域救急研修への参加（普通） ・CPR ＋ AED 研修会打ち合わせ ・救急カートの定期的点検	
6月	・CPR ＋ AED 研修会の実施 ・コードブルー訓練内容検討 ・救急カートの定期的点検	
7月	・コードブルー訓練の実施 ・救急委員スタッフの広域救急研修への参加（上級） ・救急カートの定期的点検	
8月	・救急カートの定期的点検	
9月	・前期の反省 ・コードブルー要請研修会打ち合わせ ・救急委員スタッフの広域救急研修への参加（普通） ・救急カートの定期的点検	
10月	・コードブルー要請マニュアル研修会 ・CPR ＋ AED 研修会打ち合わせ ・救急カートの定期的点検	
11月	・CPR ＋ AED 研修会の実施 ・救急委員スタッフの広域救急研修への参加（上級） ・救急カートの定期的点検	
12月	・救急カートの定期的点検	
平成25年1月	・コードブルー訓練内容検討 ・救急委員スタッフの広域救急研修への参加（普通） ・救急カートの定期的点検	
2月	・コードブルー訓練の実施 ・救急カートの定期的点検	
3月	・後期の反省 ・救急委員スタッフの広域救急研修への参加（普通） ・救急カートの定期的点検	・年間事業報告作成

第3編

平成24年度　救急委員会

委員構成			出　席　簿										
役職・氏名・部署			4月	5月	6月	7月	8月	9月	10月	11月	12月	1月	2月	3月
委 員 長	石川　隆	医　局	○	○	○	○								
副委員長	諸橋真理子	外　来	○	○	○	○								
アドバイザー														
書　記	持ち回り													
書　記														
	今井みゆき	放射線課	○	○	○	○								
	松本　静華	薬　局	○	○	○	○								
	手島　靖子	検査課		○	○	○								
	塩原　忠克	総務課	○	○	○	○								
	石和千亜希	医事課	○	○	○	○								
	井野紗矢香	リハビリ課	○	○	○	○								
	米花　良子	透　析	○	○		○								
	森村　愛里	一般病棟	○	○	○	○								
	加藤　恵美	一般病棟	○		○	○								
	久保田佐久子	療養病棟	○	○	○									
	渡辺　好美	療養病棟	○	○	○	○								

第3編

平成24年度　医療ガス安全管理委員会年間事業計画

月	開催回数	行事予定	事業内容
平成24年 4月	第1回		・医療ガス勉強会内容検討 ・医療ガス日常点検簿確認
5月			
6月	第2回	・医療ガス勉強会	・医療ガス勉強会結果報告 ・医療ガス日常点検簿確認
7月			
8月	第3回		・医療ガス日常点検簿確認
9月			
10月	第4回	医療ガス設備点検	・医療ガス勉強会内容検討 ・医療ガス日常点検簿確認
11月			
12月	第5回	・医療ガス勉強会	・医療ガス設備点検結果報告 ・医療ガス勉強会結果報告 ・医療ガス日常点検簿確認
平成25年 1月			
2月	第6回		・医療ガス日常点検簿確認
3月			

※不定期行事「酸素ボンベ取扱評価」救急委員会と連携

第3編

平成24年度　医療ガス安全管理委員会

委員構成			出席簿					
役職・氏名・部署			4月	6月	8月	10月	12月	2月	3月
委員長 (監督責任者)	南雲　俊之	医　　局	○	○					
副委員長	齋藤　和也	透析室	○	○					
副委員長	塩原　忠克	総務課	○	○					
書　記	小林　栄子	3階病棟	○	○					
書　記	萩原　由樹	2階病棟	○						
書　記	岩田　由美	薬剤課	○	○					
	渡辺　豊	事務長	○	○					
	小宮美恵子	看護部長	○						
	塩生さゆり	3階病棟	○						
	三浦　幸江	2階病棟	○	○					
	仁司裕見子	検査課		○					
	今井みゆき	放射線課	○	○					
	星野　文哉	リハビリ課	○	○					
	真下　明美	外　来	○	○					
	諸橋真理子	外　来		○					
オブザーバー (実施責任者)	○○　○○	○○○○(株)	○	○					

※会議の開催は原則として偶数月とする。

第３編

平成24年度　透析機器安全管理委員会年間事業計画

月	内　　容	書記
平成24年4月	水質検査報告、月間集計報告 委員会規程見直し 年間事業計画立案	島田
5月	水質検査報告、月間集計報告 透析室勉強会	仁司
6月	水質検査報告、月間集計報告 日本透析医学会	今井
7月	水質検査報告、月間集計報告 透析療法従事職員研修 透析液安全管理責任者セミナー	山中
8月	水質検査報告、月間集計報告 わが国の慢性透析療法の現況報告（平成23年12月31日現在） 群馬県慢性透析療法の現況報告（平成23年12月31日現在）	塩原
9月	水質検査報告、月間集計報告 透析室勉強会	尾川
10月	水質検査報告、月間集計報告	中野
11月	水質検査報告、月間集計報告 透析室勉強会	松田
12月	水質検査報告、月間集計報告	高橋
平成25年1月	水質検査報告、月間集計報告 日本透析医学会統計調査 群馬県透析交流会統計調査	阿藤
2月	水質検査報告、月間集計報告 群馬県透析懇話会	島田
3月	水質検査報告、月間集計報告 平成24年度事業報告作成	仁司

第3編

平成24年度　透析機器安全管理委員会

委員構成			出　席　簿										
役職・氏名・部署			4月	5月	6月	7月	8月	9月	10月	11月	12月	1月	2月	3月
顧　　問	松尾 英徳	医　　局		○	○	○								
委員長	高橋 和雄	透析室	○	○	○	○								
副委員長	阿藤小百合	一般病棟	○	○	○	○								
書　　記	持ち回り													
	島田 智也	薬　　局		○										
	仁司祐見子	検査室	○	○	○	○								
	今井 弘二	放射線課		○	○	○								
	山中 智恵	医事課	○	○	○	○								
	塩原 忠克	総務課		○	○	○								
	尾川由美子	透析室	○	○		○								
	中野真由里	外　　来		○		○								
	松田 幸代	療養病棟	○			○								

第3編

平成24年度　診療録管理委員会年間事業計画

月	委員会開催	内　容（予定）	事業要約
平成24年4月	第90回	・退院サマリー記載率の確認 ・診療録監査内容の確認	・委員会名簿の配付 ・年間事業計画の確認 ・委員会規程の確認 ・診療録記載について新人研修
5月	第91回	・退院サマリー記載率の確認 ・診療録監査の実施	
6月	第92回	・退院サマリー記載率の確認 ・診療録監査実施報告 ・診療録監査の実施	
7月	第93回	・退院サマリー記載率の確認 ・診療録監査実施報告 ・診療録監査の実施	
8月	第94回	・退院サマリー記載率の確認 ・診療録監査実施報告 ・診療録監査の実施	
9月	第95回	・退院サマリー記載率の確認 ・診療録監査実施報告 ・診療録監査の実施	
10月	第96回	・退院サマリー記載率の確認 ・診療録監査実施報告 ・診療録監査の実施	・診療録記載についての研修
11月	第97回	・退院サマリー記載率の確認 ・診療録監査実施報告 ・診療録監査の実施	
12月	第98回	・退院サマリー記載率の確認 ・診療録監査実施報告 ・診療録監査の実施	
平成25年1月	第99回	・退院サマリー記載率の確認 ・診療録監査実施報告 ・診療録監査の実施	
2月	第100回	・退院サマリー記載率の確認 ・診療録監査実施報告 ・診療録監査の実施	・年間事業報告（案）の配付
3月	第101回	・退院サマリー記載率の確認 ・診療録監査実施報告 ・診療録監査の実施	・年間事業報告の確認

第3編

平成24年度　診療録管理委員会

委員構成			出　席　簿										
役職・氏名・部署			4月	5月	6月	7月	8月	9月	10月	11月	12月	1月	2月	3月
委員長	鈴木　丈晴	医療情報室	○	○	○	○								
副委員長 書記	石田　孝行	医事課課長	○	○	○	○								
委　員	南雲　俊之	院　　長	○	○	○	○								
	石川　隆	副院長（診療技術部長）	○	○										
	金子哲也	副　院　長	○		○									
	松尾英徳	医　　師	○		○	○								
	小宮　美恵子	看　護　部　長	○	○	○									
	鈴木　利彦	事　務　次　長	○	○	○	○								
	中野　真由里	外　来　師　長	○	○	○	○								
	種子田みちよ	2階病棟師長	○	○	○	○								
	塚越　由の	3階病棟師長	○											
	島田　智也	薬剤課主任	○	○	○	○								
	須賀　和江	リハビリ課主任	○	○	○	○								
	尾川　由美子	透析センター主任補佐	○	○		○								
	鶴田　律子	栄　養　課	○	○	○	○								

第3編

平成24年度　防火管理委員会年間事業計画

月	開催回数	行事予定	事業内容
平成24年 4月	第1回	・消防設備点検	・消防訓練（昼間想定）
5月		・自主点検（3カ月1回） ・院外清掃活動	
6月	第2回		・消防訓練（昼間想定）担当者打ち合せ ・4月消防設備点検結果報告 ・5月、6月自主点検結果報告
7月		・消防訓練（昼間想定）	
8月	第3回	・自主点検（3カ月1回）	・消防訓練（昼間想定）結果報告 ・緊急招集訓練内容検討（仮） ・8月自主点検結果報告
9月		・緊急招集訓練（仮）	
10月	第4回	・院外清掃活動	・緊急招集訓練（仮）結果報告 ・消防訓練（夜間想定）内容検討 ・10月院外清掃結果報告
11月		・自主点検（3カ月1回）	
12月	第5回	・消防設備点検	・消防訓練（夜間想定）担当者打ち合せ ・11月、12月自主点検結果報告 ・消防計画見直し（防火担当、火元責任者等）
平成25年 1月		・消防訓練（夜間想定）	
2月	第6回	・自主点検（3カ月1回）	・消防訓練（夜間想定）結果報告 ・12月消防設備点検結果報告 ・2月自主点検結果報告
3月		・防災パトロール（消防署）	

※自主点検（3カ月1回）＝建築物・火気使用施設・危険物施設

第3編

平成24年度　防火管理委員会

委員構成			出　席　簿											
	役職・氏名・部署		4月	5月	6月	7月	8月	9月	10月	11月	12月	1月	2月	3月
委員長	小此木　勲	総　務　課	○	○	○	○								
副委員長	塩原　忠克	総　務　課	○	○	○	○								
書　記	星野　文哉	リハビリ課	○	○	○	○								
書　記	今井みゆき	放射線課	○	○	○	○								
書　記	真下　明美	外　　来	○	○	○	○								
	南雲　俊之	医　　局	○		○									
	渡辺　豊	事　務　長	○	○	○	○								
	小宮美恵子	看護部長	○			○								
	岩田　由美	薬　剤　課	○	○	○	○								
	仁司祐見子	検　査　課	○	○	○	○								
	鶴田　律子	栄　養　課	○	○		○								
	齋藤　和也	透析センター	○	○	○	○								
	諸橋真理子	外　　来	○	○	○	○								
	塩生さゆり	療養病棟	○		○									
	小林　栄子	療養病棟	○	○		○								
	萩原　由樹	一般病棟	○		○									
	三浦　幸江	一般病棟	○	○										
オブザーバー	○○　○○	○○○○(株)	○	○	○	○								

※会議の開催は原則として偶数月とする。

第3編

平成24年度　医薬品安全管理委員会年間事業計画

月	会　議	内　　容	院内・院外研修	企画・講師
平成24年4月	第1回会議 4/5	委員役割分担・委員会規程見直し 年間事業計画（案）討議・決定 薬価改定による採用薬検討 薬剤管理チェック		
5月	第2回会議 5/7	『医薬品安全使用チェック』考察 薬価改定による採用薬検討 薬剤管理チェック 麻薬・向精神薬の取扱い		
6月	第3回会議 6/4	『医薬品安全使用チェック』考察 薬価改定による採用薬検討 薬剤管理チェック		
7月	第4回会議 7/2	『医薬品安全使用チェック』考察 薬剤管理チェック		
8月	第5回会議 8/6	『医薬品安全使用チェック』考察 薬剤管理チェック 注射薬の配合変化		
9月	第6回会議 9/3	『医薬品安全使用チェック』考察 薬剤管理チェック マニュアル見直し	薬剤安全セミナー	機能評価機構
10月	第7回会議 10/1	『医薬品安全使用チェック』考察 薬剤管理チェック マニュアル見直し		
11月	第8回会議 11/5	『医薬品安全使用チェック』考察 薬剤管理チェック 簡易懸濁法	薬剤について	薬剤課
12月	第9回会議 12/3	『医薬品安全使用チェック』考察 薬剤管理チェック		
平成25年1月	第10回会議 1/7	『医薬品安全使用チェック』考察 薬剤管理チェック		
2月	第11回会議 2/4	『医薬品安全使用チェック』考察 薬剤管理チェック 23年年度事業報告まとめ 成果報告（発表用スライド作成）	薬剤安全セミナー	機能評価機構
3月	第12回会議 3/4	『医薬品安全使用チェック』考察 薬剤管理チェック		

第3編

平成24年度　医薬品安全管理委員会

委員構成			出　席　簿											
役職・氏名・部署			4月	5月	6月	7月	8月	9月	10月	11月	12月	1月	2月	3月
委員長	島田智也	薬剤課主任 医薬品安全管理責任者	○	○	○	○								
副委員長	小宮美恵子	看護部長 医療安全管理者	○	○	○	○								
	南雲俊之	病　院　長	○	○	○	○								
	石川　隆	副　院　長	○	○		○								
	金子哲也	副　院　長	○	○										
	松尾英徳	医　　　師	○	○	○	○								
書記	石田孝行	医　　　事	○	○	○	○								
持ち回り	瀬戸啓之	Ｍ　Ｓ　Ｗ	○	○										
	岩田由美	薬　剤　課												
	須賀和江	リハビリ課主任	○	○	○	○								
	仁司祐見子	検査主任 輸　　　血	○	○	○	○								
	鶴田律子	栄　養　課	○	○	○	○								
	今井弘二	放射線課 技　師　長	○	○	○	○								
	八木原達也	ＭＥ課主任 医療機器	○			○								
	中野真由里	外来師長	○	○	○	○								
	塚越由の	療養病棟師長	○	○	○	○								
	種子田みちよ	一般病棟師長	○			○								
	水野眞由美	透析主任	○			○								
	渡辺　豊	事　務　長	○	○	○	○								
	鈴木利彦	事務次長	○	○	○	○								
	星野一久	事務次長	○	○	○	○								
	鈴木丈晴	診　療 情　報　室	○	○	○	○								

第3編

平成24年度　情報管理委員会年間事業計画

開催日時・場所：偶数月1回　第3月曜日　診療会議　終了後　4階会議室

月	委員会開催	行事予定	事業要約
平成24年4月	第66回		①委員会名簿の配付 ②年間事業計画の配付
6月	第67回		院内ファイルサーバーセキュリティの考策 情報系ネットワークのAD化（画像、心電計データ含む）
7月		第1回目院内研修（新入職向け） 「医療情報の取り扱いに関する研修」（第2回）	院内ファイルサーバーセキュリティの考策 情報系ネットワークのAD化（画像、心電計データ含む）
8月	第68回	第2回目院内研修（全職員向け） 「医療情報の取り扱いに関する研修」（第3回）	院内ファイルサーバーセキュリティの考策 情報系ネットワークのAD化（画像、心電計データ含む）
10月	第69回		院内ファイルサーバーセキュリティの考策 情報系ネットワークのAD化（画像、心電計データ含む）
12月	第70回		院内ファイルサーバーセキュリティの考策 情報系ネットワークのAD化（画像、心電計データ含む）
平成25年2月	第71回		院内ファイルサーバーセキュリティの考策 情報系ネットワークのAD化（画像、心電計データ含む）

第3編

平成24年度　情報管理委員会

委員構成			出　席　簿						
役職・氏名・部署			4月	6月	8月	10月	12月	2月	3月
委員長	鈴木丈晴	医療情報室	○	○					
副委員長 書記	清水秋夫	総　務　課	○	○					
	南雲俊之	医　　　局	○						
	石川　隆	医　　　局							
	松尾英徳	医　　　局							
	須賀和江	リハビリ課	○	○					
	小宮美恵子	看護部長	○	○					
	中野真由里	外　　　来	○	○					
	種子田みちよ	一般病棟	○	○					
	塚越由の	療養病棟	○	○					
	尾川由美子	透析センター	○						
	石田孝行	医　事　課	○	○					
	鈴木利彦	事務次長	○	○					

※会議の開催は原則として偶数月とする。

第4編

医療安全管理指針 各種マニュアル編

> 誌面の都合により、掲載マニュアルは、次ページ以降の目次の中でアミ掛け部分のみ掲載しています。
>
> ＜編集部注＞
> その他のマニュアルにつきましては、下記にお問い合わせください。
>
> 医療法人相生会　わかば病院看護部長　小宮　美恵子
> TEL 027-255-5252（代表）

医療法人相生会　わかば病院

第4編　医療安全管理指針
各種マニュアル編

医療安全管理マニュアル

―医薬品―

第1章　医薬品採用・削除
　1　新規採用
　2　採用削除
　3　採用・削除・変更医薬品等の連絡

第2章　医薬品の購入
　1　医薬品の発注
　2　入庫管理と伝票管理

第3章　調剤室における医薬品の管理
　1　保管管理
　2　品質管理
　3　医薬品の紛失・ロス・廃棄・破損
　4　使用しない持参薬
　5　麻薬の取扱い

第4章　病棟・各部門への医薬品の供給
　1　調剤薬の病棟・各部門への供給
　2　定数配置薬の病棟・各部門への供給
　3　消毒薬・その他処置薬・皮内反応液の病棟・各部門への供給

第5章　患者への医薬品使用
　1　院外処方箋の発行
　2　患者情報の収集・管理・活用（薬局）
　3　医薬品の使用に関する指示出し・指示受け
　4　調剤（薬剤課）
　5　薬袋
　6　薬剤情報提供
　7　監査
　8　交付
　9　個人セット（2階患者のみ）
　10　投与
　11　付録

206ページ〜226ページ

第6章　病棟における医薬品の管理マニュアル
　1　救急カート医薬品の運用・点検
　2　病棟における定数配置医薬品（ストック薬）の管理
　※各種フォーマット

第7章　医薬品情報の収集・管理・提供
　1　医薬品情報の収集・管理
　2　医薬品情報の提供
　3　各部署からの問い合わせに対する体制

第8章　輸血・血液管理部門
　※輸血の項を参照

第9章　生命維持管理装置領域
1　透析室使用薬品請求方法
2　薬品保管場所
3　抗凝固剤使用方法
4　注射薬使用方法
5　内服薬処方方法
6　透析液A剤調剤方法
7　透析液B剤調剤方法
8　個人用透析装置透析液調剤方法

第10章　画像診断部門・臨床検査部門
1　画像診断部門
　①　患者への造影剤投与
　②　造影剤の保管
　③　造影剤の選択
　④　造影剤投与前
　⑤　造影剤投与
　⑥　造影剤投与後
2　臨床検査部門
　①　検査課での取り扱い薬物
　②　薬物保管
　③　取扱い
　④　消火器設置

第11章　他施設との連携
1　情報提供
2　他施設からの問い合わせ等に関する体制整備

227ページ～235ページ

第12章　副作用発生時の対応マニュアル
1　副作用とは
2　院内副作用発生時
3　緊急安全性情報通達時対応
※各種フォーマット

第13章　教育・研修
1　職員に対する教育・研修

第14章　チェック体制

資料

―医療機器―

第15章　医療機器点検年間計画運用マニュアル
（付表）医療機器点検年間計画表

第16章　医療機器管理マニュアル
（付表）管理番号一覧

第17章　ME機器保守点検依頼の連絡手順
（付表）修理・点検依頼表

第18章　ME機器点検手順書
1　人工呼吸器LTV1000　（付表）人工呼吸器点検表・ラウンド表
2　除細動器　（付表）除細動器点検記録簿
3　輸液ポンプ　FP-1200/100N
4　輸液ポンプ　FP-1200S
5　輸液ポンプ　TOP－3300
6　シリンジポンプ　SP－70
7　シリンジポンプ　SP-80RS
8　シリンジポンプ　TOP－5300
9　RO装置保守点検マニュアル
10　供給装置保守点検マニュアル
（付表）透析液供給装置定期点検記録簿
11　A剤溶解装置保守点検マニュアル
12　B剤溶解装置保守点検マニュアル

（付表）B剤溶解装置定期点検記録簿
　13　透析患者監視装置保守点検マニュアル
　　　（付表）患者装置定期点検記録簿・コンソール設定表 NCU―5/8/12・漏血研千補整表 NCU―5/8/12
　14　個人用RO装置点検保守点検マニュアル　（付表）個人用RO装置運転記録票

第19章　医療事故防止マニュアル（医療機器）
　1　輸液ポンプ事故防止
　2　シリンジポンプ事故防止
　3　心電図モニター事故防止
　4　自動血圧計事故防止
　5　人工呼吸器事故防止

第20章　透析室事故防止マニュアル
　1　透析開始時確認事項
　2　体重測定マニュアル
　3　抜針事故防止マニュアル

第21章　透析開始後技士チェックマニュアル

―保守点検―

第1章　検査課
　1　検査課定期点検マニュアル

第2章　放射線課
　第1章　放射線課自主点検マニュアル
　第2章　放射線課保守管理マニュアル

第3章　リハビリ課
　1　パックウォーマー使用マニュアル
　2　過流浴（バイブラー）使用マニュアル
　3　物理機器マニュアル（低周波）
　4　物療機器マニュアル（パラフィン浴）
　5　物療機器マニュアル（ホットパック）
　6　物療機器マニュアル（マイクロ治療器）
　7　物療機器マニュアル（過流浴）
　8　物療機器マニュアル（起立訓練ベッド）
　9　物療機器マニュアル（牽引装置）
　10　物療機器マニュアル（自転車エルゴメーター）
　11　物療機器マニュアル（超音波治療器）
　12　物療機器日常点検記録簿

第4章　薬局
　1　保守点検チェックシート
　2　保守点検マニュアル～クリーンベンチ～
　3　保守点検マニュアル～デジタル天秤
　4　保守点検マニュアル～パッカー～
　5　保守点検マニュアル～錠剤粉砕機
　6　保守点検マニュアル～調剤台～改
　7　保守点検マニュアル～分包機～

第5章　外来
　1　内視鏡管理マニュアル
　2　内視鏡洗浄器管理マニュアル
　3　内視鏡洗浄器点検表

―感染対策―

第1章　院内感染対策委員会基本方針

第2章　感染対策の基本
  1　標準予防策と感染経路別予防策
  2　身だしなみ
  3　手指衛生
  4　防護用具
  5　誤刺事故防止
  6　職員健康診断とワクチン接種
  7　患者の隔離と移動

第3章　抗菌薬適正使用ガイドライン
  1　指定抗菌薬届け出マニュアル

第4章　環境の整備
  1　環境整備
  2　リネンの処理
  3　ゴミの分別／医療廃棄物処理マニュアル
  4　洗浄・消毒・滅菌

第5章　疾患別予防策
  1　感染症発生時のフローチャート・医師が届出を行う感染症一覧
  2　MRSA
  3　多剤耐性緑膿菌
  4　VRE（多剤耐性腸球菌）
  5　肝炎（B/C）
  6　ノロウィルス
  7　インフルエンザ
  8　SARS
  9　結核
  10　水痘
  11　風疹
  12　疥癬
  13　梅毒
  14　セラチア菌
  15　レジオネラ
  16　クロストリジウムディフィシル
  17　流行性角結膜炎
  18　HIV
  19　食中毒

236ページ～250ページ

第6章　処置別感染対策マニュアル
  1　調剤
  2　中心静脈カテーテル
  3　末梢静脈カテーテル
  4　尿道カテーテル
  5　人工呼吸器回路交換
  6　経管栄養
  7　褥瘡の処置
  8　血液および排泄物の処理
  9　口腔ケア

第7章　透析センター感染対策マニュアル

第8章　内視鏡感染対策マニュアル

第9章　中材業務マニュアル

第10章　放射線課感染対策マニュアル

第11章　アウトブレイク判定基準

第12章　耐性菌検出時対応手順

―輸血実施―

第1章　輸血部門と輸血管理委員会

第2章　輸血療法の実施に関する指針
　2－1　輸血療法の考え方
　　(1)　医療関係者の責務
　　(2)　適応の決定
　　(3)　輸血方法
　　(4)　適正な輸血
　2－2　輸血管理体制のあり方
　2－3　輸血療法委員会（輸血管理取扱委員会）の設置
　2－4　責任医師の任命
　2－5　輸血部門の設置
　2－6　担当技師の配置
　2－7　輸血用血液の安全性
　2－8　供血者の検査
　2－9　副作用予防対策
　2－10　患者の血液型検査と不規則抗体スクリーニング検査
　2－11　ABO血液型検査
　　(1)　Rh(D)抗原検査
　　(2)　不規則抗体スクリーニング
　　(3)　乳児の検査
　2－12　交差適合試験
　　(1)　患者検体の採取
　　(2)　輸血用血液の選択
　　(3)　術式
　　(4)　緊急時の輸血
　　(5)　大量輸血時の適合血
　　(6)　交差適合試験の省略
　　(7)　検体の取扱い
　　(8)　不適合輸血を防ぐための検査以外の留意点
　2－13　血液製剤に関する記録の保管・管理
　2－14　自己血輸血
　2－15　術式
　2－16　利点

　2－17　不利点
　2－18　自己血輸血の適応と方法
　2－19　実施体制のあり方
　　(1)　輸血前
　　(2)　輸血中
　　(3)　輸血後
　2－20　輸血に伴う副作用・合併症
　　(1)　溶血性副作用
　　(2)　非溶血性副作用
　2－21　細菌感染への対応

第3章　輸血製剤の使用指針
血液製剤の使用指針（要約）
　3－Ⅰ．［要約］赤血球濃厚液の適正使用
　3－Ⅱ．［要約］新鮮凍結血漿の適正使用
　3－Ⅲ．［要約］アルブミン製剤の適正使用
　3－Ⅳ．［要約］血小板濃厚液の適正使用
血液製剤の使用指針
　Ⅰ．血液製剤の使用のあり方
　　(1)　血液製剤療法の原則
　　(2)　療法上の問題点と使用指針のあり方
　Ⅱ．赤血球濃厚液の適正使用について
　　(1)　目的
　　(2)　赤血球濃厚液の製法と性状
　　(3)　使用指針
　　(4)　投与量算定
　　(5)　不適切な使用
　　(6)　効果の評価
　　(7)　使用上の注意点
　Ⅲ．新鮮凍結血漿の適正使用について
　　(1)　目的

（2）FFPの製法と性状
　（3）使用指針
　（4）投与量算定
　（5）効果の評価
　（6）不適切な使用
　（7）融解法
　（8）使用上の注意点
Ⅳ．血小板製剤の適正使用について
　（1）目的
　（2）保存法と有効期限
　（3）一般的留意事項
　（4）投与量
　（5）有効性の評価
　（6）使用上の注意点
　（7）使用対象

第4章　輸血用血液の取り扱いマニュアル
1．輸血方法（輸血セットの使い方）

第5章　輸血製剤保管管理マニュアル
1．目的
2．輸血療法委員会と輸血部門の設置
　（1）輸血療法委員会（輸血管理取扱委員会）の任務
　（2）輸血部門の業務
3．血液製剤の適正な保管管理
　（1）保管場所
　（2）保冷庫の条件
　（3）保存温度
　（4）自記温度記録計・記録の点検
　（5）保守点検
4．血液製剤の受払い
　（1）血液製剤の発注
　（2）血液製剤の搬出
　（3）搬入された血液製剤の取扱い

5．血液製剤の在庫管理と返品等の取扱い
　（1）在庫管理
　（2）記録類の保管
　（3）返品等の取扱い
6．血液センターとの連携

第6章　輸血製ロット記録管理マニュアル
1．血液製剤の在庫管理
2．Lot番号記入とシール
3．記録保存
4．血液製剤破棄時

第7章　輸血製剤破棄マニュアル
1．はじめに
2．保管・管理
3．血液製剤払い出し後の取扱い
4．破棄対象
5．破棄手順
6．記入方法
7．報告
8．破棄表管理

第8章　交差適合試験実施マニュアル
1．交差適合試験
2．直接抗グロブリン試験
3．抗体と補体の特定
4．解離試験
5．不規則抗体スクリーニング
6．注意点まとめ

251ページ～289ページ

第9章　輸血実施手順マニュアル
Ⅰ　輸血実施手順①（オーダーから輸血開始まで）
　1．輸血同意書および承諾書の取得

2．輸血申し込み書記入
  3．輸血指示の確認
  4．患者血液の採血
  5．血液の発注
   ・患者血液の採血・請求伝票記入時の取り違え防止
  6．血液製剤の発注
  7．血液製剤の受け取りと保管
  8．クロスマッチ実施
  9．クロスマッチ終了
  10．血液の出庫
  11．依頼病棟での血液製剤バッグの確認
 Ⅱ　輸血実施手順②（輸血開始から終了まで）
  1．患者・血液型確認
  2．輸血副作用チェック表にサイン
  3．輸血前説明
  4．輸血開始
  5．患者観察
  6．輸血中
  7．輸血終了
  8．輸血の記録（看護師）
  9．記録の保管（検査技師）
 Ⅲ　夜間・時間外の対応
  1．夜間・時間外の呼び出し体制とする
  2．検体と伝票提出
  3．血液の発注
  4．血液受け取り
付表
 1．照射赤血球濃厚液—LR(Ir-RCC-LR) の製剤ラベルの見方
 2．夜間・時間外の血液発注フローチャート
 3．輸血実施手順フローチャート
 4．輸血過誤防止のチェックポイント
 5．血液製剤発注票
 6．輸血副作用チェック表（検査控）
 7．血液請求箋（検査控）

第10章　輸血拒否患者対応手順マニュアル
 1．目的
 2．輸血拒否患者の受け入れ
 3．輸血療法とインフォームド・コンセント
 4．輸血の同意の努力
 5．本マニュアル使用における手順および用語等の定義
 6．輸血実施に関する基本方針
  ・輸血同意書・免責証明書のフローチャート
  ・輸血拒否と免責に関する証明書（例）
 7．補足事項

第11章　輸血事故防止マニュアル
 1．適正な輸血療法の選択
 2．輸血の説明と同意書・承諾書の取得
 3．患者血液の採血（血液型検査・交差適合試験等）・輸血血液の申し込み
 4．血液型
 5．輸血の保管
 6．輸血用血液バッグの受領
 7．期限の厳守
 8．血液の加温・冷却
 9．血液への補液混合
 10．輸血の準備
 11．輸血副作用の予防と対策

12. 輸血の開始
13. 輸血中
14. 不適合輸血時の対処法
15. 輸血終了時
16. 時間外輸血検査体制
   ・取り違え防止のチェックポイント
   ・血液製剤受取りフローチャート

第12章 輸血副作用・合併症の対処法マニュアル
Ⅰ．輸血副作用の分類
1. 急性輸血副作用（輸血開始直後～数時間）
   (1) 溶血性輸血副作用（HTR）
   (2) アナフィラキシー反応
   (3) 非溶血性発熱反応（FNH）
   (4) 輸血関連急性肺障害（TRALI）
   (5) 循環過負荷（TACO）
   (6) 細菌感染症
   (7) TAD
   (8) 皮下の過敏性反応
2. 遅発性輸血副作用（終了後数日～）
   (1) 遅発性溶血性反応（DHTR）
   (2) 輸血後GVHD
   ＊輸血副作用の調査・注意点
Ⅱ．輸血副作用の対処法
   1. 検査室の対応
   2. 血液センターへの対応
   3. 輸血副作用分類別の対応
     ・副作用分類フローチャート
     ・急性輸血副作用の診断項目表
     ・症状別輸血副作用対応フローチャート
   4. ABO型不適合輸血時の処置
     (1) 即時型不適合輸血が疑われる場合の対処

〈最初の処置〉〈検査室の対応〉
   (2) 治療
   (3) 利尿期の対応
   ・ABO型不適合輸血時のフローチャート

第13章 ABO型不適合輸血の対処マニュアル
1. ABO型不適合輸血時の処置
   ・ABO不適合輸血時のフローチャート

290ページ～296ページ

第14章 輸血緊急時対応マニュアル
Ⅰ．夜間・時間外に輸血を行う場合
   (1) 輸血依頼病棟（HD含む）・日当直者の対応
     ・夜間・時間外の血液発注フローチャート
   (2) 検査室の対応
   (3) 血液製剤の出庫
   (4) 輸血実施病棟での血液製剤バッグの確認
   (5) 輸血実施
   (6) 記録の保管
Ⅱ．緊急時の輸血（夜間・時間外を含む）
   (1) 危機的出血時の対応
   (2) 大量輸血時の適合血
   (3) 緊急時の交差適合試験の省略

第15章 輸血感染対策マニュアル
1. 標準予防策とは
2. 手袋と手洗い
3. ガウン、マスクの着用
4. 検査済み検体の保管および廃棄

―救急対応―

第1章　救急患者関連マニュアル
1　救急外来管理・対応マニュアル
2　事務日直者・当直者救急患者対応マニュアル
3　緊急放送コード使用マニュアル
4　緊急透析マニュアル
（付表）
　①　救急搬送受入対応手順（外来）
　②　救急外来点検手順
　③　1階救急カート内常備品チェック表
　④　救外救急ボックス医薬品チェックシート
　⑤　コードブルー要請マニュアル
　⑥　コードブルー訓練評価項目

第2章　救急カート関連マニュアル
1　救急カート使用マニュアル
2　救急カート内医薬品運用・点検マニュアル
（付表）
　①　救急カート内常備品チェック表
　②　救急ボックス医薬品チェックシート
　③　救急カート一覧

第3章　AED関連マニュアル
1　AED使用マニュアル
（付表）AEDチェックリスト

第4章　緊急時オンコール関連マニュアル
1　透析室オンコール対応マニュアル
2　放射線緊急出勤対応マニュアル
3　薬剤課オンコール体制マニュアル
4　主治医不在時対応マニュアル

第5章　ストレッチャー搬送関連マニュアル
1　ハイエース管理マニュアル
2　ストレッチャー搬送要請マニュアル
（付表）救急バッグ内常備品チェック表

―褥瘡対策―

第1章　褥瘡対策委員会　指針・規程

第2章　褥瘡対策マニュアル
1　リスクアセスメント
2　発生予測
3　予防ケア
4　体圧分散用具選択
5　褥瘡対策診療計画書記入
6　褥瘡対策看護計画立案

297ページ～305ページ

第3章　褥瘡予防マニュアル
・褥瘡の定義と発症メカニズム
・褥瘡の好発部位
・褥瘡発生要因
・褥瘡の経過評価
・体位変換
・褥瘡の分類
・褥瘡予防の方法
・体圧分散寝具選択基準のフォーマット
・スキンケア
　1　皮膚のスキンケア
　　・スキンチェックの部位

第4章　褥瘡回診マニュアル
1　褥瘡回診日程および回診対象者
2　褥瘡回診参加者・回診時必要物品
3　褥瘡回診時チェック事項
(付表)
① 褥瘡評価用紙　記入例
② 褥瘡発生届

第5章　褥瘡処置マニュアル
1　必要物品
2　手順
3　注意事項
4　褥瘡発生時の対応
(付表)
　　褥瘡発生届

―行動抑制―

306ページ～315ページ

行動抑制に関するマニュアル
・行動制限の理念と概念
・抑制についての指針
・行動制限の目的と適応基準
・身体拘束の実施基準
・薬剤による抑制
・看護記録における記載基準と観察事項
・行動制限検討用紙について
・身体抑制フローチャート
・行動制限に関する説明・同意書
・抑制を解除する基準
・行動抑制方法のご説明
・行動制限検討用紙
・行動抑制者の評価と解除の基準

―転倒・転落―

316ページ～330ページ

転倒・転落防止対策マニュアル
Ⅰ　転倒・転落の発生要因（状況・病状）
Ⅱ　一般的防止策
Ⅲ　個別的防止策
Ⅳ　転倒・転落予防の具体的留意点
Ⅴ　転倒・転落危険度別対応策
Ⅵ　転倒・転落が生じた時の対応
Ⅶ　転倒・転落防止マニュアルの運用方法
Ⅷ　患者さま家族にお渡しする説明文
・危険度別シグナル
・「転倒・転落」アセスメントシート
・「転倒・転倒」アセスメントシート注釈

―患者誤認防止―

331ページ～337ページ

第1章　誤認防止マニュアル
1　目的
2　方法

第2章　外来患者呼出マニュアル
1　原則
2　職員の対応
第3章　入院患者識別バンド使用基準マニュアル
1　目的

2　リストバンド装着対象患者
　　3　説明と同意
　　4　リストバンドの作成
　　5　リストバンドの装着部位
　　6　患者確認
　　7　リストバンド装着中の取り扱い
　　8　退院時のバンドの取り扱い
　　・　リストバンド装着のお願い

第4章　放射線誤認防止マニュアル
　1　患者の誤認を防止する
　2　部位の間違いを防止する
　3　補足

第5章　生理検査誤認防止マニュアル

第6章　検体誤認防止手順書
　1　検体受領確認の手順
　2　依頼書の確認および処理要領
　3　検査室内での検体ならびに検体ラベル
　4　記載事項の確認および処理
　5　依頼書と検体の照合

第7章　医療事故防止マニュアル
　1　検体検査・生理検査

―静脈注射―

第1章　静脈注射実施
　1　静脈注射実施のガイドライン
　　（1）基本理念
　　（2）基本方針
　　（3）静脈注射を安全にするための判断基準
　　（4）静脈注射を安全に実施するための教育
　　（5）静脈注射の実施基準
　　（6）静脈注射実施にあたる看護師の能力判断基準
　　（7）静脈注射における医療事故防止
　　（8）起こりやすいインシデント・アクシデント防止
　2　静脈内注射マニュアル
　　（1）概説
　　（2）必要物品
　　（3）準備
　　（4）実施手順

第2章　インスリン注射実施マニュアル
　1　インスリン製剤の種類
　2　インスリン製剤の形状の違い
　3　インスリン製剤の使用上の注意
　　（1）慎重投与
　　（2）基本的注意
　　（3）副作用・低血糖症状
　　（4）インスリン保存方法
　　（5）インスリン注射部位
　　（6）血糖スケール対応とノボリンＲ100
　　（7）ペンタイプのインスリンの使用方法
　　（8）点滴内混注時の注意点

―医療ガス―

医療ガス関連マニュアル
　1　医療ガス緊急時マニュアル
　2　医療ガス設備日常点検マニュアル
　3　医療ガス安全管理マニュアル
（付表）
　　①　シャットオフバルブ設置場所写

真
　② 1階　シャットオフバルブ（放射線受付前）
　③ 2階　シャットオフバルブ（ナースステーション前）
　④ 2階　シャットオフバルブ（220号室前）
　⑤ 3階　シャットオフバルブ（ナースステーション前）
　⑥ 医療ガス設備日常点検記載簿

―医療倫理―

第1章　医療倫理指針・規程

第2章　医療倫理規程

第3章　臨床倫理規程
　（ア）臨床倫理の具体的対応

第4章　職業倫理規程
　（ア）医師
　（イ）看護部
　（ウ）事務部
　（エ）診療情報室
　（オ）医療福祉相談室
　（カ）薬剤課
　（キ）放射線課
　（ク）リハビリ課

第5章　臨床研究
　（ア）臨床研究に関する倫理規程
　（イ）臨床研究倫理審査申請書
　（ウ）臨床研究参加のお願い
　（エ）審査結果報告書

第6章　ターミナル
　（ア）ターミナルケア基準
　（イ）ターミナルケア基準（維持透析患者）

第7章　臓器提供
　（ア）ドナー希望　提示時の対応手順

第8章　セカンドオピニオン
　（ア）セカンドオピニオン実施基準

第9章　事例検討
　（ア）医療倫理問題検討
　（イ）医療倫理事例提供用紙
　（ウ）症例検討シート

―個人情報―

第1章　情報管理
1　情報管理体系
2　情報管理指針
3　情報管理規程
　（1）情報管理規程（正面玄関付近掲示）
4　PCおよび情報媒体の管理について
　（1）院内情報持ち出し申請書
　（2）情報媒体デイリー管理簿
　（3）情報媒体使用簿
　（4）情報媒体管理簿
5　患者情報管理マニュアル

第2章　カルテ開示
1　カルテ等の開示に関する指針
2　カルテ開示規程
3　カルテ開示委員会規程

4　カルテ開示マニュアル
　　5　カルテ等の開示申請書および同意書
　　6　カルテ開示委任状

第3章　統計作成
　1　統計作成マニュアル
　2　診療録運用
　3　カルテ運用マニュアル
　4　カルテ保管マニュアル
　5　診療記録管理規程
　6　わかば病院診療録　記載要項
　7　わかば病院診療録　監査要項
　8　診療記録編綴マニュアル
　9　インフォームド・コンセント指針
　10　レントゲンフィルム管理マニュアル

第4章　X-P CTフィルム等（原本）貸出マニュアル

第5章　X-P CTフィルム等借用マニュアル

―自殺事故防止―

338ページ～351ページ

1．目的
2．自殺予防の対応手順（概略説明）
　1）第1次予防
　2）第2次予防
　3）第3次予防
　　1）事故現場における対応
　　2）遺族への対応とケア
　　3）当事者となった職員への対応
　4）自殺事故の振り返りと、過去の自殺事故を含めた自殺事故分析
　5）自殺事故防止対策
3．病院の法的責任
　1）一般病棟における自殺
　2）安全配慮義務の存在
　3）予見可能性の有無の判断
　4）組織としての体制づくり

〈参考資料〉
・入院時の危険物持ち込み制限の院内周知文書
・自殺の危険因子
・身体疾患患者の自殺の危険を高める要因
・こころとからだの質問票
・自殺のリスク・アセスメントのためのチェックリスト
・当院で使用されている精神科薬とその特徴と代表的な薬剤
・無断離院時の対応フローチャート
・患者の自殺時（縊首〈ハンギング〉刺傷行為）の対応
・患者の自殺に直面した医療者の留意点
・自殺発生時の対応
・病院外の社会資源
・社会資源の活用

―防火・広域災害対処―

第2章　消防計画
　1　わかば病院　消防計画
（別表）
　　①　防火担当・火元責任者一覧
　　②　自主点検組織表

③ わかば病院自衛消防組織図
④ 任務

第3章 防火・広域災害
　1　災害時関連マニュアル
　(1) 停電時対応マニュアル
　(2) 断水時対応マニュアル
　(3) 火災対応マニュアル
　(4) 大規模災害対応マニュアル
　(5) 事務部災害時対応マニュアル
　(6) 事務当直者災害時対応マニュアル
(付表)
災害時対応フロー表
　(ア) 災害発生時フローチャート
　(イ) 緊急時　業者連絡先一覧
　(ウ) 災害時招集連絡先一覧
　(エ) 緊急連絡網
　(オ) 非常時招集命令組織図
　(カ) 災害対策本部指揮系統
　(キ) 災害発生時の初動体制
　(ク) 災害時状況報告
　(ケ) 被害状況報告
　(コ) 1階　避難経路
　(サ) 2階　避難経路
　(シ) 3階　避難経路
　(ス) 4階　避難経路
　(セ) 前橋市洪水ハザードマップ
　2　透析センター災害時関連マニュアル
　① 透析センター災害対策マニュアル（災害直後・避難編）
　② 透析センター災害対策マニュアル（復帰編）
(付表) 週間ベッドスケジュール表

第4編

文書番号		病棟における医薬品の管理マニュアル	ページ番号	1／10
			改訂番号	
			主管部門	薬剤課

改訂番号	改訂年月日	改訂内容	作成	確認	承認
制定	2007年08月10日		野村		
改訂	2007年08月23日	3階救急カートの運用・点検追加	種子田	島田	南雲
〃	2007年08月23日	3階病棟における定数配置医薬品の管理追加	種子田	〃	〃
〃	2007年08月23日	外来における定数配置医薬品の管理追加	中野	〃	〃
〃	2007年08月23日	2階における定数配置医薬品の管理追加	阪本	〃	〃
〃	2007年08月23日	3階救急カートの運用・点検追加	関口	〃	〃
〃	2007年10月12日	外来・2階定数配置薬変更	島田	種子田	〃
〃	2010年08月31日	救急カート配置場所変更	島田	〃	〃
〃	2010年08月31日	定数配置薬管理変更	島田	〃	〃
〃	2011年05月31日	定数配置薬管理変更（2階）	種子田	島田	〃
〃	2011年11月29日	救急カート薬剤追加	島田	種子田	〃
〃	2011年11月29日	救急カートチェック方法変更	島田	〃	〃
〃	2011年12月7日	3階病棟定数医薬品変更	塚越	島田	〃
〃	2011年12月8日	2階病棟における定数配置医薬品の管理変更	種子田	〃	〃
〃	2011年12月9日	外来における定数配置医薬品の管理全面改訂	中野	〃	〃
〃	2012年04月20日	内視鏡室救急カート医薬品変更	島田	種子田	〃

2007年08月10日制定　　　　わかば病院

文書番号		第6章 病棟における医薬品の管理マニュアル	ページ番号	2／10
			改訂番号	
			主管部門	薬剤課

1、救急カート医薬品の運用・点検

(1) カートの配置・責任者
- 救急外来・放射線室・内視鏡室・2階病棟（重症患者の入室が多い221号室内に設置）・3階病棟・第1透析室の6カ所に配置する。
- 救急カート責任者：各部署看護師
薬剤管理責任者：薬剤師1名を配置する。

(2) 配置医薬品
2階、3階、放射線、外来、透析室、内視鏡室

薬 剤 名	2階	3階	放射線	外来	HD
アミサリン注100mg	3	1			3
グルノン50％ブドウ糖 20mL	10	1	3	3	3
オリベス点滴用1％	1				
カコージンD注600mg	3		1	2	2
キシロカイン2％注 5mL	2	1		2	2
キシロカインポンプスプレー80g			1		
サクシゾン100		2	1		
サクシゾン300	1	1		1	1
ジゴシン注0.25mg	3	1	3		3
生食MP 20mL	5	1	3	5	5
炭酸水素Na静注7％-PL 20mL	3	1		3	3
トロンビン末		1			
ノルアドレナリン注w/v0.1％ 1mL					3
ボスミン注1mg	5	1	2	2	5
ミオコールスプレー	1			1	1
メイロン250mL	1	1		1	1
リスモダンP注50mg	2	1			2
硫酸アトロピン注0.5mg	2	1	2		2
ワソラン注5mg	2	1			2
セルシン注10mg	2		2	2	2
ラクテック注 500mL	1	1	1	1	1

2007年08月10日制定	わかば病院

第4編

文書番号		第6章　病棟における医薬品の管理マニュアル	ページ番号	3／10
			改訂番号	
			主管部門	薬剤課

内視鏡室

薬剤名	定数
50％ブドウ糖液　20mL	1
アトロピン硫酸塩注0.5mg「フソー」　1mL	1
アルト原末1g／管	※
カコージンD0.3%　200mL	1
キシロカインポンプスプレー８％　80g	1
サクシゾン注射用300mg（溶解液付）	3
生食MP　20mL	5
セルシン注射液10mg　2mL	1
トロンビン液モチダソフトボトル５千	1
ドルミカム注射液10mg　2mL	1
ニカルピン注射液10mg　10mL	1
バソレーターテープ27mg	1
フルマゼニル静注液0.5mg「ケミファ」　2mL	1
ペンタジン注射液15	1
ホクナリンテープ2mg	1
ボスミン注1mg　1mL	1
ミオコールスプレー0.3mg　7.2g	1
メプチンエアー10μg吸入100回	1
ラクテック500mL	2
ワソラン静注5mg　2mL	1
エフェドリン「ナガヰ」注射液40mg　1mL	1
静注用キシロカイン2％　5mL	1

(3)　救急カート医薬品の使用
①医師の指示により使用する。
②救急カート内の薬剤を使用した場合、医師が指示簿を記入し処方箋を発行する。
③処方箋を薬剤課へ提出する。
④薬剤課より戻った薬剤は救急カート内へ戻し、処方箋は決められた方法で処理する。

(4)　チェック体制
目的
　救急カートをチェックし、患者の急変時スムーズに対応できるよう整えておく。

①　薬局
頻度
・月１回　配置されているすべての救急カートをチェックする。
チェック項目
・医薬品の定数・期限を確認し、定数を満たしていれば印鑑を押す。

2007年08月10日制定	わかば病院

文書番号		第6章 病棟における医薬品の管理マニュアル	ページ番号	4／10
			改訂番号	
			主管部門	薬剤課

② 2階病棟
1）救急カートチェック方法
　1．毎日勤務表の日勤者の中から2名にて点検を行う。
　2．当番はホワイトボードでマークをし、朝の申し送り時に確認する。
　3．当番は日勤帯で救急カート内の薬品および物品を、チェック表を用い確認する。
　4．薬局より「ストック戻し入れ」に戻ってきた薬剤は処方箋と照らし合わせて、確認サインを処方箋にし、救急カート内に戻す。
　5．チェック表と救急薬品一覧……チェック表①を参照。
2）期限切れ、破損
　1．救急カート内に期限切れを発見した場合。
　　・薬剤課に連絡し、新しいものと交換する
　2．破損した場合。
　　・破損伝票を記載し、師長に報告後、薬局より補充する

③ 3階病棟
・救急カートチェック方法
　1．日勤帯にて看護師がチェックを行い、チェック表に記入サインを行う。
　2．使用薬剤については、処方箋にて薬品補充する。
　チェック表と救急薬品一覧……チェック表②を参照

④ 外来
・救急カートチェック方法
　1．看護師がチェックを行い、チェック表に記入サインを行う。
　2．使用薬剤については、処方箋にて薬品補充する。
　チェック表と救急薬品一覧……チェック表③を参照

⑤ 透析室
・救急カートチェック方法
　1．看護師がチェックを行い、チェック表に記入サインを行う。
　2．使用薬剤については、処方箋にて薬品補充する。
　チェック表と救急薬品一覧……チェック表④を参照

⑥ 放射線室
・救急カートチェック方法
　1．放射線技師がチェックを行い、チェック表に記入サインを行う。
　2．使用薬剤については外来看護師に連絡し、処方箋にて薬品補充する。
　チェック表と救急薬品一覧……チェック表⑤を参照

⑦内視鏡室
　④と同様チェック表⑥を参照

2007年08月10日制定	わかば病院

第4編

文書番号		第6章　病棟における医薬品の管理マニュアル	ページ番号	5／10
			改訂番号	
			主管部門	薬剤課

(5) 救急カート医薬品の決定

医薬品の決定
・救急カート内設置医薬品は薬事審議会にて医師・看護師の意見を基に決定する。
・必要に応じて検討し直す。

薬局内の配置
・救急カート内医薬品は薬局内注射棚⑦の最下段にまとめて設置する。
例外
大塚糖液50％　20mL、カコージンD注600mg　→注射棚②
生食MP20mL　→注射棚③
炭酸水素Na 20mL、メイロン250mL　　　　　→注射棚④
アミサリン100mg、サクシゾン100・300　　　　→注射棚⑥
ミオコールスプレー　　　　　　　　　　　　　→外用棚⑭下　（引き出し）
キシロカインポンプスプレー80ｇ　　　　　　　→外用棚
トロンビン末　　　　　　　　　　　　　　　　→散剤棚
セルシン10mg　　　　　　　　　　　　　　　　→向精神薬引き出し（鍵必要）

2　病棟における定数配置医薬品（ストック薬）の管理
①麻薬・毒薬・覚せい剤原料は病棟の定数配置医薬品として設置しない。
②向精神薬は各部署の記録簿にて定数を管理する。
③薬剤課により月1回　配置されているすべての薬剤をチェックする。
④内服薬・外用薬で期限記載のないものは年2回（5/31と11/30）に交換する。

2－1　病棟における定数配置医薬品の管理

2－1－1　内服薬・外用薬

①定数配置薬一覧

②保管場所
1）・内服薬…ナースステーション内、薬品冷蔵庫上のボックスにて管理。
　　・外用薬…常温保存の薬剤は薬品・軟膏類ボックスにて管理。
　　　　　　冷所保存の薬剤はナースステーション内、冷蔵庫にて管理。
　　・向精神薬…金庫内にて管理。
　　・麻薬・毒薬…病棟での定数配置は行わない。

③温度管理
1）常温保存の薬剤は常温にて管理
2）冷所保存の薬剤は冷蔵庫内に保管し、2～8℃で管理
　　冷蔵庫温度チェックを日勤帯にてリーダーが行い、チェック表に記入する。冷蔵庫チェック表は1年間保管する。

④期限管理
1）内服

2007年08月10日制定	わかば病院

文書番号	第6章　病棟における医薬品の管理マニュアル	ページ番号	6/10
		改訂番号	
		主管部門	薬剤課

内服薬で期限記載のないものは年2回（5/31と11/30）に薬局在庫との入れ替えにより期限内に使用できるように管理する。
2）坐薬
内服薬で期限記載のないものは年2回（5/31と11/30）に薬局在庫との入れ替えにより期限内に使用できるように管理する。
3）その他の外用剤
各月末に薬品係により期限日の確認を行い、期限の近いものより使用できるよう表示する

⑤安全管理
1）定数チェック表順に常備薬を配置して管理、誤認を予防する。
2）劇薬、普通薬に分けて保管し、薬品名を表示する。また、劇薬には白地に赤枠赤字をもって薬品名を表示する。
3）破損・紛失時はすぐにリーダーに報告して、原因を確認してから破損伝票に記入して薬局で薬剤と引き換えて揃える。

⑥定数チェック方法および取り扱い
1）常備薬の定数チェックは当番表により毎日の担当者が「定数薬品チェック表」を用いて行う。
2）ストック薬が返却された15時以降に行う。
3）定数薬が定数どおり揃っていることを確認する。
4）揃っていない時は、担当者がその日の間に確認して揃えリーダーに揃っていることを報告して、チェックを終了する。
5）医薬品請求表に請求するもののみ記入して2階薬局ボックスへ入れる。

⑦向精神薬
1）向精神薬は金庫内管理（内服管理マニュアル参照）。
2）病棟で取り扱う向精神薬は、以下の表である。

内服薬	
薬品名	定数
ハルシオン錠0.125mg	2
ブロチゾラムOD錠0.25mg	2
マイスリー錠5mg	2
エチカーム錠0.5mg	2

3）向精神薬の受け入れ
・薬剤師が病棟のリーダー机の薬剤入れボックスに置く。
・リーダーは処方箋と照らし合わせ、処方箋に確認サインをし、金庫に戻す。
4）向精神薬の使用
・医師の指示が出たら金庫より薬剤を出し薬品名、用量、を確認し患者に投与する。
5）向精神薬の記録
・患者が内服したことを確認し温度板・看護記録に記入し、薬効・患者状態を観察する。

2007年08月10日制定	わかば病院

第4編

文書番号		第6章　病棟における医薬品の管理マニュアル	ページ番号	7／10
			改訂番号	
			主管部門	薬剤課

2－1－2　注射薬

①注射薬一覧（別資料　1）

②注射薬保管場所
1）2階処置室の注射薬棚　　別紙
2）冷所保存の医薬品
・ノボリンR　2V
3）2階ナースステーション向精神薬金庫内管理
・セルシン注5mg　3A　　・ペンタジン注15mg　3A

③温度管理
・冷所保存の医薬品は2〜8℃にて冷蔵庫内で管理。
・常温保存の薬剤は常温保存。

④期限管理
1）各月の月末に薬剤課が期限日の確認をする。
2）期限日の近いものから使用できるように表示する。
3）期限切れは薬局へ返却する。

⑤安全管理
1）注射薬は定数チェック表順に左上より配置し、確認しやすくなっており、誤認予防につなげる。
2）劇薬、普通薬に分けて管理し、薬品名を表示する。また、劇薬には白地に赤枠赤字をもって薬品名を表示する。
3）破損や紛失などがあったときは、発見者もしくは、原因者がリーダーに報告し原因が確認できれば、破損伝票を記入して薬局で薬剤を揃える。

⑥定数チェック方法および請求方法
1）定数チェック表に従い、毎日の担当者が薬品の定数チェックを午後3時以降に行う。
2）薬局より病棟へのストック返し分を注射箋と確認してサインをし定数棚に返却する。
3）定数薬が揃っていることを確認していく。
4）定数薬が揃っていないときは、毎日の担当者がその日のうちに確認して、揃えてから定数チェックを終了する。
5）医薬品請求するものを、請求表に記入して2階の薬局メールボックスへ入れる。
6）薬局から請求したものが届いていれば、請求表と確認してサインをし定数棚に収納する。
7）夜勤帯で、ストック薬・請求薬品が届いているときは夜勤者が注射箋・請求表と確認してサインをし収納する。

⑦指示薬とその取り扱い手順

2007年08月10日制定	わかば病院

文書番号		第6章　病棟における医薬品の管理マニュアル	ページ番号	8／10
			改訂番号	
			主管部門	薬剤課

1）注射指示が出ると注射指示簿に記入され処方箋が発行される。
2）看護師が注射箋と指示簿が合っていることを確認する。
3）常備薬であるものは病棟で準備する。常備でないものは薬局に注射箋と指示簿を持って注射薬をもらいに行く。
4）時間外指示は医師に注射箋と指示簿の両方を手書きで記入してもらい、両方を持ち薬局へ取りに行き、注射箋を薬局に置き、注射薬を事務当直と確認して薬剤を持ち帰る。また薬剤課入室時には入室記録を記入する。
5）準備した注射薬と指示簿が合っていることを、他の看護師と確認して実施する。

⑧向精神薬
1）向精神薬は金庫内管理
2）病棟で取り扱う向精神薬は、以下の表である。

注射薬	
薬品名	定数
セルシン5mg	3
ペンタジン15mg	3

3）向精神薬の受け入れ
・薬剤師が病棟のリーダー机の薬剤入れボックスに置く。（★ペンタジンのみ手渡し）。
・リーダーは金庫に戻す。
4）向精神薬の使用
・医師の指示が出たら金庫より薬剤を出し薬品名、用量、を確認し患者に投与する。
・ペンタジンの空アンプルは使用後、速やかに薬局へ戻す。
5）向精神薬の記録
・患者に投与したことを確認し温度板・看護記録に記入し、薬効・患者状態を観察する。

〜（抜粋）〜

2−3　外来における定数配置医薬品の管理

2−3−1　内服薬・外用薬の管理

①定数配置薬一覧　　別表参照

②保管場所
・内服薬　　内科処置室薬品棚
・外用薬　　整形包交車引き出し　　外科包交車引き出し

③温度管理
・常温保存の薬剤は常温にて管理

2007年08月10日制定	わかば病院

第4編

文書番号		第6章　病棟における医薬品の管理マニュアル	ページ番号	9／10
			改訂番号	
			主管部門	薬剤課

・冷所保存の薬剤は冷蔵庫内に保管し、2～8℃以下で管理する。
・冷蔵庫温度チェックを診察日の午後行いチェック表に記入する。

④期限管理
1）内服薬
　　期限間近の物は薬局在庫との入れ替えにより期限内に使用できるように管理する。
2）軟膏
　　定数チェック時に期限日の確認を行い、期限の近い物より使用できるよう表示する。

⑤安全管理
1）劇薬、普通薬に分けて保管し、薬品名を表示する。また、劇薬には白地に赤枠赤字をもって薬品名を表示する。
2）破損・紛失時はすぐに師長に報告して、原因を確認し、破損伝票に記入して薬局で薬剤と引き換えて揃える。

⑥定数チェック方法および取扱
1）常備薬の定数チェックは当番表により毎日の担当者が「定数チェック表」を用いて行う。
2）ストック薬が返却された14時以降に行う。
3）定数薬が定数どおり揃っていることを確認する。
4）揃っていない時は、担当者がその日の間に確認して揃える。

2－3－2　注射薬の管理

①定数配置薬一覧　　別表参照

②保管場所
　・内科処置室薬品棚　　　整形処置室薬品棚　　　整形診察室薬品棚
　・内科処置室冷蔵庫　　　整形処置室冷蔵庫
　・内科処置室薬品棚金庫内

③温度管理
　・常温保存の薬剤は常温にて管理する。
　・冷所保存の薬剤は冷蔵庫内に保管し、2～8℃で管理する。
　・冷蔵庫温度チェックを診察日の午後行いチェック表に記入する。

④期限管理
　　診察日の定数チェック時に期限確認を行い、期限日の近いものは薬局在庫との入れ替えにより、期限切れにならないようにする。

2007年08月10日制定	わかば病院

文書番号	第6章　病棟における医薬品の管理マニュアル	ページ番号	10／10
		改訂番号	
		主管部門	薬剤課

⑤安全管理
1）劇薬、普通薬に分けて保管し、薬品名を表示する。また、劇薬には白地に赤枠赤字をもって薬品名を表示する。
2）破損・紛失時はすぐに師長に報告して、原因を確認し、破損伝票に記入して薬局で薬剤と引き換えて揃える。

⑥定数チェック方法および取り扱い
1）定数配置薬のチェックは当番表により毎日の担当者が「定数チェック表」を用いて行う。
2）ストック薬が返却された14時以降に行う。

⑦指示薬とその取り扱い
1）注射指示が出るとカルテに記入され注射箋が発行される。
2）看護師がカルテと注射箋が合っていることを確認する。
3）常備薬であるものは外来で準備し、常備薬でないものは薬局に注射箋を持って注射薬をもらいに行く。
4）準備した注射薬と注射箋が合っていることを、他の看護師と確認して実施する。

⑧向精神薬
1）向精神薬の使用
・医師の指示が出たら注射箋を持って薬剤課へもらいに行き、薬品名・用法・用量を確認し、患者に投与する。投与後は、薬効　患者状態を観察し、記録する。
・ペンタジンを使用した場合には空アンプルを使用後速やかに薬局に戻す。

(3) 消毒薬の管理

①定数配置薬一覧

②保管場所
・消毒薬保管棚にて保管し、診察日に定数点検する。

2007年08月10日制定	わかば病院

第4編

医薬品安全管理チェックリスト（2階病棟）
（平成　　年　　月～平成　　年　　月）

医療安全対策委員会	2階責任者

病棟定数配置内服薬・外用薬

	月	月	月
1 保管場所			
□ 内服・軟膏・坐薬が所定の場所にある			
2 温度管理			
□ 冷蔵保存の薬剤は2～8℃で管理されている			
3 期限管理			
□ 内服・坐薬は薬品係により6ヵ月ごとの薬局在庫との入れ替えにより期限内に使用している			
□ 軟膏は薬品係により期限日の確認を行い期限の近いものより使用している			
4 安全管理			
□ 定数チェック表順に配置されている			
□ 破損がないように専用ケースに保管している			
□ 破損、紛失時の対処方法が理解されている			
□ 毎日、当番により定数チェックが行われている			
5 常備薬の取り扱い			
□ 医師が指示を出してからの伝票の流れが理解されている			

病棟定数配置注射薬

	月	月	月
1 保管場所			
□ 注射薬で遮光が必要な薬品は遮光保存している			
□ 冷蔵保存の薬品は冷蔵庫で保存されている			
2 定数管理			
□ 注射薬は定数管理されている			
3 期限管理			
□ 薬品係は期限を確認している			
□ 期限切れ薬剤は薬局に返却されている			
4 温度			
□ 冷蔵保存の薬剤は2～8℃で管理されている			
5 安全管理			
□ 注射薬は定数チェック表順に配置されている			
□ 劇薬、麻酔薬は専用ケースに保管されている			
□ 破損、紛失時の対処方法が理解されている			

第4編

6 指示薬と取り扱い手順	月	月	月
☐ 注射指示が出てからの手順が理解されている			
☐ 時間外の指示が出たときの手順が理解されている			

救急カート内の薬品

1 救急カートの置き場所

☐ 救急カートは常に定位置にある			

2 救急カートチェック方法

☐ 救急カートチェック方法が理解されている			
☐ 薬品使用後の補充の仕方が理解されている			
☐ チェック当番は毎日点検している			

3 薬品の管理

☐ 破損、紛失時の対処方法が理解されている			

内服薬投与

1 定期処方

1-1 与薬の確認

☐ 医師から処方された薬剤が患者の状態と合っているか確認している			
☐ 与薬時間、回数、与薬方法、開始時間が患者の状態、生活リズムに合っているか確認している			
☐ 処方された剤形で内服可能か確認している			

1-2 薬剤師から調剤した薬物の確認方法

☐ 処方箋と薬袋の氏名、薬の種類、容量、時間、用法が一致している			

1-3 処方箋、指示簿の確認

☐ 医師の指示した処方箋、または指示簿の内容を確認している			
☐ 患者名、薬剤名、容量、投与時間、投与日時、投与日数、発行年月日、医師サインを確認している			
☐ 医師から患者への与薬の説明内容を確認している			

1-4 与薬の準備

☐ 経口薬、経管栄養に分けて必要物品を準備している			
☐ 経管栄養の場合は黄色のカテーテルチップを使用している			

1-5 配薬手順

☐ 決められた手順で配薬準備されている			

第4編

1-6 正確な与薬	月	月	月
☐ 患者確認がされている			
☐ 自己管理できる患者に服薬の目的用法を説明し、同意を得ている			
☐ 内服後患者の観察をしている			
☐ 患者が不在時、病室のテーブルに置かず、必ず再度訪室し患者を確認後、与薬している			

1-7 冷所保存の水薬（抗痙攣剤、アルロイドG）

☐ 木曜日の朝より定期薬が開始されるようにリーダーが前週分の容器を破棄している			

1-8 服薬の援助

☐ 患者の状況に応じて体位を工夫し誤薬がないように与薬をしている			
☐ 患者が飲み込んだことを確認している			

2 頓服薬

☐ リーダーが向精神薬と同様のチェックシートを薬袋に貼り、所定の場所に男女別に保管されている			
☐ 薬剤を使用する前に指示簿を確認している			
☐ 使用した看護師はチェックシートに使用日、使用数、残数使用者サインを記入している			
☐ 夜勤者は毎日頓服薬の袋があることを表でチェックしている			
☐ 水薬は患者名を記入し処置室冷蔵庫横に保管されている			
☐ 薬剤使用後、患者の観察をしている			

外用薬

☐ 吸入薬を量るときは指示簿で薬品名、薬液量、時間を確認しブルーのシリンジを用い薬液を準備している			

注射薬実施

1 確認方法

☐ 指示簿、薬品を照らし合わせ、ダブルチェックが実施されている			

2 実施

☐ 患者確認の方法が理解されている			
☐ 薬剤の確認がされている			
☐ 薬剤投与後の患者観察が行われている			
☐ 事故、副作用出現の際の対処方法が理解されている			
☐ 透析患者の透析日の実施手順を理解している			
☐ 終了後、安全に後始末ができている			

麻薬の管理

1 麻薬の受け入れ	月	月	月
☐ 看護師は麻薬受け入れの際、内容を確認している			
☐ 麻薬受け入れの際、看護師は薬剤師より直接手渡しで行われている			
☐ 看護師は麻薬受け入れの際、麻薬使用記録簿に記載している			

2 麻薬の管理

☐ 麻薬は金庫管理されている			
☐ 金庫の鍵の保管はリーダーがしている			
☐ 師長は夜勤者に送るとき残数を確認している			
☐ 麻薬の不足、破損時の対応が理解されている			
☐ デュロテップパッチの交換方法が理解されている			

3 麻薬に使用

☐ 麻薬使用者（受け持ち看護師）は麻薬使用の際、処方内容、投与時間、回数、投与方法、開始時間を確認し金庫より使用している			
☐ 副作用を確認している			
☐ 麻薬伝票の流れが理解されている			

4 麻薬使用後の記録

☐ 麻薬使用者（受け持ち看護師）は麻薬使用後、麻薬使用記録簿に患者名、容量、ID番号、使用量を記載しサインしている			
☐ 麻薬使用者（受け持ち看護師）は麻薬使用後、看護記録に投与時間、㊅と麻薬品名、与薬量を記入している			
☐ 与薬後の副作用を観察している			

向精神薬の管理

1 定期薬

☐ 薬剤師が病棟に上げた向精神薬はリーダーが向精神薬用の金庫に入れ鍵で管理されている			
☐ 金庫は看護室に設置され鍵で管理されている			
☐ 夜勤者は就寝前に夜勤者2名で金庫より薬剤を出し、患者名、日付けを確認している			
☐ 患者の状態に合った時間に与薬している			
☐ 薬効を観察している			

2 頓服

☐ 薬剤師が病棟に上げた向精神薬はリーダーが頓服用の薬袋にチェックシートを貼り、患者名、薬剤名を記入し、向精神薬用の金庫に入れ鍵で管理されている			
☐ 患者が向精神薬を希望したら受け持ち看護師2名で金庫より薬剤を取り、チェックシートに記入後、残薬を金庫に戻している			
☐ 患者が内服したことを確認し、温度板、看護記録に記入し、薬効、患者状態を観察している			

第4編

3病棟ストック（非麻薬製鎮痛剤を含む）	月	月	月
☐ 薬剤師が病棟に上げた向精神薬はリーダーが向精神薬用の金庫に入れ鍵で管理されている			
☐ ペンタジンは手渡しされている			
☐ ペンタジンの空アンプルは使用後に残薬とともに薬局に返品している			
☐ 伝票の流れが理解されている			
☐ 患者が内服したことを確認し、温度板、看護記録に記入し、薬効、患者状態を観察している			

特定生物由来製品の管理

☐ 特定生物由来製品は金庫管理されている			
☐ 使用後は特定生物由来製品記録表に使用年月日、患者ID、患者氏名、シール、記入者サインを記載している			

輸血・血液の取り扱い

☐ 輸血用フィルター付きセットを用いている			
☐ 洗浄赤血球は製剤調製後24時間以内、解凍赤血球は製剤調製後12時間以内、解凍新鮮凍結血漿は3時間以内に使用している			
☐ 新鮮凍結血漿製剤は30〜37℃の温度で解凍し、解凍後は3時間以内に使用している			
☐ 新鮮凍結血漿の解凍は30〜37℃の恒温槽で、ビニール袋に包んだまま素早く行っている			
☐ 新鮮凍結血漿は解凍後再凍結していない			
☐ 生理食塩水以外の輸液は使用していない			
☐ 血液製剤はそれぞれ単独で投与している			
☐ 赤血球製剤は高速輸血、新生児交換輸血、重症寒冷自己免疫性溶血性貧血の場合以外は加温していない			
☐ 医師は血液型判定結果とカルテの患者氏名が一致していることを確認している			
☐ 医師・看護師は検査結果とクロスマッチが済んでいるか確認している			
☐ 不規則性抗体がある場合には、用いる血液は抗体が（−）である血液か確認している。			
☐ 使用期限を確認している			
☐ 血液バッグの外観（血液の変色など）、中の異物（凝集など）等が混入していないか確認している			

担当者確認印			
医薬品に関するインシデント・アクシデントなどから、マニュアル変更の必要性があった場合には変更内容を記載してください			
月			2階責任者
月			2階責任者
月			2階責任者

第4編

2階病棟定数薬品チェック表（処置室）

薬品名	定数	／	／	／	／	／	／	／
注射								
ソリタT1号　500mL	5本							
ソリタT3号　500mL	5本							
5％ブドウ糖液　500mL	3本							
ラクテック　500mL	3本							
ビーフリード　500mL	3本							
生理食塩液　500mL	3本							
生理食塩液　200mL	5本							
生理食塩液　100mL	10本							
生理食塩液　50mL	5本							
ラクトリンゲルM500mL	2本							
グリセオール　200mL	2本							
パンスポリン　1gバッグ	3							
スルペラゾン　1gキット	3							
ファーストシン1gバッグ	3							
ソルメドロール125mg	2A							
トランサミン注10％	3A							
プリンペラン注射液10mg	3A							
ガスター注射液20mg	3A							
ミノフィット注20mLシリンジ	2本							
大塚蒸留水　20mL	5管							
生理食塩液　20mL	10管							
アドナ注（静脈用）50mg	3A							
ネオフィリン注250mg	3A							
ネオラミン・スリービー液	3A							
ヘパリンNa注5千単位／5mL「F」	5V							
ビソルボン注4mg	3A							
ラシックス注20mg	3A							
ペミロック（500単位／5mL）	6箱							
ブスコパン注20mg	3A							
セレネース注5mg	3A							
1％キシロカイン5mL	10管							
外用								
グリセリン浣腸60mL	5個							
キシロカインゼリー（30g／本）	3本							
ぬるゼリー（100g／本）	1箱							
消毒薬								
イソジン液250mL	1本							
ハイポエタノール500mL	1本							
0.05％マスキン500mL	1本							
0.2％アクリノール液500mL	1本							
消毒用エタブロコール　500mL	5本							
ヒビスコールジェル　250mL	3個							
その他								
ペンニードル32G70本入り	1箱							
エキストラ血糖測定電極25枚入り	8箱							
シングルスティック　100本入り	3箱							
シリンジホルダー50本入り	1箱							
サイン								

第4編

2階病棟　定数薬品チェック表（ナースステーション内）

外用		/	/	/	/	/	/	/
軟膏								
デスパコーワ軟膏（5g／本）	2個							
リンデロンVG軟膏（5g／本）	2個							
ゲンタシン軟膏（10g／本）	2個							
ウレパールクリーム（20g／本）	2個							
ウレパールローション（20g／本）	2個							
ボルタレンゲル（25g／本）	2個							
アズノール軟膏（50g／個）	2個							
白色ワセリン（50g／個）	2個							
亜鉛華軟膏（50g／個）	2個							
レスタミンコーワクリームM入り（50g／個）	2個							
レスタミンコーワクリーム（50g／個）	2個							
ペンレステープ18mg	20枚							
ユーパッチテープ18mg	15枚							
ミリステープ5mg	2枚							
ソフラチュール貼付剤10cm	1枚							
冷所								
新レシカルボン坐剤	5個							
ビソルボン吸入液0.2%（45mL／瓶）	5本							
ノボリンR注100単位／mL（10mL/V）	2V							
内服								
ラキソデート（10mL／本）	2本							
ニトロペン舌下錠0.3mg	5錠							
アダラートカプセル（5）	5C							
ロゼオール錠（60）	5錠							
ムコスタ錠（100）	5錠							
センノサイド錠（12）	5錠							
経口用トロンビン細粒5千単位（0.5g／包）	3P							
タンニン酸アルブミン（1g／包）	5P							
ブドウ糖10g	5P							
ブドウ糖5g	6P							
注射用水　500mL	5本							
サイン								

第4編

　　　　　　　　　　　　　　　様

麻薬　品名＿＿＿＿＿＿＿＿＿＿＿＿＿＿＿＿＿＿＿＿＿　㊙預

年　月　日	預かった麻薬 （受入）	交付した麻薬 （払出）	残高	ID番号	患者名	備考	確認印

麻薬　品名＿＿＿＿＿＿＿＿＿＿＿＿＿＿＿＿＿＿＿＿＿

年　月　日	譲り受けた麻薬 （受入）	交付した麻薬 （払出）	残高	ID番号	患者名	備考	確認印

毒薬　品名＿＿＿＿＿＿＿＿＿＿＿＿＿＿＿＿＿＿＿＿＿

年　月　日	譲り受けた数 （受入）	交付した数 （払出）	残高	ID番号	患者名	備考	確認印

第4編

覚せい剤原料　品名＿＿＿＿＿＿＿＿＿＿＿＿＿＿＿＿＿＿＿＿

年　月　日	譲り受けた数 (受入)	交付した数 (払出)	残高	ID番号	患者名	備考	確認印

品名　ペンタジン注　15mg（向2）

年　月　日	譲り受けた数 (受入)	交付した数 (払出)	残高	ID番号	患者名	備考	確認印

向精神薬在庫数確認表

		/		/		/		/		/		/		/		/		/		/		/		/		/		/		/		/	
		朝	夕	朝	夕	朝	夕	朝	夕	朝	夕	朝	夕	朝	夕	朝	夕	朝	夕	朝	夕	朝	夕	朝	夕	朝	夕	朝	夕	朝	夕
内服	2mgセルシン錠																														
	5mgセルシン錠																														
	サイレース錠1mg																														
	プロチゾラムOD錠0.25mg																														
	ソラナックス0.4mg錠																														
	クアゼパム錠15																														
	ハルシオン0.125mg錠																														
	ハルシオン0.25mg錠																														
	ベンザリン錠5mg																														
	マイスリー錠5mg																														
	メイラックス錠1mg																														
	ユーロジン2mg錠																														
	ミンザイン錠0.25mg																														
	メデタックス錠1mg																														
	ワイパックス錠0.5mg																														
注射	セルシン注射液10mg																														
	セルシン注射液5mg																														
	ドルミカム注射液10mg																														
	ペンタジン注射液15																														
外用	レペタン坐剤0.4mg																														
	点検者																														

・朝は8時半、夕は18時（遅番）に確認を行う
・朝の確認者は、時間外入退室ノートも同時に確認する。
・錠剤、坐剤：120個、注射剤：10アンプル以上の紛失が認められた場合は速やかに確認を行い、「麻薬・向精神薬の紛失・破損時の手順書」に則って行動する。

第4編

| 外来 2階 3階 透析 |

※病棟に○を忘れないで付けること。
※使用年月日はきちんと年度も記入すること。

特定生物由来製品使用記録表

使用年月日	患者ID	患者氏名	住所	シール等（製品名、製造番号のあるもの）	記入者印
年　月　日					
年　月　日					
年　月　日					
年　月　日					
年　月　日					
年　月　日					
年　月　日					
年　月　日					
年　月　日					
年　月　日					
年　月　日					
年　月　日					
年　月　日					
年　月　日					
年　月　日					
年　月　日					
年　月　日					
年　月　日					
年　月　日					
年　月　日					
年　月　日					
年　月　日					
年　月　日					
年　月　日					
年　月　日					

第4編

文書番号		副作用発生時の対応マニュアル	ページ番号	1／3
			改訂番号	
			主管部門	薬剤課

改訂番号	改訂年月日	改訂内容	作成	確認	承認
制定	2007年8月3日		島田	種子田	南雲
改訂	2010年7月10日	フローチャート変更	〃	〃	〃
〃	2011年11月1日	「1．副作用とは」内容変更	〃	〃	〃

2007年8月03日制定	わかば病院

第4編

文書番号		第12章　副作用発生時の対応マニュアル	ページ番号	2／3
			改訂番号	
			主管部門	薬剤課

1．副作用とは

　薬物治療では、主目的とする作用を主作用（薬効）、それ以外の薬理作用を副作用（side effects）と呼んでいますが、副作用は治療上障害となる有害反応（adverse drug reactions）を意味する言葉として一般的に用いられます。医薬品と有害反応の発生との間に、少なくとも因果関係の可能性のあるものをいいます。

　WHO（世界保健機関）では、「医薬品の有害作用とは医薬品が通常の治療や予防に用いられる用量で引き起こす、有害で、望まれない反応」と定義されています。

　また、独立行政法人医薬品医療機器総合機構法第四条第六項では、「許可医薬品が適正な使用目的に従い適正に使用された場合においてもその許可医薬品により人に発現する有害な反応をいう」と定義されています。

　薬務局安全課長通知第80号にて副作用の重篤度をおおむね、次のとおり1～3の3つのグレードに分類されている。

　　グレード1：軽微な副作用と考えられるもの
　　グレード2：重篤な副作用ではないが、軽微な副作用ではないもの
　　グレード3：重篤な副作用と考えられるもの。すなわち、患者の体質や発現時の状
　　　　　　　　態などによっては、死亡または日常生活に支障をきたす程度の永続的
　　　　　　　　な機能不全に陥る恐れのあるもの。

2．院内副作用発生時

　①医師・看護師・薬剤師等によって発見された副作用または副作用を疑われる場合は主治医に早急に報告する。
　②医薬品の副作用と判断され、それが重篤であった場合は院長に報告する。
　③院長が必要と認めた場合には、厚生労働省および企業に報告する。
　④副作用と判断された場合は、医薬品副作用等発生報告書を記入し薬剤課に提出する。

副作用報告のフローチャート

2007年8月03日制定	わかば病院

文書番号		第12章　副作用発生時の対応マニュアル	ページ番号	3／3
			改訂番号	
			主管部門	薬剤課

3．緊急安全性情報通達時対応

緊急安全性情報通達時対応フローチャート

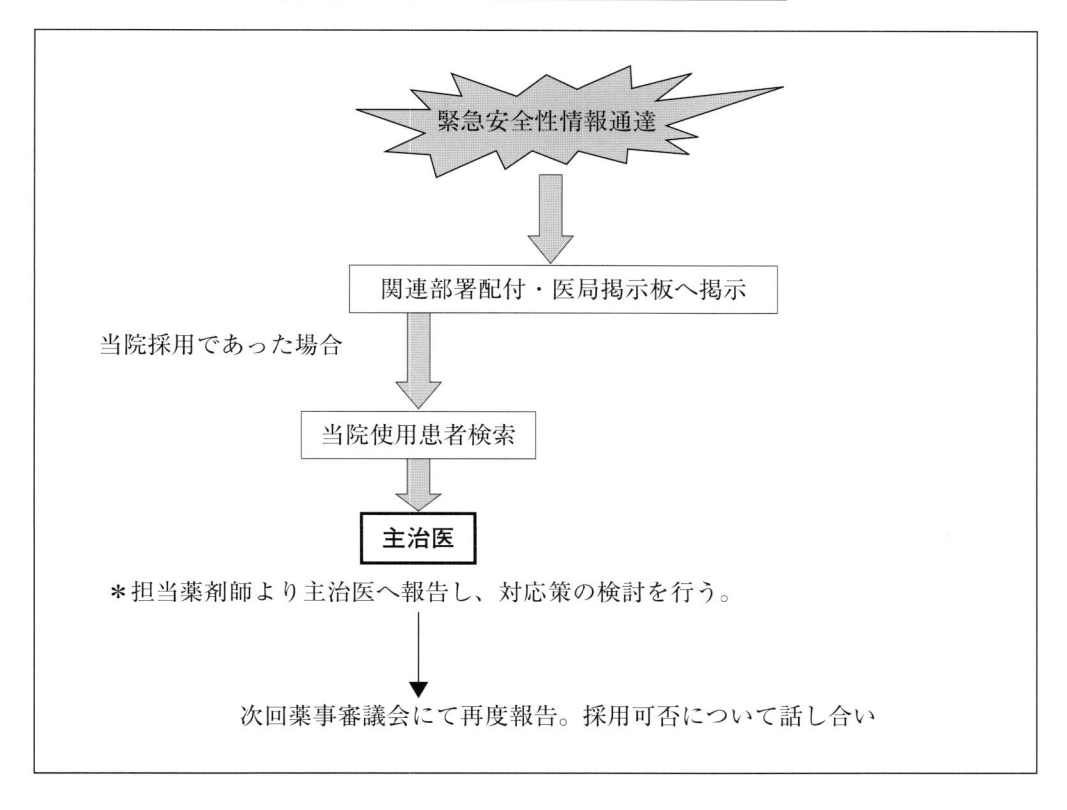

```
           ┌─────────────────┐
           │ 緊急安全性情報通達 │
           └─────────┬───────┘
                     ▼
           ┌─────────────────────┐
           │ 関連部署配付・医局掲示板へ掲示 │
           └─────────┬───────────┘
  当院採用であった場合 │
                     ▼
           ┌─────────────────┐
           │   当院使用患者検索   │
           └─────────┬───────┘
                     ▼
           ┌─────────┐
           │  主治医  │
           └─────────┘
  ＊担当薬剤師より主治医へ報告し、対応策の検討を行う。
                     │
                     ▼
    次回薬事審議会にて再度報告。採用可否について話し合い
```

- 緊急安全性情報通達薬剤が当院採用品であった場合は、通達された日中に、対応策の検討を行う。
- 患者への説明文書を作成し、該当患者への配布を行う。

2007年 8 月03日制定	わかば病院

夜間・休日特定生物持ち出し記録

持ち出し年月日	患者ID	患者氏名	製品名	製造番号	本数	持ち出し者部署	持ち出し者名	薬局確認
年 月 日								
年 月 日								
年 月 日								
年 月 日								
年 月 日								
年 月 日								
年 月 日								

薬局からの献血アルブミン25ーニチヤク払い出し・購入数チェック表

年月日	払い出し部署		患者ID	患者氏名	払出本数	購入数	購入先	残数	製造番号	備考
年 月 日	外来 2階	3階 透析								
年 月 日	外来 2階	3階 透析								
年 月 日	外来 2階	3階 透析								
年 月 日	外来 2階	3階 透析								
年 月 日	外来 2階	3階 透析								
年 月 日	外来 2階	3階 透析								
年 月 日	外来 2階	3階 透析								
年 月 日	外来 2階	3階 透析								

第4編

【ＩＤ】		
【患者名】	【性　別】	医 薬 品 副 作 用 等 発 生 報 告 書
【生年月日】		

報告医師

入院　　外来	報告日	年　　月　　日

【副作用等の発生が疑われる薬剤】　　最も疑われる薬剤の前に○を記入

薬剤名	用法用量	開始	終了

【その他の使用薬剤】

【副作用等の症状・異常所見】

【副作用等の重篤度について】 　□　重篤　　　　□　その他 【厚生労働省への報告】 　□　必要　　　　□　不要 　　↳　別紙記載必要 【製薬会社への報告】 　□　必要　　　　□　不要	【過去の副作用歴】 □　有り 医薬品名： 副作用： □　なし

記入者	薬剤課

＊用紙の提出は薬剤課へお願いします。

薬剤課入退室記録

第4編

日付	入室時刻	部署	看護師名	患者名	薬剤名・用件 薬剤名は1行に1剤でお願いします			退室時刻	退出時サイン	薬剤師
					薬剤・物品名	規格	持ち出し数			
	:							:		
	:							:		
	:							:		
	:							:		
	:							:		
	:							:		
	:							:		
	:							:		
	:							:		
	:							:		
	:							:		
	:							:		

第4編

薬剤または医療材料　紛失・ロス・廃棄・破損、報告書

報告日　平成　　年　月　日

部署名　_____

氏名　_____

実行日　平成　　年　月　日

薬剤名または医材名	規格	数量	紛失	ロス	廃棄	破損

理　由

紛失→原因不明でなくなっている場合(盗難等)。　　納入価 _____

ロス→主に注射薬などを事前に混注しておいたものや再滅菌が
　　　できないものを指示の変更により、廃棄しなくてはならないもの。

廃棄→主に滅菌期限や使用期限が切れたもの。

破損→主にアンプルや材料などを落としたり、倒したりして破損したもの。

第4編

○○号室・内服トリプルチェック表

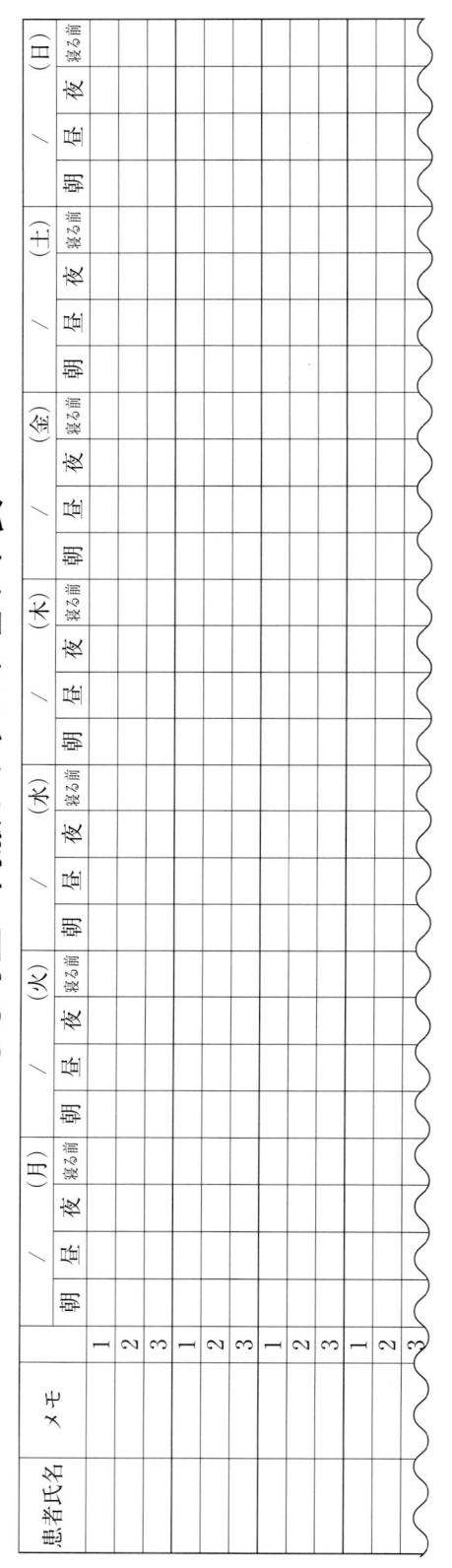

患者氏名	メモ		（月） /			（火） /			（水） /			（木） /			（金） /			（土） /			（日） /	
			朝	昼	夜	寝る前	朝	昼	夜	寝る前	朝	昼	夜	寝る前	朝	昼	夜	寝る前	朝	昼	夜	寝る前	朝
	1																						
	2																						
	3																						
	1																						
	2																						
	3																						
	1																						
	2																						
	3																						
	1																						
	2																						
	3																						

向精神薬定数薬申し送り簿

日付	区分	内服					注射			確認者
		ハルシオン(0.125)	ハルシオン(0.25)	セルシン(2)	プロチゾラムOD(0.25)	マイスリー(5)	セルシン注(5)	セルシン注(10)	ペンタジン注	
	定数									
	日勤									
	夜勤									
	日勤									
	夜勤									
	日勤									

2階救急ボックス医薬品

	定数	/	/	/	/	/	/	/	/	/	/	/	/	/	/
アミサリン注100mg	3														
50%ブドウ糖20mL	10														
オリベス K200mL	1														
カコージン D600mg	3														
キシロカイン2% 5mL注	2														
サクシゾン300	1														
ジゴシン注0.25mg	3														
生食 MP20mL	5														
ノルアドレナリン	3														
炭酸水素ナトリウム7%―PL 20mL	3														
ボスミン注1mg	5														
ミオコールスプレー	1														
メイロン250mL	1														
ラクテック500mL	1														
リスモダンP注50mg	2														
硫酸アトロピン注0.5mg	2														
ワソラン注5mg	2														
期限チェック															
	点検 Ns														
	薬剤師														

	定数	/	/	/
(向)セルシン注射液10mg	2			
期限チェック				
	点検 Ns			
	薬剤師			

第4編

文書番号		処置別感染対策マニュアル	ページ番号	1/15
			改訂番号	
			主管部門	看護部

改訂番号	改訂年月日	改訂内容	作成	確認	承認
制定	1999年04月01日		大川	若松	前澤
改定	2010年10月01日	第2版	吉原	小宮	南雲
修正	2011年10月15日	人工呼吸器回路交換（修正・追加）	〃	〃	〃

2010年04月01日制定	わかば病院

第4編

文書番号	第6章　処置別感染対策マニュアル	ページ番号	2／15
		改訂番号	
		主管部門	看護部

6―① 調剤

　輸液調剤時は、清潔なスペースを確保する。調剤者は手指衛生を行い、手袋、マスクを着用し、輸液使用の直前に調剤する。ボトル刺入部位へのタッチコンタミネーションに注意する。調剤後の針は直ちに廃棄する。

　調剤については、調剤中は他の業務をしない、5R、ダブルチェックを厳守する。

手順	感染対策のポイント
1．清潔なスペースの確保	・調剤台、吊り下げ部分をアルコールで清拭する
2．手指衛生 　手袋・マスクの着用	・看護師は他職種に比べMRSAの鼻腔保菌率が高いといわれている。 ・調剤中に鼻を触れてしまうことがある。
3．ゴム栓部の消毒	・ゴム栓部に接触し、消毒せずに穿刺するとバッグ内が汚染されてしまう可能性がある。 　ゴム栓部をアルコール綿で消毒する
4．点滴調整	・太い針を使用すると、コアリングや液漏れの原因となる（21Gを使用する） ・誤刺事故防止のため、針は針捨て容器に廃棄する ・ルートを接続する際は、接続部に触れないよう注意する。
5．保管する場合	・調剤後は直ちに投与する。 ・一時的に冷蔵庫で保管できるが、保管方法は薬剤により異なるため薬剤課に問い合わせる。
6．マルチドーズバイアルの保管 　（多容量バイアル）例：ノボリンR	・使用するごとにゴム栓部をアルコール消毒する ・貯法（例：10℃以下）を守って保管する。

2004年4月1日制定　　　　　　わかば病院

第4編

文書番号		第6章　処置別感染対策マニュアル	ページ番号	3／15
			改訂番号	
			主管部門	看護部

6―②　中心静脈カテーテル

　中心静脈カテーテル挿入時、挿入部位の汚染により血管内に微生物が侵入し、中心ライン関連感染（CLABSI）を引き起こす。マキシマルバリアプリコーションによりカテーテル挿入時の挿入部位の汚染、不適切な手技によるカテーテル汚染を予防する。

　＊感染対策のポイント
　①挿入前に挿入部位周囲の皮膚を洗浄し、消毒する。
　②マキシマルバリアプリコーションと無菌テクニックのもと挿入する。
　③輸液、輸液セット取り扱い時、挿入部位ドレッシング交換時は手指消毒を行い清潔な未滅菌手袋を着用する。
　④開放式三方活栓は使用しない。
　⑤輸液ラインは72時間より頻回に交換しない。

＊挿入部位の選択
　中心静脈関連の血流感染率は、低い順から鎖骨下部（鎖骨下静脈）と肘部（尺側皮静脈）、頸部（外頸静脈・内頸静脈）、鼠径部（大腿静脈）の順となる（頸部は口腔内常在菌が付着しやすく、鼠径部は発汗や排泄により汚染を受けやすい）。穿刺部位の選択に当たり、リスクベネフィットを熟慮して選択する。長期留置が予測される場合は，感染のリスクが低い部位での穿刺・挿入が望ましい。

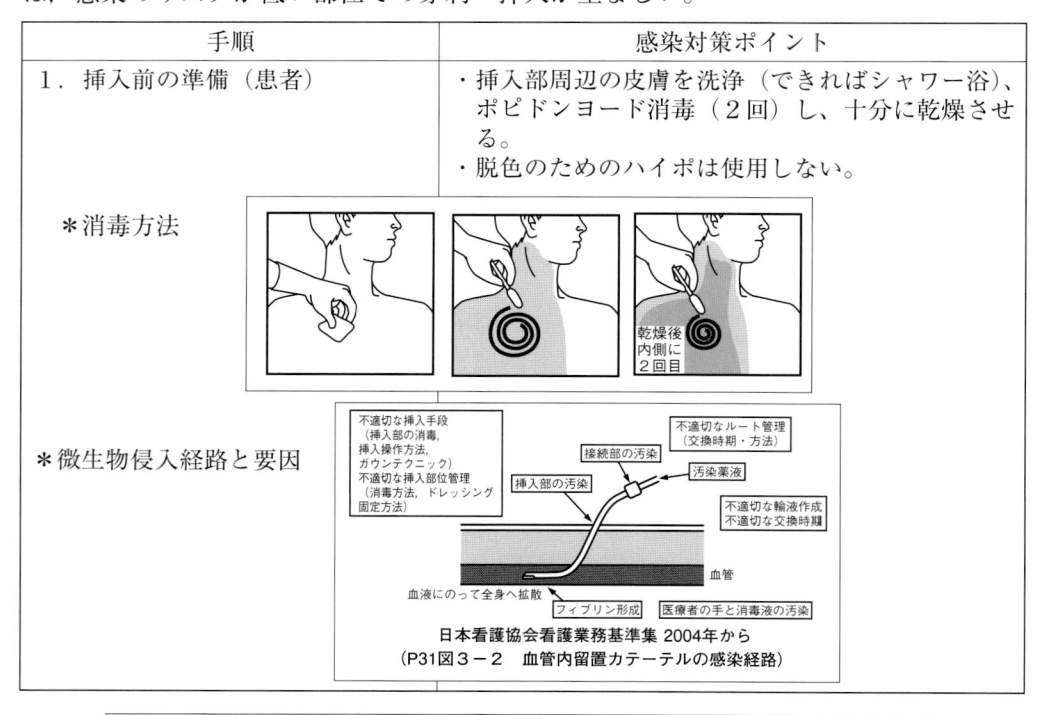

手順	感染対策ポイント
1．挿入前の準備（患者）　＊消毒方法	・挿入部周辺の皮膚を洗浄（できればシャワー浴）、ポピドンヨード消毒（2回）し、十分に乾燥させる。 ・脱色のためのハイポは使用しない。
＊微生物侵入経路と要因	日本看護協会看護業務基準集2004年から （P31図3－2　血管内留置カテーテルの感染経路）

2004年4月1日制定	わかば病院

	第6章　処置別感染対策マニュアル		
文書番号		ページ番号	4／15
		改訂番号	
		主管部門	看護部

2．挿入前の準備（術者） 　　手指衛生・PPEの着用 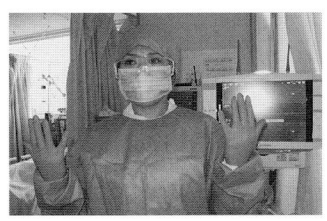 介助者はビニールエプロン・未滅菌手袋・マスクを着ける。	・手指衛生後、サージカルマスク・キャップ・ゴーグルを着ける。 ・髪等に触れているため再度、手指衛生を行う。 ・滅菌ガウン・滅菌手袋を着ける。 ・マキシマルバリアプリコーションにより、細菌の定着率、敗血症発生率が下がる。
3．患者を滅菌ドレープで覆う 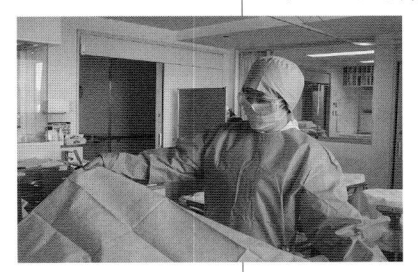	・術者が作業しやすくなる。 ・挿入セット内のドレープは小さいため、大きめのドレープを用意する。
4．挿入中	・挿入中は患者が動いて、滅菌ドレープに触れないよう観察する。 ・患者を抑える場合、介助者はマスクを着用する（必要に応じ手袋、ゴーグル、ガウンを着ける）
5．カテーテル挿入部の保護 　　手指衛生・PPEの着用	・挿入部位ドレッシング交換時は手指消毒を行い、清潔な未滅菌手袋を着用する。 ・挿入部周辺の汚れを落としてから、ヘキシジン消毒する。挿入口から外側に向かって、ドレッシング材の大きさに消毒する。 ・滲出や発汗がある時はガーゼを使用。 ・ドレッシング材、ルートは1回／週交換する。 ・アクセスポートは凹凸があるため、接続時にはアルコールにて2回消毒する。 （三方活栓は使用しない：三方活栓の40〜45％に微生物汚染が生じている）

2004年4月1日制定	わかば病院

第4編

文書番号		第6章　処置別感染対策マニュアル	ページ番号	5／15
			改訂番号	
			主管部門	看護部

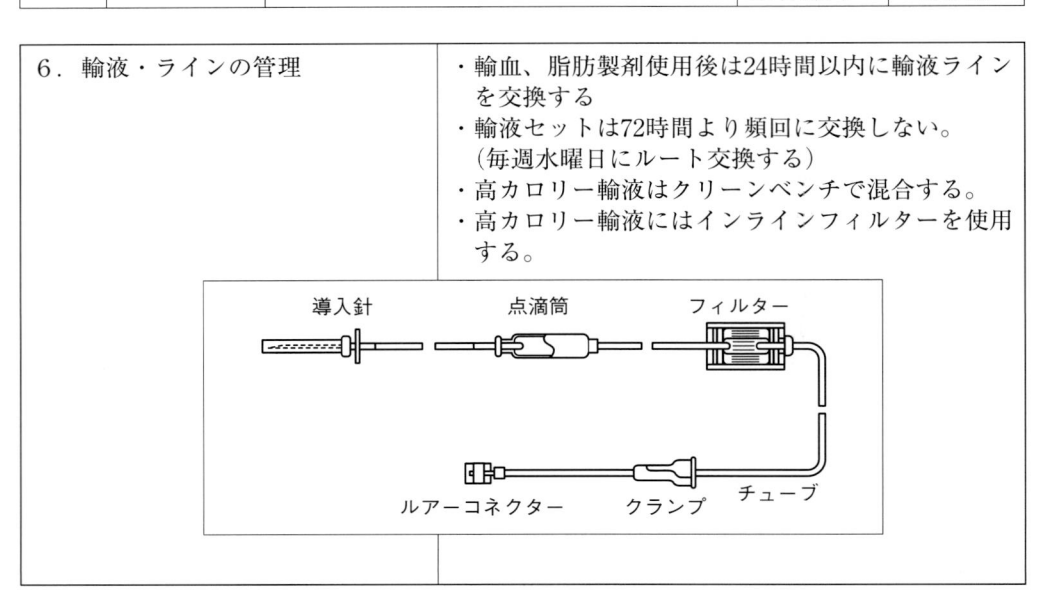

6．輸液・ラインの管理	・輸血、脂肪製剤使用後は24時間以内に輸液ラインを交換する ・輸液セットは72時間より頻回に交換しない。 　（毎週水曜日にルート交換する） ・高カロリー輸液はクリーンベンチで混合する。 ・高カロリー輸液にはインラインフィルターを使用する。
（導入針　点滴筒　フィルター　ルアーコネクター　クランプ　チューブ）	

2004年4月1日制定	わかば病院

文書番号		第6章　処置別感染対策マニュアル	ページ番号	6／15
			改訂番号	
			主管部門	看護部

第4編

6―③　末梢静脈カテーテル

　末梢静脈カテーテルは大血管へのカテーテル挿入ではないため血流感染は起こりにくい。しかし、静脈炎やカテーテルへの菌定着による血流感染を引き起こす可能性がある。不適切な消毒や固定による血栓性静脈炎の発生やカテーテルの菌定着を予防する。

＊感染対策ポイント
①1日以上使用しないカテーテルは抜去、継続して使用する場合は72時間ごとに交換を行う。
②安全装置付き留置針を使用する。
③挿入部位は利き手側ではない上肢を第一優先で選択する。
④挿入部位は毎日観察を行う。
⑤むやみに輸液ポンプを使用しない。

手順	感染対策のポイント
1．手指衛生	・患者に接触する前に手指衛生。
2．挿入部位を決める	・血管を確認するために患者に触れる 　挿入直前に手指衛生を行う。
3．消毒をする	・消毒前に皮膚を洗浄する。 ・消毒用アルコールで、挿入部から外側に向けて2回以上消毒する。 　（1回目は汚れの除去、2回目は消毒） ・消毒綿は何度も同じ面を使用しない。
4．上肢を第一選択する	・上肢より下肢の方が静脈炎発生リスクが高い。 ・関節部位にかかるとカテーテル先端が移動し、血管壁を刺激するため静脈炎発生リスクが高くなる。
5．針を挿入、留置する	・挿入時の針刺しを予防するため安全装置付き留置針を使用する。 ・留置針の内筒はボタンを押してしまう。

2004年4月1日制定	わかば病院

第4編

文書番号		第6章　処置別感染対策マニュアル	ページ番号	7／15
			改訂番号	
			主管部門	看護部

6．固定する	・固定は透明ドレッシング材を使用する ・72時間で交換するため、挿入した日付を明記する
7．保護、抜去	・カテーテルそのものが感染のリスクとなるため、1日以上使用しないカテーテルは抜去する ・静脈炎のリスクを減らすため72時間で交換する ・透明フィルムは滅菌でなくてよい
8．ヘパリンロック	・手指衛生、手袋を着ける ・ヘパリンはプレフィルドシリンジを使用する ・アクセスポートは凹凸があるため、接続時にはアルコールにて2回消毒する。

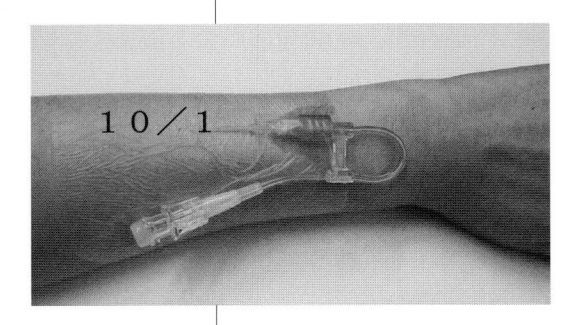

2004年4月1日制定　　　　わかば病院

文書番号		第6章　処置別感染対策マニュアル	ページ番号	8／15
			改訂番号	
			主管部門	看護部

6―④　尿道カテーテル

　一般的には、微生物が尿路に感染することをいう（CAUTI）。

　尿培養で、コロニー数がサンプル1mL当たり10⁵以上見られると、尿路感染症の起因菌を疑う。主な原因菌グラム陰性桿菌、大腸菌、緑膿菌、カンジダ、肺炎桿菌など。

　感染経路菌の侵入部位としては、①カテーテル挿入部②カテーテルとバッグのチューブとの接続部③排液チューブがあげられる。

手順	感染対策のポイント
1．陰部洗浄	・尿道口周囲は、膣や肛門に近く腸内細菌やカンジダ等の微生物が多数存在している。また、粘液や分泌物等により消毒薬が不活化されやすい場所である。消毒する前に陰部洗浄をする。 ・消毒は確実には行えないため、洗浄し外陰部を清潔に保つ。
2．消毒	・未滅菌手袋とセッシを使用する。 ・クロルヘキシジンを使用する。 ・女性：陰唇の左右から中央の順に上から下に向け、2回消毒する。 ・男性：亀頭部を丸く円を書くように2回消毒する。 〈女性の場合〉　〈男性の場合〉
3．カテーテルを挿入する	・尿路内への微生物侵入を予防するため、滅菌器材を使い無菌テクニックにより挿入する。 ・カテーテルと尿バッグの接続を行う。接続部からの微生物汚染を受けやすいため接続部に触れないよう注意する。 　＊尿道留置カテーテルの微生物侵入経路 カテーテル外側を通るルート ・挿入時，膀胱内に菌が押し込まれて侵入 ・会陰や直腸に定着している菌が侵入 カテーテル内側を通るルート ・接続部の閉鎖が破られ菌が侵入 ・排液口から菌が侵入して尿を汚染 ・バイオフィルムの形成による菌の放出 日本看護協会看護業務基準集 2004年から （P136図3－3　CAUTI発症のメカニズム）

2004年4月1日制定	わかば病院

第4編

文書番号		第6章 処置別感染対策マニュアル	ページ番号	9／15
			改訂番号	
			主管部門	看護部

4．カテーテルを固定する	・男性：大腿部に固定すると陰茎陰嚢角に圧がかかり、尿道瘻を形成される可能性があるため、下腹部に固定する。	
5．蓄尿バッグの管理	・蓄尿バッグは膀胱より高い位置に置かない。 ・移動時にバッグを患者に持たせたり、腹部の上に乗せない。 ・バッグに逆流防止弁がついていても膀胱より低い位置に置く。 ・カテーテルは引っ張られないようにする。引っ張られると、尿道にびらんや損傷を起こしやすく感染のリスクになる。 ・バッグが床につかないように固定する。	
6．蓄尿バッグからの尿回収	・手袋、マスク、エプロン、ゴーグルを着ける。 ・患者ごとに手袋、エプロンは交換する。 ・尿回収の容器は患者ごとに交換する。 ・排液口は尿汚染の除去、におい対策のためアルコール綿で拭く。	

2004年4月1日制定	わかば病院

			ページ番号	10／15
文書番号		第6章　処置別感染対策マニュアル	改訂番号	
			主管部門	看護部

6—⑤　人工呼吸器回路交換

感染対策のポイント

1. 気道分泌物による回路閉塞や、汚染部分での病原菌の繁殖による患者への感染を予防する。
2. 人工呼吸器の回路交換は2週間ごととする。頻回な交換は肺炎予防にはつながらない。
3. 回路に肉眼的に汚染がある時は回路交換する。
4. 回路を外すPPEと、交換するPPEは、そのつど替える。
5. 吸痰等の処置時の手指衛生を徹底し、外からの病原菌を侵入させないことである。

手順	感染対策ポイント
1．手指衛生	人工呼吸回路は、回路を通過する湿気や水分等が呼吸器粘膜に接触するため、セミクリティカル器材である。回路を組み立てる際は手指衛生を行い、接続部に触れないように注意し回路内に病原菌を侵入させないことが重要である。
2．エプロン・マスク・ゴーグル・手袋をする	回路を交換する看護師、介助する看護師、両方が着用する。介助者は、バッグバルブマスクで換気をする際に、気道分泌物が飛散する危険があるため必ず着用する。
3．回路内の結露はウォータートラップに集める	実施者の曝露リスクを低減し、また、外してから廃棄までの間の周囲環境への汚染を予防するためである。
4．回路を外し廃棄する	結露の落下等による周囲環境の汚染を予防するためビニール袋を用意しておく。
5．PPEを外し、手指衛生をする	回路を外した時のPPEはいったん外し、手指衛生を行う。
6．新しいPPEを着ける	新しい回路を組み立てて接続するときは、手指衛生、新しいPPEを着ける。
7．回路を組み立てる	処置シーツの上で新しい回路を組み立てる。組み立てる際は、接続部に触れないようにする。
8．患者に回路を接続する	呼吸回路はセミクリティカル器材である。組み立て～接続まで接続部に触れないようにする。
9．PPEを外す	手袋→手指衛生→ゴーグル→ガウン→マスク→手指衛生。

2004年4月1日制定	わかば病院

第4編

文書番号		第6章　処置別感染対策マニュアル	ページ番号	11／15
			改訂番号	
			主管部門	看護部

6—⑥　経管栄養

　経管栄養を扱う場所は清潔を保ち、準備を行う際には手指衛生を行う。経管栄養は作り置きせず、使用直前に準備する。瘻孔部の消毒は不要であり、洗浄により清潔を保つ（クリニカルパス使用患者はパスを参照）。経管栄養物品は使い捨てできないものは、十分に洗浄し次亜塩素酸ナトリウムで消毒する。

1）胃瘻カテーテルの管理

手順	感染対策のポイント
1．手指衛生、PPEの着用	・洗浄時に飛散する可能性があるためPPEを着用する。
2．胃瘻周囲の洗浄	・胃瘻周囲は粘液が付着したり、汗や皮脂がこびりつくため、微温湯で胃瘻周囲を洗浄する。 ・消毒の必要はない。 ・入浴できる患者は入浴時に洗浄する。
3．10倍に希釈した食用酢を胃瘻カテーテル内に充填する。	・酢水によるロック。 ・酢の静菌作用と殺菌汚染によるタンパク質の凝固防止作用により、カテーテルの細菌汚染を防ぐ。酢水は次に栄養剤を投与するまで充填させる。

2004年4月1日制定	わかば病院

		ページ番号	12／15
文書番号	第6章　処置別感染対策マニュアル	改訂番号	
		主管部門	看護部

2）経管栄養の投与

手順	感染対策のポイント
1．経管栄養剤の準備 （Wsパック　Zパック　EZパック） ・RTH製剤はパック内に微生物は増殖しないが、接続チューブの洗浄、消毒を徹底する。	・経腸栄養剤を扱うときは手指衛生を行い清潔な場所で扱う。 ・作り置きせず使用直前に準備する。 ・点滴準備と同じ場所で行わない。 ・血管内に入る点滴薬剤の汚染を防ぐ。 　点滴と一緒に経管栄養剤を作成することは避ける。 ・微生物の増殖を防ぐ。 　経管栄養剤により点滴台が汚染された場合、微生物が増殖する。準備前後の環境整備を行う。
2．患者への投与	・誤嚥性肺炎予防のためベッドを30度程度挙上する。 ・接続部の消毒は行わない。
3．経管栄養投与容器の消毒 ・投与容器の消毒時、全体が浸漬するように注意し、蓋つきの容器を使用。 ・投与容器が袋タイプやチューブの部分は、0.02％次亜塩素酸ナトリウムに使用直前まで浸漬する。 ・投与容器は乾燥器で十分に乾燥させる。	・確実に洗浄してから浸漬。 ・直前まで浸漬。 ・次亜塩素酸ナトリウムは有機物により分解され消毒効果がえられなくなるので、十分に洗浄してから消毒する。 ・袋タイプのチューブ部分は洗浄が不十分になりやすいので水を十分に流し、消毒液をチューブに充填する。 ・十分な乾燥 　乾燥が不十分なことにより、経腸栄養が細菌に汚染されることがある。

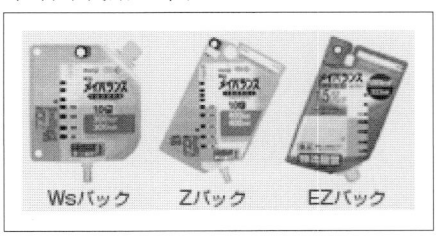

2004年4月1日制定	わかば病院

第4編

文書番号		第6章　処置別感染対策マニュアル	ページ番号	13／15
			改訂番号	
			主管部門	看護部

6—⑦　褥瘡の処置

　褥瘡部は創からの浸出液があり、感染性のある体液であるため、標準予防策が必要である。患者の体液で医療従事者が汚染されることを予防でき、交差感染を防ぐことにつながる。複数カ所に褥瘡がある場合は1カ所ごとに手袋を手指衛生し交換する。
　褥瘡の治療、処置は褥瘡対策委員会と連携して行う。

手順	感染予防のポイント
1．手指衛生を行い、標準予防策を実施する。（必要に応じてゴーグル、マスク、手袋、エプロン）	・複数カ所に褥瘡がある場合は、1カ所ごとに手指衛生し、手袋を交換する。 ・浸出液が飛散しそうな場合（部位により）は、長袖のガウン、ゴーグルを使用する。
2．ガーゼやドレッシング材を除去する。使用済みガーゼはビニール袋内に廃棄する。	・創感染の徴候：浸出液の増量、性状が膿状に変化し悪臭などがみられる（創周囲皮膚に発赤や腫脹、疼痛、熱感、膿などの感染症状を認めないこともある）。
3．創部、創内に付着した皮膚組織の壊死物や細菌などを洗い流す。 　創周囲皮膚はビオレ洗浄する。 　創部、創周囲皮膚の水分をふき取る。	・消毒のみでは創表面に付着した少量の皮膚組織の壊死物や細菌を除去することはできても創内には多く残留するため、創の洗浄が必ず必要となる。 ・創周囲皮膚にも多くの細菌が付着しており周囲皮膚の洗浄も必要である。 ・化学的刺激を緩和するために皮膚のpHにできるだけ近い弱酸性洗剤（ビオレ）を用いる。 ・創洗浄は水道水を用いる。 ・洗浄ボトルは、消毒し乾燥しているものを使用する。
4．「DESIGN-R」の項目を参考に創の観察を行う。	・壊死組織がある場合は壊死組織が異物となり、感染するリスクが高く、局所だけでなく、全身感染におよぶ危険性もある。
5．手袋を外し、手指衛生後、新しい手袋を装着する。 　創を保護する。	・洗浄に使用した手袋は汚染されているため外し、手指衛生後、新しい手袋をする。 ・洗浄ボトルは、次亜塩素酸ナトリウムで消毒し、乾燥させる。

2004年4月1日制定	わかば病院

文書番号	第6章　処置別感染対策マニュアル	ページ番号	14／15
		改訂番号	
		主管部門	看護部

7―⑧　血液および排泄物の処理

　嘔吐物、便に含まれるウィルス等の病原菌が環境を汚染しないよう、職員の安全を確保しつつ正しく処理を行う。
＊便・体液も同様の方法で処理する。

吐物処理の手順

あらかじめ準備しておく物品
使い捨て手袋、マスク、ガウンやエプロン、拭き取るための布やペーパータオル、ビニール袋、次亜塩素酸ナトリウム、専用バケツ、その他必要な物品

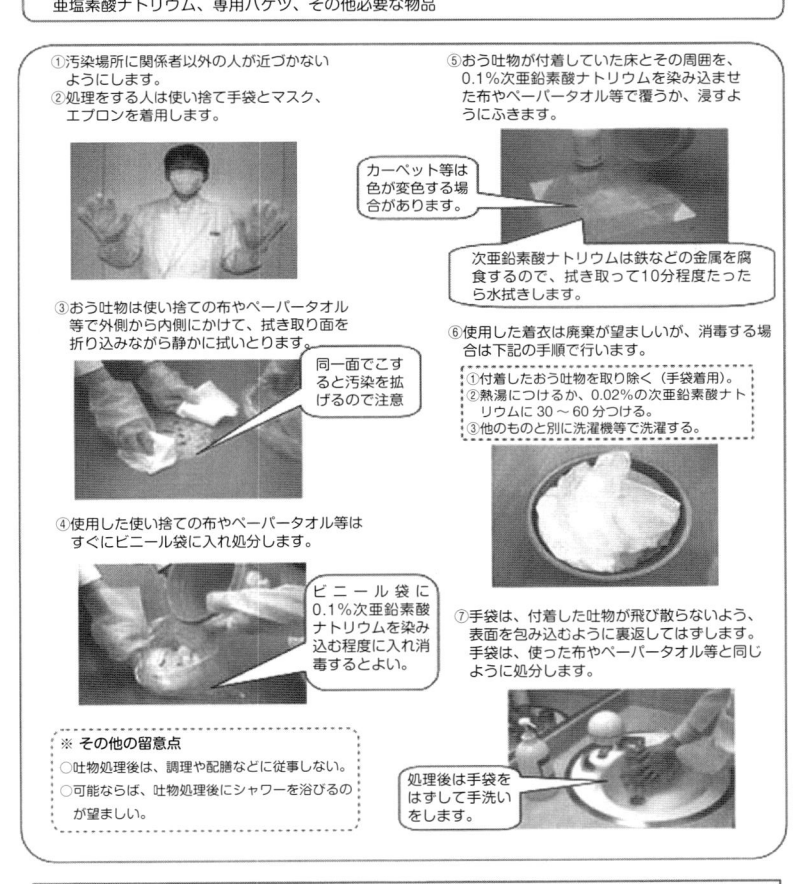

① 汚染場所に関係者以外の人が近づかないようにします。
② 処理をする人は使い捨て手袋とマスク、エプロンを着用します。
③ おう吐物は使い捨ての布やペーパータオル等で外側から内側にかけて、拭き取り面を折り込みながら静かに拭いとります。
　　同一面でこすると汚染を拡げるので注意
④ 使用した使い捨ての布やペーパータオル等はすぐにビニール袋に入れ処分します。
　　ビニール袋に0.1％次亜鉛素酸ナトリウムを染み込む程度に入れ消毒するとよい。
⑤ おう吐物が付着していた床とその周囲を、0.1％次亜鉛素酸ナトリウムを染み込ませた布やペーパータオル等で覆うか、浸すようにふきます。
　　カーペット等は色が変色する場合があります。
　　次亜鉛素酸ナトリウムは鉄などの金属を腐食するので、拭き取って10分程度たったら水拭きします。
⑥ 使用した着衣は廃棄が望ましいが、消毒する場合は下記の手順で行います。
　①付着したおう吐物を取り除く（手袋着用）。
　②熱湯につけるか、0.02％の次亜鉛素酸ナトリウムに30〜60分つける。
　③他のものと別に洗濯機等で洗濯する。
⑦ 手袋は、付着した吐物が飛び散らないよう、表面を包み込むように裏返してはずします。手袋は、使った布やペーパータオル等と同じように処分します。
　　処理後は手袋をはずして手洗いをします。

※ その他の留意点
○吐物処理後は、調理や配膳などに従事しない。
○可能ならば、吐物処理後にシャワーを浴びるのが望ましい。

【ポイント】
■おう吐物を処理した後48時間は感染の有無に注意してください。
■おう吐物の処理時とその後は、大きく窓を開けるなどして換気し、換気設備がある場合には必ず運転してください。

資料出所：東京都健康安全研究センター　「社会福祉施設等におけるノロウイルス対応標準マニュアル第3版」平成18年1月東京都福祉保健局　よりp24抜粋
http://www.fukushihoken.metro.tokyo.jp/shokuhin/noro/files/zenbun.pdf

2004年4月1日制定	わかば病院

第4編

文書番号		第6章　処置別感染対策マニュアル	ページ番号	15／15
			改訂番号	
			主管部門	看護部

7—⑨　口腔ケア

目的
・微生物の繁殖を防ぎ、感染を予防する。
・食物残渣物や悪臭を取り除き、感染・う歯を予防。気分を爽快にし、食欲を増進させる。
・血液循環を良好にし、歯肉を引き締める。

回数
・原則として、毎食後行う。

必要物品
・手袋、ガーグルベース、歯ブラシ、スワブ、コップ、ガーゼ、緑茶、ビニール袋、バイトブロック、開口器、吸引の準備、イソジン、オリーブ油
　歩行可、車椅子を使い洗面所に行ける人は洗面所で行う。臥床の人はベッドアップし起座位で行う。

義歯の人
　義歯をはずしてうがいさせる。
　緑茶に潰したガーゼで上下歯肉、上下顎、舌等をガーゼ2枚使いふき取る。舌苔のある時は歯ブラシまたは舌苔ブラシを使い、その後拭き取る。
　歯ブラシ洗浄した義歯は、口腔内へ戻す。夕食後はポリデント入りの容器へ浸す（個人持ち）。

全部自分の歯
　うがいさせ、歯磨き粉にて歯ブラシで、上下歯、歯の裏、舌等を小刻みにブラッシングし、うがいできないときは緑茶に浸したガーゼで拭き取る。

開口が困難な人
　バイトブロックや開口器を使い、電動歯ブラシを使って舌の方も磨く。その後、2％炭酸水素ナトリウム液ガーゼで拭き取る。

意識障害のある人
口を開けたままの人
　まず吸引し、その後、歯ブラシやスワブを使って口の中の付着物や舌苔をきれいにはぎ取り、その後、緑茶ガーゼで拭き取る。
　乾燥が特にひどい時はオリーブ油を口唇や舌につける。

経管栄養をしている人
　口を開けたままの人と同様ですが、必ず経管栄養が終了して30分経ってから施行する。注入終了直後は吸引等により、胃内容物が逆流し、嘔吐や誤嚥等の原因になる。

2004年4月1日制定	わかば病院

第4編

文書番号		輸血実施手順マニュアル	ページ番号	1/17
			改訂番号	
			主管部門	検査課

改訂番号	改訂年月日	改訂内容	作成	確認	承認
制定	2004年04月01日		大川	若松	若松
改訂	2004年10月01日	クロス用試験管の変更	〃	〃	〃
〃	2004年10月01日	緊急時のセンターへの対応	〃	〃	〃
〃	2005年6月01日	血液製剤依頼経路と諸注意の追加	〃	〃	〃
〃	2005年8月21日	交差適合試験伝票への赤チェック追加	〃	〃	〃
〃	2005年9月15日	クロスマッチ終了後ホワイトボードへの記入	〃	塚越	前澤
〃	2005年9月15日	クロス終了後の連絡追加	〃	〃	〃
〃	2005年10月01日	患者血液量5ml→7mlする	〃	〃	〃
〃	2010年01月01日	輸血副作用チェック表追加	仁司	種子田	南雲
〃	2010年01月01日	交差適合試験伝票廃止	〃	〃	〃
〃	2010年01月01日	血液請求箋新採用	〃	〃	〃
〃	2011年6月14日	看護師業務ルート確保追加	松澤	〃	〃
〃	2011年8月31日	出庫後使用時間追加	仁司	〃	〃
〃	2012年5月24日	輸血副作用チェック表差し替え	〃	〃	〃
〃	2012年5月25日	看護師請求箋の血液型カルテ確認	〃	島田	〃
〃	2012年5月25日	血液請求箋に血液型確認者名追加	〃	〃	〃
〃	2012年5月25日	製剤出庫時にカルテで確認追加	〃	〃	〃
〃	2012年5月28日	輸血実施フローチャート変更	〃	〃	〃

輸血実施

2004年04月01日制定	わかば病院

第4編

文書番号		第9章　輸血実施手順マニュアル	ページ番号	3/17
			改訂番号	
			主管部門	検査課

Ⅰ．輸血実施手順
　①（オーダーから輸血開始まで）

医師
1. 輸血同意書および承諾書の取得
　　担当医は輸血の必要性・リスク等について患者・家族に説明し、一連の輸血を行うごとに、必ず輸血同意書および承諾書を得る。
2. 輸血申し込み書記入（血液請求箋）
　　担当医は血液請求箋に必要事項（依頼者名、診療科名、患者情報、血液型、使用日時、血液製剤名、数量等）を記入する。血液型はカルテの血算伝票に記載されている血液型を記入する。
　　血液型が未実施の場合は血液型検査の依頼を行う。血液型判明後に血液製剤請求箋を記入する。

看護師
3. 輸血指示の確認
　　看護師（指示受け者）は指示に従い輸血副作用チェック表に必要事項を記入し、血液請求箋の血液型と患者カルテの血算伝票に記載されている血液型が同一か確認する。血液請求箋には指示受け者とクロス採血者、血液型と血液型確認者名を記入する（クロス採血未実施の場合は採血後に記入）。
4. 患者血液の採血
　　検査室よりクロスマッチ用血液採血の連絡があったらEDTA-2Na入り試験管、外注容器No.14の容器に最低7 mLを採血し、必ずクロスマッチと記入し、伝票と検体を検査室へ提出。
　　　解離試験はクロスマッチ用採血と共有する。
　　　　血算、血液型、クロスマッチの指示が出たら、それぞれ別の容器で3本採血すること。
　　血液型検査指示がでたら、血型の検体と伝票を提出し、血液型判明後に血液製剤請求箋、副作用チェック表を確認し検査室へ提出する。

検査室
5. 血液の発注
　　技師は血液請求箋に記載されている血液型を血液製剤管理簿にて確認し、確認者名を記入する。血液製剤発注票には下記の事項を記入しセンターに請求する。発注者、納品場所、納品年月日、納品時間（午前午後のいずれかに○）包装（単位）、血液型（ABO・Rh）、本数を記入。○○○-○○○-○○○○へFAXする。
　　（追加：発注票は発注後血液が来るまで輸血予定者のファイルに入れておく）

> 定期便発注　午前便受け付け　9：30まで　納品　10：30～11：00頃
> 　　　　　　午後便受け付け　13：00まで　納品　14：30～15：00頃

　　（追加：血液製剤発注票に必要事項を記入するときには血液請求箋と照合しながら行う。その際、血液請求箋に赤チェックをする）

2004年04月01日	わかば病院

文書番号		第9章　輸血実施手順マニュアル	ページ番号	4／17
			改訂番号	
			主管部門	検査課

1．患者血液の採血・請求伝票記入時の取り違え防止（依頼病棟）
1）検査用血液の採血時には患者と検体容器の確認をする。患者名の確認をし、ラベルに印字されている内容と照合確認する。
　＊患者が名前を名乗れる場合には患者自身に姓名を名乗ってもらい、本人確認を行う。リストバンドがある場合はリストバンドの患者情報も確認する。
　＊患者が名前を名乗れない場合にはリストバンドがある場合はリストバンドの患者情報を確認する。リストバンドがない場合はカルテを用い、患者確認を行う。

2）血液型・クロスマッチ用検体容器には患者氏名を所定のラベルに記載し、剥がれないように貼付し、血液型・クロスマッチ用検体であることを明示する。

3）トレイには1人分の検体しか乗せない。

4）クロスマッチ用検体の採血は血液型用検体とは別の時に実施する。

5）採血直後に再度、ラベル名と患者名を照合して確認しながら、試験管に分注する。

6）輸血血液製剤の申し込みは、担当医が患者情報、血液型を必ずカルテで確認し血液請求箋に記入後、検査室へ提出する。

2．血液製剤の発注
1）血液製剤の発注の際には、必ず依頼伝票（血液製剤請求箋）に基づいて血液センターへ申し込む。その際はイントラ内検査室フォルダ→血算フォルダの血液製剤管理簿（血液型ファイル）にて患者血液型を確認し血液請求箋に血液型と確認者名を記入する。また依頼伝票は、事務的な過誤を防止するために、複写式伝票〔検査課、依頼病棟、医書部門用からなる〕とする。

2）依頼伝票には、提出医名、診療科名、患者情報（ID番号、姓名、性別、生年月日、年齢、輸血歴、妊娠歴、抗体の有無等）、血液製剤使用年月日時ならびに血液製剤の名称数量および血液型（ABO式、Rh式）を記載するものとする。

3）就業時間内の輸血用血液製剤の発注は検査課で行う。
(1) 血液請求箋を確認後、血液センターにFAXにて発注する。
　　血液製剤に応じた血液製剤発注票に発注者、納品場所、納品年月日、納品時間（午前午後のいずれかに○印）、包装、血液型、本数を記入し血液センターへFAXする
(2) 発注票は発注後血液製剤が来るまで輸血予定者のファイルに入れておく。

4）夜間、時間外の血液製剤の発注は各依頼病棟で行う（詳細は、輸血夜間・時間外・緊急時対応マニュアルを参照）。
(1) 夜間、時間外の場合は当番技師に連絡後、各病棟から血液センターへ血液を発注する。

2004年04月01日制定	わかば病院

第4編

文書番号		第9章　輸血実施手順マニュアル	ページ番号	5/17
			改訂番号	
			主管部門	検査課

3．血液製剤の受け取りと保管
1）就業時間内の血液の受け取りは検査課で行い、全血製剤・赤血球製剤は検査室の専用冷蔵庫の所定の場所に保管、新鮮凍結血漿は専用冷凍庫に保管、血小板製剤は検査室のローターに乗せゆっくり振とうさせる（詳細は血液製剤の保管・管理マニュアルを参照）。

2）夜間・時間外の血液の受け取りは受付で日当直者が行う。納品伝票に受け取り時間、氏名を記入しセンター配送者に返す。納品書の控えは検査室に保管する。製剤の保管は上記のとおりとする。

4．クロスマッチ実施（詳細は交差適合試験マニュアルを参照）
1）パイロットの製造番号シールを血液請求箋と輸血副作用チェック表、血液製剤貼付用紙の血液製剤No、ロット番号に1枚貼付する。血液請求箋は貼付したシールの下に赤ボールペンでロット番号を手書きする。輸血副作用チェック表は貼付横に同様に手書きする。

2）血液製剤貼付用紙に患者ID、氏名、血液型、製剤名を赤のマジックで記入する。

3）イントラサーバー内の検査室フォルダ→血算フォルダ→血液製剤管理簿とスクリーニングフォルダ内の血液製剤管理簿ファイルに患者ID、氏名、生年月日、住所、血液型、製剤名、単位、納品日、使用日（使用予定日）、ロット番号、発注者、保存番号を記入する。

4）抗体スクリーニングの結果は血液製剤管理簿とスクリーニングフォルダ内のスクリーニングファイルに記入する。
(1) 抗体スクリーニング陽性の場合
抗体スクリーニングが陽性に出た場合は三菱化学メディエンスに精査を依頼する。採血量、試験管、伝票等は三菱に確認する。
不規則抗体同定には日数がかかることを医師に連絡する。
結果が出たら抗体陰性の血液を依頼する。血液が入る日を確認し医師に連絡する。伝票は不規則抗体検出一覧ファイルに入れる。
(2) 不規則抗体同定不明で緊急の場合（詳細は輸血夜間・時間外・緊急対応マニュアルⅡ　緊急時の輸血参照）。
不規則抗体同定が間に合わず、緊急に輸血を必要とする患者には、ABO同型血を輸血し、救命後に溶血性副作用に注意しながら患者の観察を続ける。その場合、担当医師は救命後にその事由および予想される合併症について、患者またはその家族に理解しやすい言葉で説明し、同意書の作成に努め、その経緯を診療録に記載しておく。

5）患者血清または血漿は分離時にひげチューブで分離し、クロスマッチ終了後残りを冷凍庫で2年間保管する。ひげチューブには名前、日付、保存番号を記入する。それとは別にパイロット血液、患者血液を1カ月間冷蔵庫で保管する。

2004年04月01日	わかば病院

文書番号		第9章　輸血実施手順マニュアル	ページ番号	6／17
			改訂番号	
			主管部門	検査課

第4編

5．クロスマッチ終了
1）検査室より実施病棟へ電話連絡する。ホワイトボードに患者氏名、病棟名、輸血予定日、連絡済を記入する。
　　クロス実施日が輸血予定日と異なるときは輸血予定日に再度、電話連絡をする。
　　（2005.9.15より追加）

6．血液の出庫
1）検査室からクロス終了の連絡が来たら、看護師は血液バッグを受け取りにカルテを持って検査室へ取りに行く。輸血用血液製剤の検査室からの搬出は、原則として当日使用分のみとする。後日使用の場合は使用日時に合わせて検査室から実施病棟に連絡する。それまで血液バッグは検査室にて保管する。検査室の製剤専用保冷庫以外では保管しない。輸血用血液製剤は受け取り後速やかに使用する（RCCは1時間以内に使用開始、FFPは融解後3時間以内に投与完了）。

2）技師は血液型別に保管してある製剤を患者氏名、血液型等をイントラ内血液製剤管理簿で確認し、保冷庫から出庫する。

3）輸血バッグの受領は原則、クロスマッチ実施技師者と看護師が、以下の事項について一緒に確認する。
　　①検査技師が血液請求箋の患者氏名、病棟名、製剤名、血液型、数量、放射線照射の有無、製造番号、有効期限、交差適合試験の判定結果等を読み上げる
　　②看護師は技師が読み上げた患者情報がカルテと一致するか確認する。さらに血液請求箋と血液製剤貼付用紙の患者氏名、血液型、製剤名、製造番号等が同一か確認する。
　　③技師と看護師で外観の異常の有無、凝集の有無等血液バッグの確認をする。

4）血液バッグに血液製剤貼付用紙を貼り付ける。

5）技師、看護師は確認後、血液製剤請求箋の血液払出し確認者欄にサインする。

6）血液製剤の受領は原則として輸血を実施する病棟が行うこととする。透析で行う場合は透析看護師が、病棟で行う場合は病棟看護師が受領する。

7）注意点
⑴　血液製剤の搬送には、各製剤の適正温度を保つことのできる運搬容器を使用する。

⑵　赤血球製剤、血小板製剤、血漿製剤は保存温度が異なるため、同時に搬出するときには同じ容器に入れたり重ねたりしない。

⑶　1回1患者の徹底
　　輸血予定者が複数人いる場合は製剤、伝票確認時に同時に机に並べない。出庫時にも異なる容器に入れ出庫する。確認は患者ごとに製剤種類ごとに1回に1患者ずつ行う。

2004年04月01日制定	わかば病院

第４編

文書番号		第９章　輸血実施手順マニュアル	ページ番号	7／17
			改訂番号	
			主管部門	検査課

7．依頼病棟での血液製剤バッグの確認

1）医師

(1) 血液製剤バッグと血液請求箋の確認を行う（血液型、患者氏名、製造番号、製剤名、有効期限、放射線照射の有無、製剤外観）。
確認は患者ごとに製剤種類ごとに１回に１患者ずつカルテを見て行う。

(2) 血液製剤請求箋の確認医師欄にサインする。

2）看護師

(1) 輸血同意書・承諾書の確認をする。
(2) 看護師は、輸血準備時に血液製剤バッグ、カルテ、血液請求箋に記載してある患者情報、血液型、製剤名、製剤ロット番号、有効期限、交差適合試験の判定結果、放射線照射の有無、外観の異常の有無、凝集の有無、血液請求箋と血液製剤貼付用紙の患者情報の確認を２名で声を出して読み合わせ照合する。
(3) 輸血副作用チェック表の患者情報確認者欄にサインする。
(4) FFPを溶解するときは、複数患者のものを同時にしない。
(5) 照合時は他患者の輸血用血液バッグを同じテーブルに出して行わない。

照射赤血球濃厚液―LR（Ir-RCC-LR）の製剤ラベルの見方

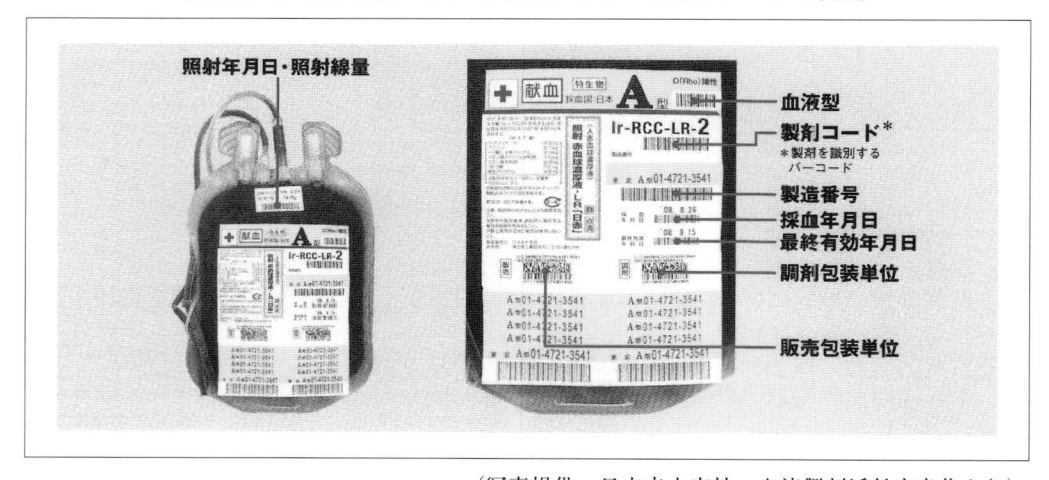

（写真提供：日本赤十字社　血液製剤添付文書集より）

2004年04月01日	わかば病院

文書番号	第9章　輸血実施手順マニュアル	ページ番号	8／17
		改訂番号	
		主管部門	検査課

第4編

Ⅱ．輸血実施手順
　②（輸血開始から終了まで）
看護師
1．患者・血液型確認
1）1人分のみをトレイに乗せる。
2）ベッドサイドにて再度、患者確認を行う。
3）カルテを用いてベッドネーム、血液型の確認を患者に見せながら声を出して2名の医療スタッフで読み合わせ確認する。
＊　患者が名前を名乗れる場合には患者自身に姓名を名乗ってもらい、本人確認を行う。リストバンドがある場合はリストバンドの患者情報も確認する。
＊　患者が名前を名乗れない場合にはリストバンドがある場合はリストバンドの患者情報を確認する。

2．輸血副作用チェック表にサイン
　　患者と血液バッグの血液型照合後、輸血副作用チェック表の患者および血液型確認者欄にサインする。

3．輸血前説明
　　患者に刺入部位の疼痛、気分不快、動悸、悪寒、胸痛、腹痛などの変化が見られた時は報告するよう説明する。

4．輸血開始
1）必要物品（輸血セット、駆血帯、肘枕、テープ、点滴スタンド、消毒綿）を用意し輸血を開始する。
2）輸血副作用チェック表の輸血開始時間に開始時間を記入する。
　　輸血方法については輸血用血液の取り扱いマニュアル（別紙）を参照する。

5．患者観察
1）輸血開始後5分間は患者の側を離れず状態を観察し、輸血副作用チェック表に記入する（最初の15分は1mL/kg/hr以下の速度で輸血）。
2）15分程度経過した時点で再度、患者の状態を観察し輸血副作用チェック欄に記入する。
3）輸血開始直後に自覚症状や理学的所見（発熱、悪寒など）の異常が認められた時は溶血性輸血副作用（HTR）が考えられ、原因としては輸血製剤の場合がある。<u>輸血開始直後は特に注意を払う必要がある。</u>
4）輸血副作用については輸血副作用・合併症の対処法を参照。
　　輸血副作用発生時には直ちに輸血を中止し担当医に連絡する。

2004年04月01日制定	わかば病院

第４編

文書番号		第９章　輸血実施手順マニュアル	ページ番号	9/17
			改訂番号	
			主管部門	検査課

6．輸血中
1）輸血副作用チェック表に従い観察を行う。
2）輸血の滴下速度を確認、指示どおりに行う。

7．輸血終了
1）輸血終了後、止血の確認をする。
2）輸血終了時に再度氏名、血液型を確認し輸血終了時間、輸血副作用チェック項目を記入する。全身状態の観察を行う。
3）使用した輸血ライン、バッグ等は医療廃棄物の箱に廃棄する。
4）不用となった血液製剤は病棟に保管せずに、直ちに検査室へ返却する。

8．輸血の記録（看護師）
1）指示簿に血液バッグの製造番号シールを剥がして貼る。
2）血液請求箋２枚目（依頼先用）をカルテに保管する。
3）血液請求箋３枚目（医事課用）を医事課へ提出する。
4）輸血副作用チェック表２枚目をカルテに保管する。
5）温度板を赤色で塗り、製剤名を記入する。

9．記録の保管（検査技師）
1）輸血終了後に血液請求箋と輸血副作用チェック表は検査控を検査室に返却する。検査室は今年のファイル入れに入れる。検査室は副作用の有無を確認する。
2）血液が使用期限を過ぎるなどの理由から破棄された場合は、血液破棄確認表に記入する。
3）血液製剤管理簿、スクリーニング結果は年ごとにファイルしＣＤにバックアップを取り保存する。血液製剤管理簿は20年間、その他の血液破棄確認表、血液請求箋、不規則抗体結果伝票は５年間保管する。
4）血液製剤請求箋は今年の交差適合試験済みファイル入れに入れ保管する。
輸血終了後、輸血副作用チェック表が検査室に返却されたら副作用の有無を血液発注一覧表に記入する。

2004年04月01日	わかば病院

文書番号		第9章　輸血実施手順マニュアル	ページ番号	10／17
			改訂番号	
			主管部門	検査課

Ⅲ　夜間、時間外の対応
1．夜間、時間外は呼び出し体制とする。
1）技師の呼び出し
　　夜間、休日等の時間外に輸血指示が出たら、依頼病棟は日当直者に技師の呼び出しを依頼する。日当直者は待機当番者の携帯呼び出しを行う。技師から連絡がきたら日当直者は電話を依頼病棟に回す。病棟は技師に輸血内容を連絡する。

2．検体と伝票提出
　　依頼病棟は患者クロス採血、血液製剤請求箋、輸血副作用チェック表を検査室へ提出する。

3．血液の発注
1）血液製剤発注票（製剤により伝票が異なる）に必要事項を記入。
　　＊記入事項
　　　　・発注者名
　　　　・納品場所は事務受付
　　　　・納品年月日
　　　　・納品時間の［　　　］に○印
　　　　・血液製剤包装（単位）
　　　　・ABO式血液型
　　　　・Rh式血液型
　　　　・製剤本数

2）血液センターへFAXする。
　　各依頼病棟から血液センターへ血液を発注する（群馬県赤十字血液センター）。

3）電話連絡
　　FAX後、血液センターに内容を電話連絡する。その後、日当直者へ納品場所が受付けであることを連絡。FAXした用紙は検査室で保管するので検査室に返却する。

4．血液受け取り
　　日当直者は血液が来たら納品伝票に受け取り時間、名前を記入しセンター配送者に返す。納品書の控えは検査室に保管する。血液製剤は全血製剤・赤血球製剤は検査室の専用冷蔵庫の所定の場所に保管、新鮮凍結血漿は専用冷凍庫に保管、血小板はPC振とう用ローターに乗せゆっくり振とうする。

2004年04月01日制定	わかば病院

第4編

文書番号		第9章　輸血実施手順マニュアル	ページ番号	11／17
			改訂番号	
			主管部門	検査課

夜間、時間外の血液発注フローチャート

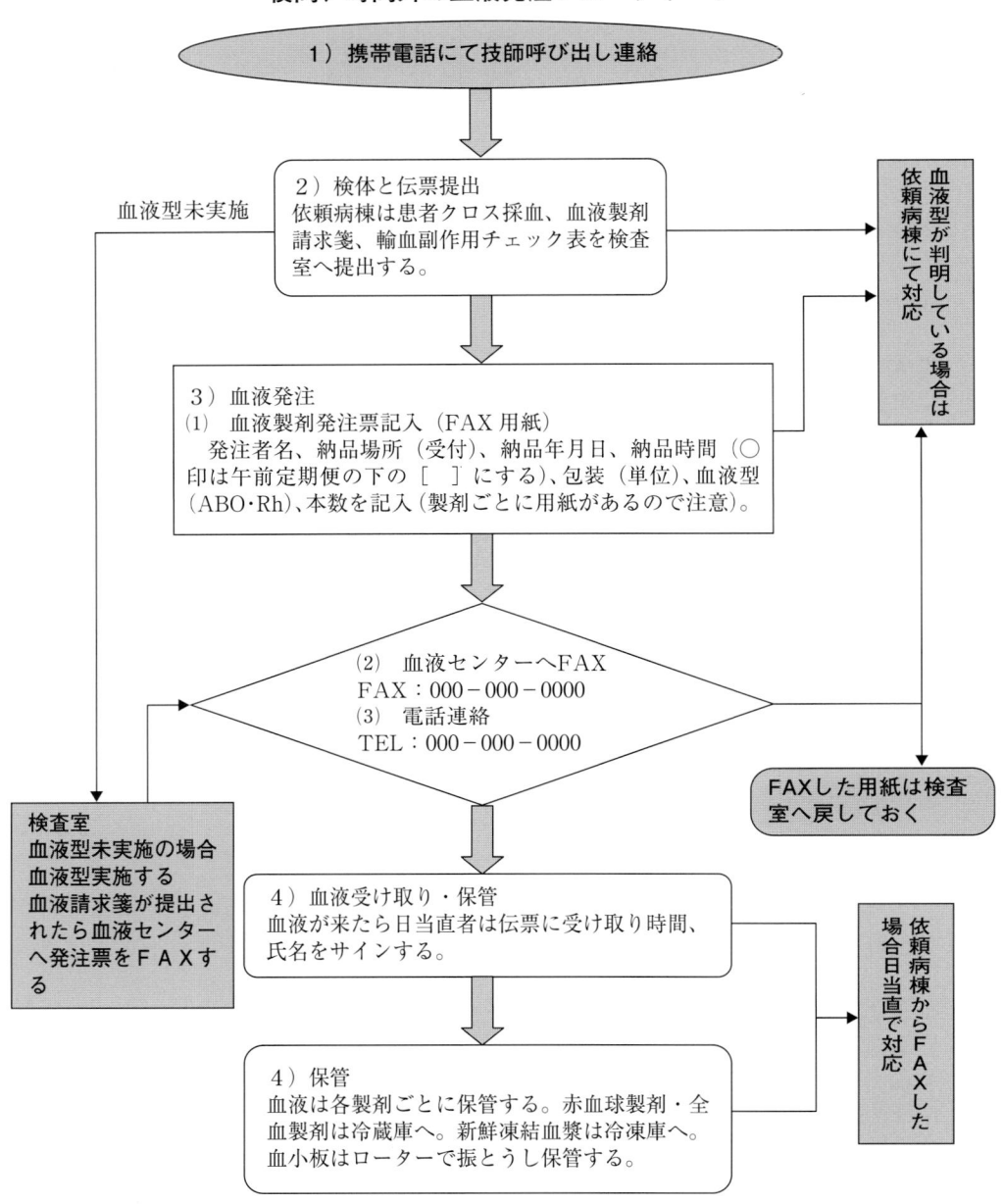

```
        ┌─────────────────────────────┐
        │ 1）携帯電話にて技師呼び出し連絡 │
        └─────────────┬───────────────┘
                      ↓
        ┌─────────────────────────────┐
        │ 2）検体と伝票提出              │
        │ 依頼病棟は患者クロス採血、血液製剤│──→ 血液型が判明している場合は
血液型未実施│ 請求箋、輸血副作用チェック表を検査│    依頼病棟にて対応
   ←─────│ 室へ提出する。                 │
        └─────────────┬───────────────┘
                      ↓
        ┌─────────────────────────────┐
        │ 3）血液発注                    │
        │（1）血液製剤発注票記入（FAX用紙）│
        │   発注者名、納品場所（受付）、納品│
        │ 年月日、納品時間（○印は午前定期便│
        │ の下の［　］にする）、包装（単位）、│
        │ 血液型（ABO・Rh）、本数を記入（製剤│
        │ ごとに用紙があるので注意）。    │
        └─────────────┬───────────────┘
                      ↓
              ◇─────────────────◇
             ╱（2）血液センターへFAX ╲
            ╱  FAX：000-000-0000    ╲
            ╲（3）電話連絡             ╱
             ╲  TEL：000-000-0000   ╱
              ◇─────────────────◇
                      │
                      ↓            FAXした用紙は検査
                                   室へ戻しておく
```

検査室
血液型未実施の場合
血液型実施する
血液請求箋が提出されたら血液センターへ発注票をFAXする

4）血液受け取り・保管
血液が来たら日当直者は伝票に受け取り時間、氏名をサインする。

依頼病棟からFAXした場合日当直で対応

4）保管
血液は各製剤ごとに保管する。赤血球製剤・全血製剤は冷蔵庫へ。新鮮凍結血漿は冷凍庫へ。血小板はローターで振とうし保管する。

2004年04月01日	わかば病院

文書番号		第9章　輸血実施手順マニュアル	ページ番号	12／17
			改訂番号	
			主管部門	検査課

第4編

輸血実施手順フローチャート

① オーダーからベッドサイドまで

医師
- 輸血同意書・承諾書の取得
- 血液請求箋記入（カルテ血算伝票にて血液型確認）

↓

看護師
- 指示受け看護師はカルテにて血液型確認
- 輸血指示確認
- 血液請求箋、輸血副作用チェック表提出
- クロス採血

↓

臨床検査技師
- 血液請求箋と血液型の確認
- 血液製剤発注（血液センターへFAX）
- 夜間・休日の発注は依頼病棟で行う
- 血液製剤受け取り（夜間は受付）
- クロスマッチ実施

↓

臨床検査技師／看護師
- 血液製剤出庫（技師・看護師）2名　看護師はカルテを持参する
- 血液製剤管理簿でバッグ、伝票を確認

↓

医師
- 血液製剤バッグと血液請求箋の確認
- 製剤種類ごとに1回に1患者ずつカルテを見て行う

↓

看護師
- 輸血同意書・承諾書の確認
- 血液製剤バッグ、カルテ、血液請求箋、血液型、製剤名、製剤ロット番号、有効期限、交差適合試験の判定結果、放射線照射の有無、外観の異常の有無、凝集の有無、血液製剤貼付用紙の確認
- 輸血副作用チェック表の患者情報確認者欄にサイン

↓

看護師
- 輸血実施（ベッドサイドへ）

② 輸血開始から終了まで

看護師
- ベッドサイドで患者確認
- カルテにて患者氏名、血液型確認（2名で）

↓

- 患者と血液バッグの血液型照合
- 輸血副作用チェック表記入サイン

↓

- 副作用について輸血前に患者に説明
- 輸血前チェック表記入

↓

- 輸血開始　チェック表に開始時間記入

↓

- 輸血中患者観察
- チェック表記入（前・5分・15分・終了時）

↓

- 輸血終了時に患者氏名、血液型を再度確認
- 全身状態確認

↓

- 血液請求箋、副作用チェック表返却を検査室へ返却

↓

- 指示簿に血液バッグの製造番号シールを剥がして貼る
- 血液請求箋、副作用チェック表2枚目をカルテ

↓

検査室
- 副作用記録確認
- 記録保管

2004年04月01日制定	わかば病院

第4編

文書番号		第9章　輸血実施手順マニュアル	ページ番号	14／17
			改訂番号	
			主管部門	検査課

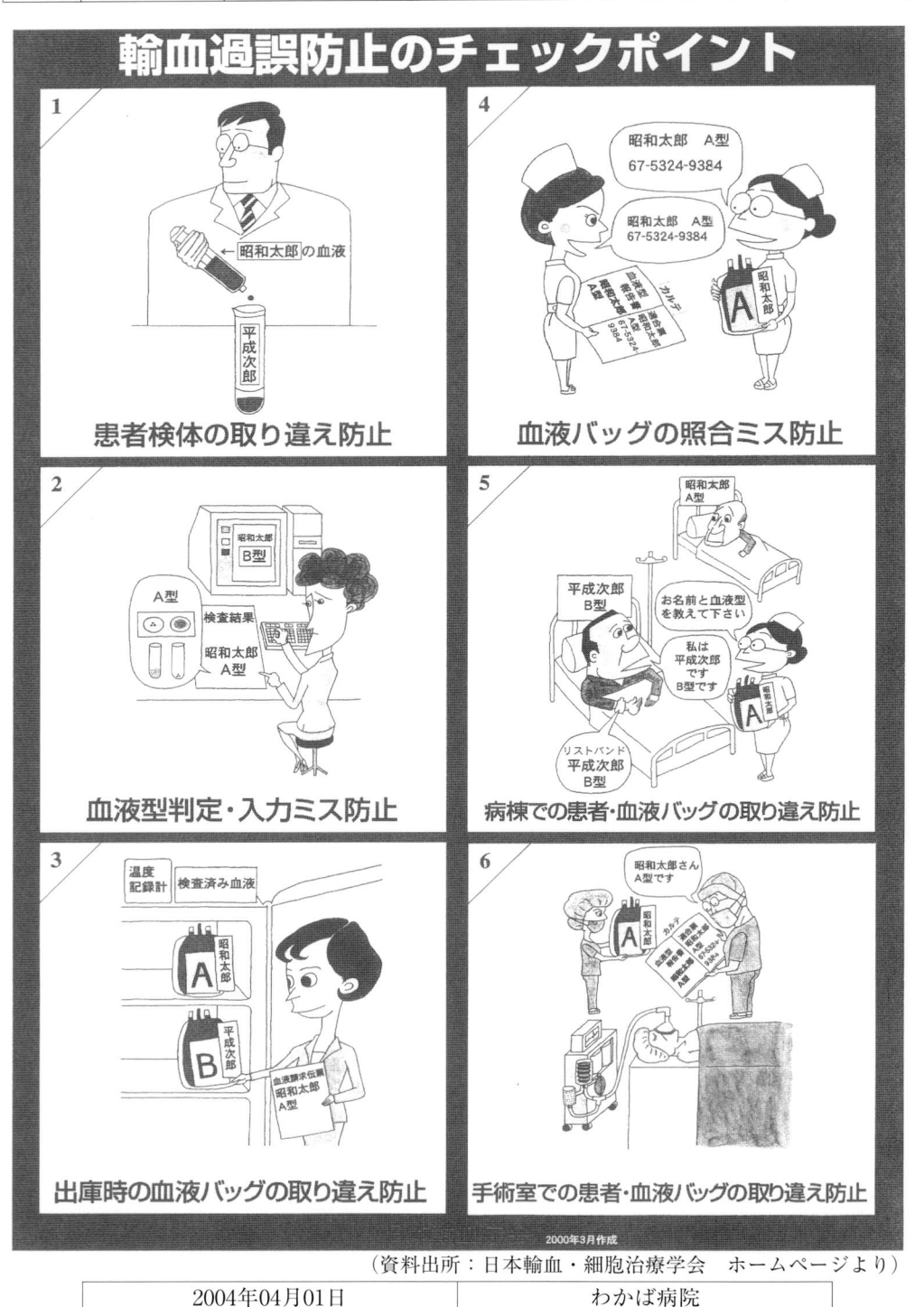

輸血過誤防止のチェックポイント

1 患者検体の取り違え防止

2 血液型判定・入力ミス防止

3 出庫時の血液バッグの取り違え防止

4 血液バッグの照合ミス防止

5 病棟での患者・血液バッグの取り違え防止

6 手術室での患者・血液バッグの取り違え防止

2000年3月作成

（資料出所：日本輸血・細胞治療学会　ホームページより）

2004年04月01日	わかば病院

第4編

文書番号		第9章 輸血実施手順マニュアル	ページ番号	15／17
			改訂番号	
			主管部門	検査課

血液製剤発注票

コード：＿＿＿＿＿＿＿＿＿＿

医療機関名：　**わかば病院**

発注者：＿＿＿＿＿＿＿＿＿＿

納品場所：＿＿＿＿＿＿＿＿＿＿

納品年月日：平成　　年　　月　　日（　　）

納品時間：　［　］午前定期便　　［　］午後定期便
　　　　　　［　　　　］

定期便以外はお電話にてご相談下さい。

供給課直通電話：　000-000-0000

発注専用FAX：　000-000-0000

輸血用血液製剤を発注します。

血液センター　使用欄

受注日時：平成　年　月　日　　：			
受注者印：	入力者印：	受注入力確認者印：	
外観確認者：	出庫者印：	起票者印：	確認者印：　　梱包者印：

医療機関様　使用欄							血液センター　使用欄
製剤名（略号）		包装	ABO型	Rh型	本数	特記事項	受注No.
照射（Ir）	RCC -LR						
	RCC -LR						
	RCC -LR						
	RCC -LR						

製剤名ごとの発注にご協力をお願いします。
予約発注（特に因子指定血、Rh陰性血）にご協力下さい。
包装には、略号の1（200mL由来）2（400mL由来）のいづれかをご記入下さい。

2004年04月01日制定	わかば病院

第4編

文書番号		第9章　輸血実施手順マニュアル	ページ番号	16／17
			改訂番号	
			主管部門	検査課

輸血副作用チェック表（検査控）

患者ID：

氏　名：

生年月日：　　　　　　　M　F

依頼元　　　　　　　　　　　　　　輸血実施者　　　　　　／

施行日　年／月／日	／	／		
血液型	A　　B　　O　　AB　　Rh（　　）			
製剤名	Ir-RCC　・　Ir-WRC　・　Ir-PC　・　FFP			
製剤No.				
有効期限	年	月	日	時
患者情報確認者				
患者及び血液型確認者				
出庫時間・透析受領時間	時　　　分		時　　　分	
輸血開始時間	時　　　分			
観察項目＼チェック時間	輸血前	5分	15分	終了時
脈拍・体温	・	・	・	・
血圧	／	／	／	／
悪感・戦慄	有・無	有・無	有・無	有・無
掻痒感・かゆみ	有・無	有・無	有・無	有・無
発赤・顔面紅潮	有・無	有・無	有・無	有・無
発疹・蕁麻疹	有・無	有・無	有・無	有・無
呼吸困難	有・無	有・無	有・無	有・無
喘鳴・チアノーゼ	有・無	有・無	有・無	有・無
悪心・嘔吐	有・無	有・無	有・無	有・無
胸痛・腰痛・腰背部痛	有・無	有・無	有・無	有・無
頭痛・頭重感	有・無	有・無	有・無	有・無
動悸・頻脈	有・無	有・無	有・無	有・無
血管痛	有・無	有・無	有・無	有・無
意識障害	有・無	有・無	有・無	有・無
顔面蒼白	有・無	有・無	有・無	有・無
気分不快	有・無	有・無	有・無	有・無
血色素尿	有・無	有・無	有・無	有・無
その他（　　　　）	有・無	有・無	有・無	有・無
チェック時間	時　　分	時　　分	時　　分	時　　分
確認者サイン				
確認者サイン				
輸血終了時間	時　　　分			

コメント記入欄

2004年04月01日	わかば病院

文書番号		第9章　輸血実施手順マニュアル	ページ番号	17／17
			改訂番号	
			主管部門	検査課

第4編

血液請求箋（検査控）　　A

依頼医師名				
患者血液型		型	Rh(	)
輸血予定日	年	月	日	時
依頼部署	外来	2F	3F	( )HD
妊娠歴	有		無	不明
輸血歴	有		無	不明
最終輸血日	年	月	日	不明
副作用歴	有		無	不明
不規則抗体	有		無	不明

請求血液製剤名

赤血球濃厚液－LR	（Ir-RCC-LR）	単位	本
洗浄赤血球－LR	（Ir-WRC-LR）	単位	本
濃厚血小板	（Ir-PC）	単位	本
新鮮凍結血漿	（FFP）	単位	本

交差適合試験（クロスマッチ）

血液製剤No	生食法		クームス法		施行者	判定日
	主試験	副試験	主試験	副試験		
						／　　／
						／　　／
						／　　／
直接クームス／解離試験	(	) ／	(	)		／　　／
IgG　／　C3	(	) ／	(	)		／　　／
抗体スクリーニング	(		)			／　　／
不規則抗体	(		) 抗体			／　　／

1．血液発注者　　　　　　　　　　4．クロス採血者
2．血液受取者　　　　　　　　　　5．血液払出し確認者　　　／
3．指示受け者　　　　　　　　　　6．確認医師名

コメント記入欄

2004年04月01日制定　　　　　わかば病院

第4編

文書番号		輸血拒否患者対応手順マニュアル	ページ番号	1／6
			改訂番号	
			主管部門	検査課

改訂番号	改訂年月日	改訂内容	作成	確認	承認
制定	2010年04月01日		仁司	島田	南雲

2010年04月01日制定	わかば病院

文書番号		第10章　輸血拒否患者対応手順マニュアル	ページ番号	3／6
			改訂番号	
			主管部門	検査課

第4編

はじめに
　2008年2月、日本輸血・細胞治療学会、日本麻酔科学会、日本小児科学会、日本産婦人科学会および日本外科学会の輸血治療に関与する5学会合同で「宗教的輸血拒否に関するガイドライン」が示された。本ガイドラインは過去の宗教的輸血拒否に関係する判例等を考慮しつつ、年齢や医療に対する判断能力等を考慮したものである。特に15歳未満または医療に対する判断能力がない場合に、法的手段により輸血実施を可能とするなど画期的なものである。本マニュアルは「宗教的輸血拒否に関するガイドライン」を基本とし、宗教的拒否以外のその他の輸血拒否患者も含め、受け入れに関する取り決め、手順および用語等の定義の後、年齢別・自己決定能力の有無に区分し対応を示した。

1．目的
　　本マニュアルは宗教的な輸血拒否患者およびその他の理由による輸血拒否患者における診療を円滑に行うために作成した。

2．輸血拒否患者の受け入れ
1）患者が輸血拒否患者であることは受診前に分かっている場合と受診後に判明する場合がある。受診前に分かっている場合も救急隊により知らされる場合と、紹介先の医療機関より知らされる場合がある。救急隊により知らされた場合、最大限の無輸血治療を実施することを医師より患者およびその家族に説明した後に受け入れる。紹介先の医療機関より知らされた場合、治療上輸血が必要となる可能性があれば、原則として輸血の同意が得られた後に受け入れる。

2）紹介患者の受け入れに関する取り決め
　　他の医療機関からの紹介患者で、輸血が必要となる可能性があるにも関わらず輸血を拒否する患者に関しては、原則として輸血の同意が得られた後に受け入れる。

3）受診後に判明した場合
　　患者自身が申告、患者が輸血拒否カードを携帯しているおよび家族等が申告する場合。

3．輸血療法とインフォームド・コンセント
　　患者およびまたはその家族が理解できる言葉で、輸血療法に関わる以下の項目、すなわち
　　（1）　輸血療法の必要性。
　　（2）　使用する血液製剤の種類と使用量。
　　（3）　輸血に伴うリスク。
　　（4）　副作用・感染症救済制度と給付の条件。
　　（5）　感染症検査と検体保管。
　　（6）　投与記録の保管と遡及調査時の使用。
　　（7）　その他、輸血療法の注意点。
　　を十分説明する。

4．輸血の同意の努力
　　上記を十分に説明し、患者本人より輸血の同意を得るよう最大限の努力を行う。一連の説明は文章として必ず記録する。時間的制限の中、最大限の努力を行っても通常の輸血の同意が得られない場合、本マニュアルを使用し対処する。

2010年04月01日制定	わかば病院

第4編

文書番号		第10章　輸血拒否患者対応手順マニュアル	ページ番号	4／6
			改訂番号	
			主管部門	検査課

5．本マニュアル使用における手順および用語等の定義
　（1）　自己決定能力の有無の判断および以下の1）～2）の判断は複数の医師により行う。自己決定能力があるとは医療に対する適切な判断ができる状態を指す。

　（2）　親権者とは未成年者（20歳未満の婚姻をしたことがない者）に対し、親権を行う者を指す。通常は父母が親権者となるが、親権者がないときは未成年後見人がそれに当たる。

　（3）　本マニュアルは緊急性がない、あるいは低い場合や転送可能な症例では「宗教的輸血拒否に関するガイドライン」に沿って転院勧告を可能とする。

　（4）　本マニュアルの基準に該当しないなど判断に苦慮する場合は院長を議長とする緊急会議において判断するものとする。

　（5）　免責証明書および輸血同意書の署名該当者と優先順位は、①本人、②配偶者、③親権者、④2親等以内の親族の順とする。

　（6）　患者および家族への説明は可能な限り文書にて保存する。

　（7）　成年後見人等、本マニュアルに記載のないものに対する対応は適宜行うものとする。

6．輸血実施に関する基本方針

1）患者が18歳以上で医療に関する判断能力があると考えられる人の場合（なお、医療に関する判断能力は担当医を含めた複数の医師によって評価する）。

（1）患者が拒否を続け、無輸血治療を最後まで望む人の場合、患者は、医療側に本人署名の「免責証明書」（別紙）を提出する。
（2）医療側は無輸血治療が難しいと判断した場合、医療側は、患者に早めに転院を勧告する。

2）患者が18歳未満、または医療に関する判断能力がないと判断される場合。

（1）患者が15歳以上で医療に関する判断能力がある場合。
　①　親権者は輸血を拒否するが、患者が輸血を希望する場合、患者に輸血同意書を提出するよう促す。
　②　親権者は輸血を希望するが、患者が輸血を拒否する場合、医療側は、最終的に必要な場合には、親権者から輸血同意書を提出してもらい輸血を行う。
　③　親権者と患者の両者が輸血拒否する場合、18歳以上に準ずる。
（2）患者が15歳未満、または医療に関する判断能力がない場合
　①　親権者の双方が拒否する場合
　　医療側は、親権者の理解を得られるように努力し、なるべく無輸血治療を行うが、最終的に輸血が必要になれば、輸血が行なえるよう努力する。親権者の同意がまったく得られず、むしろ治療行為が阻害されるような状況においては、児童相談所に虐待通告し、児童相談所で一時保護のうえ、児童相談所から親権喪失を申し立て、併せて親権者の職務停止の処分を受け、親権代行者の同意により輸血を行う。

2010年04月01日制定	わかば病院

文書番号		第10章　輸血拒否患者対応手順マニュアル	ページ番号	5／6
			改訂番号	
			主管部門	検査課

② 親権者の一方が輸血に同意し、他方が拒否する場合
　　親権者の双方の同意を得るよう努力するが、緊急を要する場合などには、輸血を希望する親権者の同意に基づいて輸血を行う。
以上の要点は宗教的輸血拒否患者フローチャートに示す。

輸血同意書・免責証明書のフローチャート

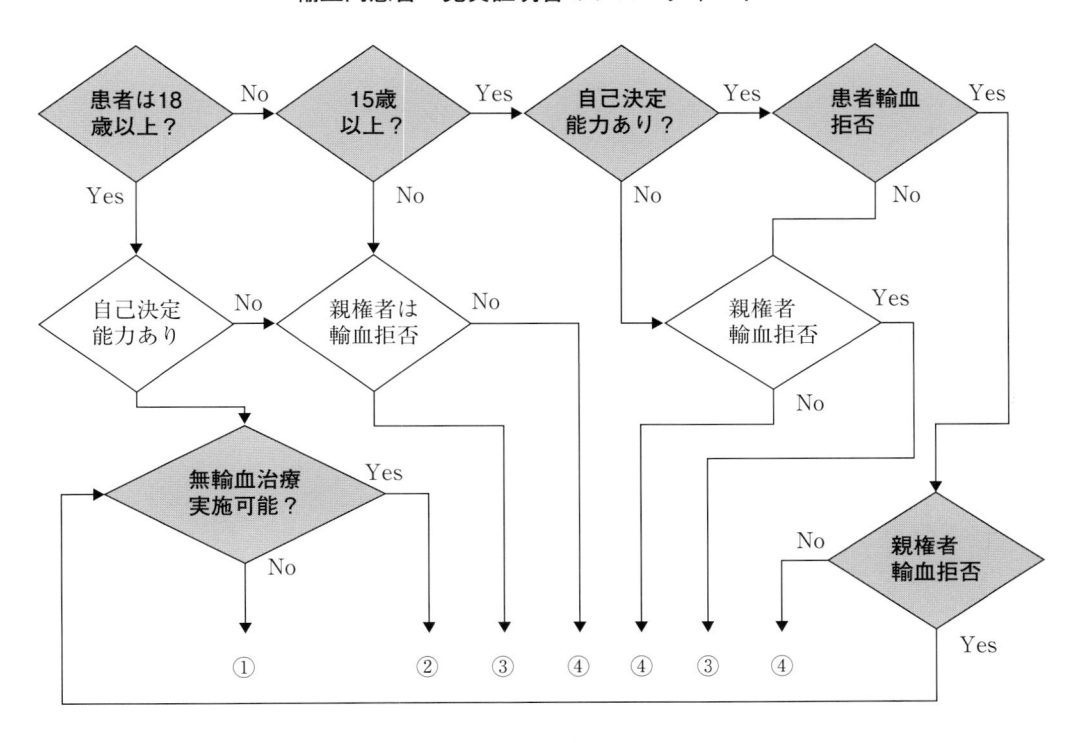

①転院勧告
②免責証明書提出
③15歳以上なら輸血同意書
　転院勧告
　なるべく無輸血、最終的に輸血
　親権喪失の裁判所への申し立て
④輸血同意書提出

7．補足事項
　　さまざまな判断は必ず責任のある複数の医師により行う。自己決定能力があるとは医療に対する適切な判断ができる状態を指す。

2010年04月01日制定	わかば病院

第4編

文書番号		第10章　輸血拒否患者対応手順マニュアル	ページ番号	6／6
			改訂番号	
			主管部門	検査課

輸血拒否と免責に関する証明書（例）

（処置、手術など）について

　　　　　　　　　　　　　　　　　説明日　　年　　月　　日
　　　　　　　　　　　　　　　　　説明者
　　　　　　　　　　　　　　　　　　　　　　　　　　　　科
　　　　　　　　　　　　　担当医（署名）＿＿＿＿＿＿＿＿＿＿
　　　　　　　　　　　　　医師名（署名）＿＿＿＿＿＿＿＿＿＿

わかば病院長殿

　私は、私の健康と適切な治療のため、以下の種類の血液製剤を、以下のように輸血する可能性や必要性があることについて説明を受けました。
（血液製剤の種類に○をする。投薬量等具体的に記入）

全血製剤：・人全血液—LR（WB-LR）　・照射人全血液—LR（Ir-WB-LR）
赤血球製剤：・赤血球濃厚液—LR（RCC-LR）　・照射赤血球濃厚液—LR（Ir-RCC-LR）
　　　　　　・洗浄赤血球—LR（WRC-LR）　・照射洗浄赤血球—LR（Ir-WRC-LR）
血漿製剤：・新鮮凍結血漿—LR（FFP-LR）　・新鮮凍結血漿（FFP）
血小板製剤：・濃厚血小板(PC)・照射濃厚血小板(Ir-PC)・濃厚血小板HLA(PC-HLA)
その他の製剤（　　　　　　　　　）投与量：　　単位　投与日：　　年　　月　　日

　しかしながら、私は（信仰上の理由、その他の理由）に基づき、輸血を拒否することに関連して、私の生命や健康にどのような危険性や不利益が生じるとしても、輸血を使用しないよう依頼いたします。

　私は、輸血を拒んだことによって生じるいかなる事態に対しても、担当医を含む関係医療従事者および病院に対して、一切責任を問いません。

　なお、私が拒む輸血には（○で囲む）、全血、赤血球、白血球、血小板、血漿、自己血（術前貯血式、術中希釈式、術中回収式、術後回収式）、血漿分画製剤（アルブミン、免疫グロブリン、凝固因子製剤、その他＿＿＿＿＿＿＿＿＿＿＿＿＿）があります。
　輸液や血漿増量剤による処置は差し支えありません。

　　　　　　　　　　　　　　　　　　　署名日　　年　　月　　日
患　者　氏　名（署名）＿＿＿＿＿＿＿＿＿＿
代理人氏名（署名）＿＿＿＿＿＿＿＿＿＿　患者との続柄＿＿＿＿＿＿

（資料出所：日本輸血・細胞治療学会　ホームページより）

2010年04月01日制定	わかば病院

第4編

文書番号		輸血事故防止マニュアル	ページ番号	1／8
			改訂番号	
			主管部門	検査課

改訂番号	改訂年月日	改訂内容	作成	確認	承認
制定	2004年04月01日		大川	若松	若松
改訂	2009年04月01日	リストバンドの確認（追加）	〃	島田	南雲
〃	2009年09月01日	輸血取り違え防止のチェックポイント	〃	〃	〃

2004年04月01日制定	わかば病院

第4編

文書番号		第11章　輸血事故防止マニュアル	ページ番号	3/8
			改訂番号	
			主管部門	検査課

1．適正な輸血療法の選択
1）患者の病態を考慮して、効果と危険性の比較のもとに、適正な治療法の選択を行うこと。

2．輸血の説明と同意書・承諾書の取得
1）担当医は輸血の前に、輸血の必要性、リスク等について患者（または家族）に十分に説明し理解を得るよう、インフォームド・コンセントを行い、一連の輸血を行うごとに、承諾を得る。承諾を得たうえで輸血同意書・承諾書に署名をもらう。

3．患者血液の採血（血液型検査・交差適合試験等）・輸血血液の申し込み
1）検査用血液の採血時には患者と検体容器の確認をする。患者名の確認をし、ラベルに印字されている内容と照合確認する。
2）血液型・クロスマッチ用検体容器には患者氏名を所定のラベルに記載し、はがれないうに貼付し、血液型・クロスマッチ用検体であることを明示する。
3）トレイには1人分の検体しか乗せない。
4）クロスマッチ用検体の採血は血液型用検体とは別の時に実施する。
5）採血は1回に1人ずつ実施する（一度に複数の患者の採血を行ってはならない）。
　また、緊急時にクロスマッチ用検体と血液型用検体を1回で採血する場合にも他の患者の採血を同時に行わない。
6）採血直後に再度、ラベルと患者名を照合して確認しながら、試験管に分注する。
7）輸血血液製剤の申し込みは、担当医が患者情報、血液型を必ずカルテで確認し血液請求箋に記入後、検査室へ提出する。
　　＊採血時注意点
　　＊患者が名前を名乗れる場合：患者自身に姓名を名乗ってもらい、本人確認を行う。リストバンドがある場合はリストバンドの患者情報も確認する。
　　＊患者が名前を名乗れない場合：リストバンドがある場合はリストバンドの患者情報を確認する。リストバンドがない場合はカルテを用い、患者確認を行う。

4．血液型
異型輸血防止のため血液型は必ず実施する。
1）血液型は患者の申告のみでなく、必ず輸血までに検査を実施する。
2）患者申告の血液型と検査結果が異なる場合は必ず再検査を行う。
3）血液型判定は技師2名で確認し、結果をろ紙に残しておく。1名の場合にはスライドグラス法も実施する。
4）血液型の結果はノートとろ紙を確認しながら血液製剤管理簿に入力する。
5）血液型検査結果は入院診療録のデータ貼付紙に貼付する。
6）医師は血液型判定結果とカルテの患者氏名が一致していることを確認する。
7）技師は血液請求箋に記載されている血液型を血液製剤管理簿にて確認してから血液製剤発注票に記入し、センターに請求する。
8）夜間・時間外に技師1名で緊急輸血の対応を行う場合、血液型検査は2回行うこととする。

2004年04月01日制定	わかば病院

文書番号	第11章　輸血事故防止マニュアル	ページ番号	4/8
		改訂番号	
		主管部門	検査課

5．輸血の保管
1）赤血球製剤は専用の保冷庫の血液型別トレイに入れて保管する（詳細は血液製剤保管管理マニュアル参照）。

6．輸血用血液バッグの受領
1）技師は血液型別に保管してある製剤を出庫し、患者氏名、血液型を確認する。輸血用血液製剤の検査室からの搬出は、原則として当日使用分のみとする。それ以外の余分な血液製剤を検査室以外で保管しない。輸血用血液製剤は受け取り後速やかに使用する。
2）輸血バッグの受領は原則、検査クロスマッチ実施技師者と看護師が、以下の事項について声を出して一緒に確認する。
　検査技師が・血液製剤貼付用紙、血液製剤請求箋に記載してある患者姓名、病棟名、血液型、製剤名、数量、製剤ロット番号、有効期限、交差適合試験の判定結果、放射線照射の有無を読み上げ、技師と看護師で外観の異常の有無、凝集の有無等血液バッグの確認をする。さらに、血液請求箋と血液製剤貼付用紙の患者氏名、血液型、製剤名、製造番号、数量が一致し有効期限内であることを確認する。
3）払い出し者および受領者名の記載等
　血液製剤を検査室から出庫する際に技師、看護師は確認後、血液製剤請求箋の血液払い出し確認者欄にそれぞれ氏名を記入する。
4）血液バッグに血液製剤貼付用紙を貼り付ける。
5）赤血球製剤、血小板製剤、血漿製剤は保存温度が異なるため、同時に搬出するときには同じ容器に入れたり重ねたりしない。
6）1回1患者の徹底
　輸血予定者が複数人いる場合は製剤、伝票確認時に同時にテーブルに並べない。出庫時にも異なる容器に入れ出庫する。確認は患者ごとに製剤種類ごとに1回に1患者ずつ行う。
7）血液製剤の受領は原則として輸血を実施する病棟が行うこととする。透析で行う場合は透析看護師が、病棟で行う場合は病棟看護師が受領する。
8）血液製剤の搬送には、各製剤の適正温度を保つことのできる運搬容器を使用する。

7．期限の厳守
1）洗浄赤血球は製剤調製後24時間以内、解凍赤血球は製剤調整後12時間以内、解凍新鮮凍結血漿は融解後3時間以内、赤血球製剤は出庫後1時間以内に使用する。
2）各輸血用製剤の有効期限に留意する。

8．血液の加温・冷却
1）血液製剤は適正な方法で保存する。検査室以外での保存はしない。
2）血液製剤は過剰に加温あるいは冷却しない。
3）赤血球は40℃以上の加温および0℃以下の凍結融解で溶血を起こす。したがって赤血球製剤は高速輸血、新生児交換輸血、重症寒冷自己免疫性溶血性貧血の場合以外は加温しない。また冷凍庫に保管してはならない。
4）新鮮凍結血漿の血漿成分は60℃以上の加温で蛋白変性する一方、融解温度が過度

2004年04月01日制定	わかば病院

第4編

文書番号		第11章　輸血事故防止マニュアル	ページ番号	5／8
			改訂番号	
			主管部門	検査課

に低いとクリオグロブリンが抽出する。したがって、新鮮凍結血漿製剤は含まれる凝固因子等血漿蛋白の活性を維持するため、30〜37℃の温度で解凍し、解凍後は速やか（3時間以内）に使用する。
5）新鮮凍結血漿の解凍は温度計で30〜37℃であることを確認した恒温槽で、ビニール袋に包んだまま行う。
6）凍結状態では破損に注意し慎重に取り扱う。
7）解凍後は再凍結しない。

9．血液への補液混合
1）生理食塩水以外の輸液は使用しない。
2）血液製剤はそれぞれ単独で投与する。

10．輸血の準備
1）輸血同意書・承諾書の確認をする。
2）輸血の準備・実施は1回1患者ごとに施行する。複数の患者の輸血をまとめて準備したり患者から患者へ続けて輸血してはならない。
3）看護師は、輸血準備時に血液製剤バッグ、カルテ、血液製剤請求箋に記載してある患者情報、血液型、製剤名、製剤ロット番号、有効期限、交差適合試験の判定結果、放射線照射の有無、外観の異常の有無、凝集の有無、血液バッグと貼付用紙の患者情報の確認を2名で声を出して読み合わせする。
4）FFPを溶解するときは、複数患者のものを同時にしない。
9）確認時は他患者の輸血用血液バッグを同じテーブルに出さない。

11．輸血副作用の予防と対策
1）凝集魂が輸注されるのを予防する目的で、輸血用フィルター付セットを用いる。
2）輸血を介したウイルス感染を防止するために、核酸増幅法で検査済みの赤十字血液を使用する。

12．輸血の開始
1）1人分のみをトレイに乗せる。
2）ベッドサイドにて再度、患者確認を行う。
　　ベッドネーム、血液型の確認を患者さんに見せながら声を出して2名の医療スタッフで読み合わせ確認する。
・患者が名前を名乗れる場合：患者自身に姓名を名乗ってもらい、本人確認を行う。リストバンドがある場合はリストバンドの患者情報も確認する。
・患者が名前を名乗れない場合：リストバンドがある場合はリストバンドの患者情報を確認する。リストバンドがない場合はカルテを用い、患者確認を行う。
3）医師が最終確認する。
4）すべての照合確認が完了したら、輸血を開始する。
5）準備から実施までは同一看護師が行う。

2004年04月01日制定	わかば病院

文書番号		第11章　輸血事故防止マニュアル	ページ番号	6／8
			改訂番号	
			主管部門	検査課

13. 輸血中
1）<u>輸血開始後5分間は患者の側を離れず状態を観察する</u>（最初の15分間は1 mL/kg/hr以下の速度で輸血）。15分経過した時点で再度患者の状態を確認する。
2）輸血開始直後に自覚症状や理学的所見（発熱、悪寒など）の異常が認められた時は溶血性輸血副作用（HTR）が考えられ、原因としては輸血製剤の場合がある。HTRを完全に防ぐことは不可能であり、たとえ交差適合試験が合格したとしても起きる可能性があるが、最も多い原因は<u>患者の取り違え</u>である。<u>輸血開始直後は特に注意を払う必要がある。</u>

14. 不適合輸血時の対処法
不適合輸血の対処法については輸血副作用・合併症の対処法マニュアルを参照する。

15. 輸血終了時
1）輸血終了後、止血の確認をする。
2）輸血終了時に再度氏名、血液型、を確認し輸血終了時間、輸血副作用チェック項目を記入する。全身状態の観察を行う。
3）使用した輸血ライン、バッグ等は医療廃棄物の箱に廃棄する。
4）血液バッグの製造ロット番号シールをはがして、指示簿に貼って輸血実務および副作用の有無に関して記載する。
5）不用となった血液製剤は病棟に保管せずに、直ちに検査室へ返却する。

16. 時間外輸血検査体制
輸血夜間・時間外・緊急時対応マニュアルの項を参照する
1）時間外は当番呼び出し体制とする。

2004年04月01日制定	わかば病院

第4編

文書番号		第11章　輸血事故防止マニュアル	ページ番号	7／8
			改訂番号	
			主管部門	検査課

取り違え防止のチェックポイント
　　1．患者検体の取り違え防止。
　　2．血液型判定・入力ミス防止。
　　3．出庫時の血液バッグの取り違え防止。
　　4．血液バックの照合ミス防止。
　　5．病棟での患者・血液バッグの取り違え防止。
　　6．手術室での患者・血液バッグの取り違え防止。

```
[医師]
   ↓
輸血指示
血液型確認
   ↓
<血液型結果有り、無し？>──なし──→ 血液型指示 ──→ [看護師]
   │あり                                              ↓
   ↓                                          ・試験管ラベル
血液請求箋記入 ←──────┐                    ・患者本人確認OK？
   ↓                    │                            │yes
<・請求箋              検査室                        ↓
 ・カルテ・氏名            ↓                  クロス・血液型採血
 ・血型同一OK？>──no──→ 血液型実施              ↓
   │yes                  結果報告              ・患者本人
   └────→              ↓                    ・伝票
              <・請求箋血液型                 ・検体ラベル同一OK？
               ・PC血液型確認 ←──yes────────┘
               ・血液型同一OK？>
                       │yes
                       ↓
              <・血液請求箋
               ・製剤発注伝票
               ・血液型、製剤等同一OK？>
                       │yes
                       ↓
              血液センターに製剤発注
```

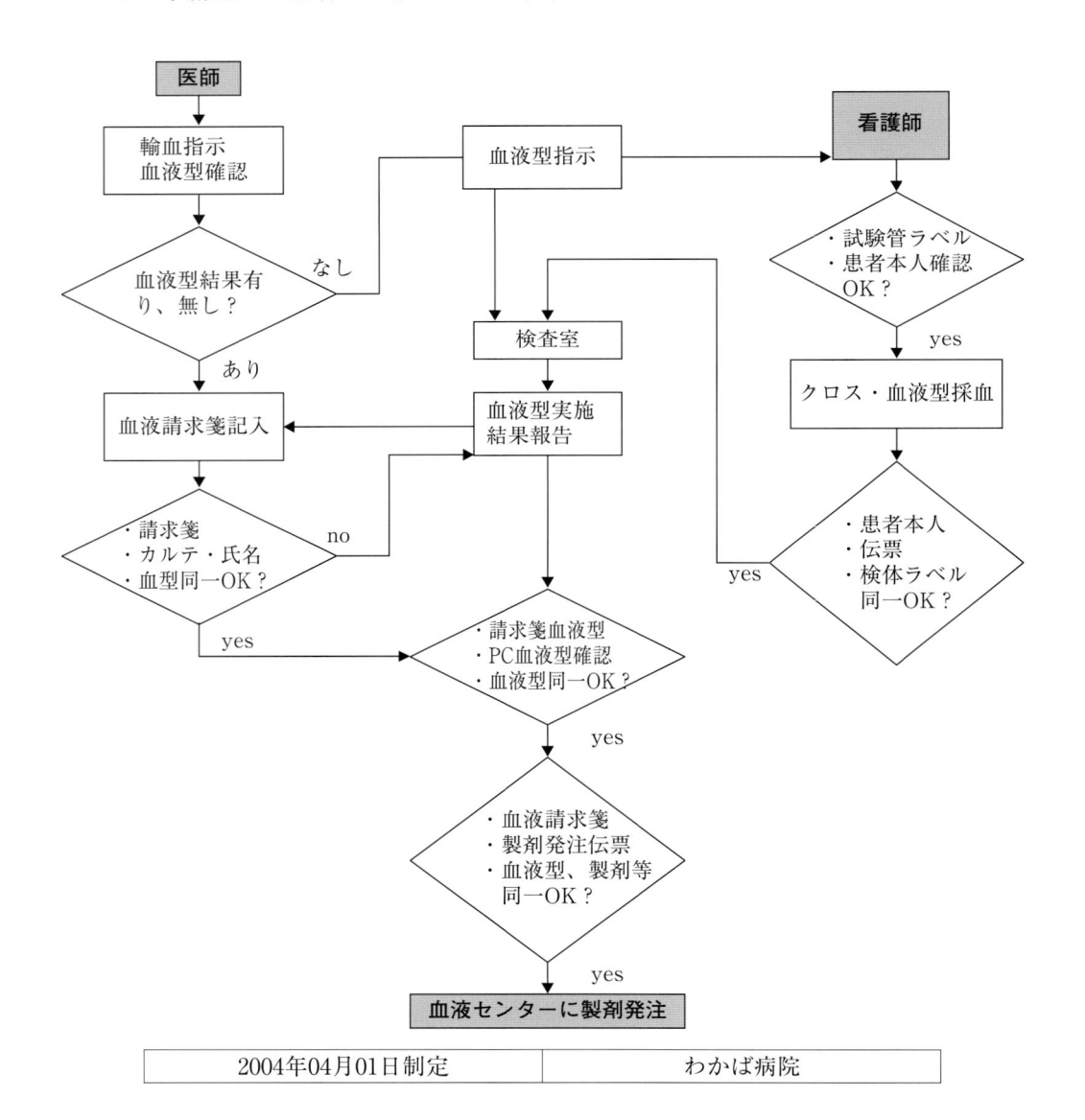

2004年04月01日制定	わかば病院

文書番号		第11章　輸血事故防止マニュアル	ページ番号	8／8
			改訂番号	
			主管部門	検査課

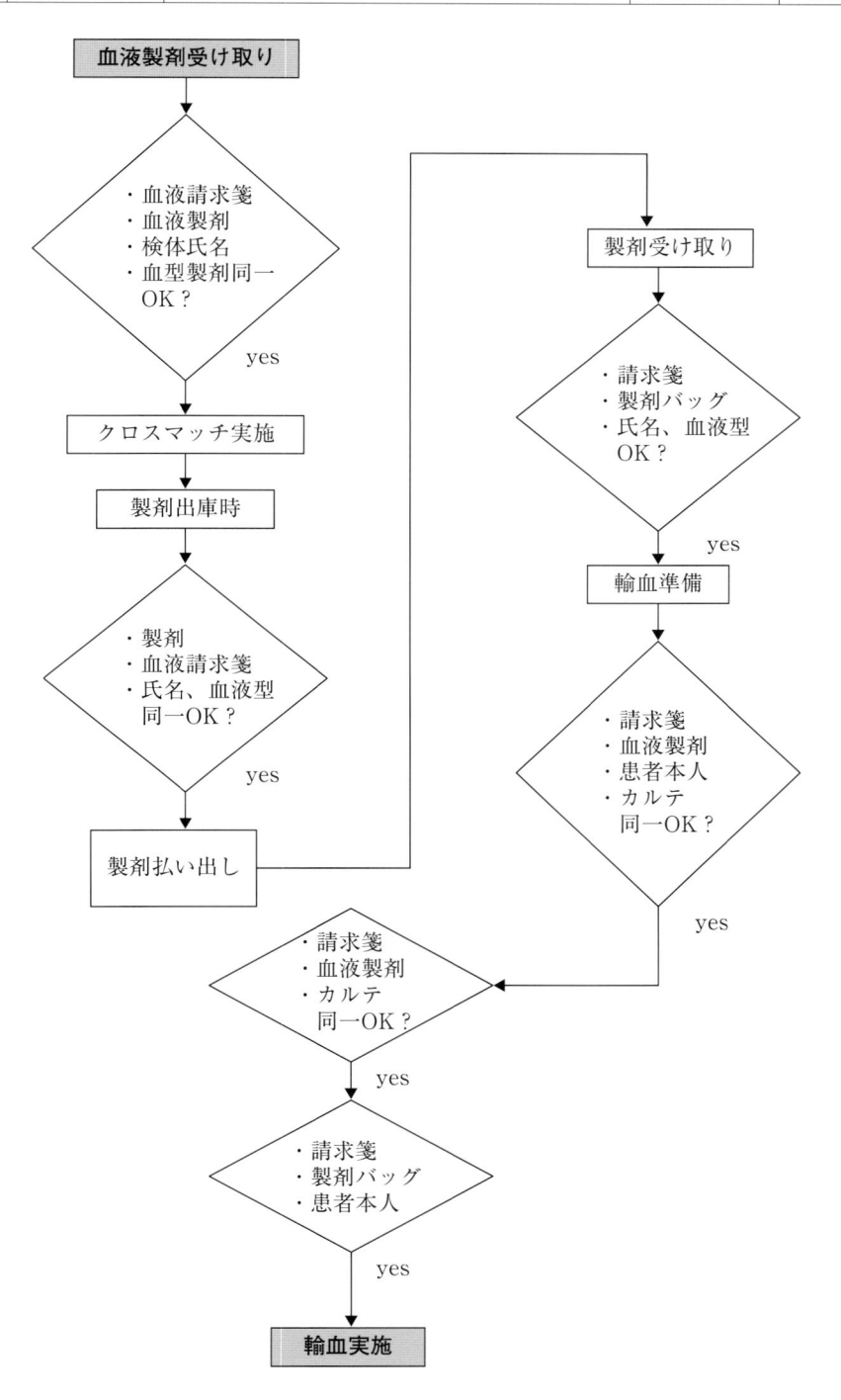

第4編

```
         ┌──────────────────┐
         │  血液製剤受け取り  │
         └─────────┬────────┘
                   ↓
              ◇ ・血液請求箋
                 ・血液製剤
                 ・検体氏名
                 ・血型製剤同一
                   OK？  ◇
                   │yes
                   ↓
           ┌─────────────┐
           │ クロスマッチ実施 │
           └─────────────┘
                   ↓
           ┌─────────────┐
           │   製剤出庫時   │
           └─────────────┘
                   ↓
              ◇ ・製剤
                 ・血液請求箋
                 ・氏名、血液型
                   同一OK？  ◇
                   │yes
                   ↓
           ┌─────────────┐                    ┌─────────────┐
           │  製剤払い出し  │─────────────────→│ 製剤受け取り │
           └─────────────┘                    └──────┬──────┘
                                                     ↓
                                                ◇ ・請求箋
                                                   ・製剤バッグ
                                                   ・氏名、血液型
                                                     OK？  ◇
                                                     │yes
                                                     ↓
                                             ┌─────────────┐
                                             │  輸血準備   │
                                             └──────┬──────┘
                                                    ↓
                                               ◇ ・請求箋
                                                  ・血液製剤
                                                  ・患者本人
                                                  ・カルテ
                                                    同一OK？  ◇
                                                    │yes
                   ┌─────────────────────────────────┘
                   ↓
              ◇ ・請求箋
                 ・血液製剤
                 ・カルテ
                   同一OK？  ◇
                   │yes
                   ↓
              ◇ ・請求箋
                 ・製剤バッグ
                 ・患者本人  ◇
                   │yes
                   ↓
           ┌─────────────┐
           │   輸血実施   │
           └─────────────┘
```

2004年04月01日制定	わかば病院

第4編

文書番号		輸血副作用・合併症の対処法マニュアル	ページ番号	1／13
			改訂番号	
			主管部門	検査課

改訂番号	改訂年月日	改訂内容	作成	確認	承認
制定	2004年04月01日		大川	若松	若松
改訂	2010年01月01日	フローチャート追加	仁司	島田	南雲
〃	2011年08月31日	急性輸血副作用の診断項目追加	〃	〃	〃
〃	2011年08月31日	フローチャートに細菌感染を追加	〃	〃	〃

2004年04月01日制定　　　わかば病院

文書番号		第12章 輸血副作用・合併症の対処法マニュアル	ページ番号	3／13
			改訂番号	
			主管部門	検査課

第4編

Ⅰ．輸血副作用の分類

輸血副作用は血液製剤に存在する細胞および血漿成分が原因となり生じる。副作用の分類方法はいろいろあるが輸血後、ただちに起きる急性型と遅れて見られる遅発性型との時間的差異で分けると理解しやすい。各々はさらに原因が免疫学的機序か非免疫学的機序かに分類される。

1．急性輸血副作用（輸血開始直後～数時間）
　（1）溶血性輸血副作用（HTR）
　（2）アナフィラキシー反応（重症アレルギー反応）
　（3）非溶血性発熱反応（FNH）
　（4）輸血関連急性肺障害（TRALI）
　（5）循環過負荷（TACO）
　（6）細菌感染症
　（7）TAD
　（8）皮下の過敏性反応

2．遅発性輸血副作用（終了後数日～）
　（1）遅発性溶血性反応
　（2）輸血後GVHD

　1）急性輸血副作用（輸血開始直後～数時間）
　　溶血性輸血副作用（Hemolytic Transfusion Reactions：HTR）
　　HTRは免疫学的な原因により発生し、輸血後24時間以内の発生か否かにより、急性溶血性輸血副作用（AHTR）と遅延性溶血性輸血副作用（DHTR）に分類される。AHTRは輸血開始直後から発生する場合があり、AHTRの大部分はABO不適合輸血である。発熱と悪寒は溶血性副作用の初期症状の可能性がある。輸血開始後に自覚症状や理学的所見の変化が認められた場合は原因として輸血製剤を第一に考える必要がある。

（1）処置方法
　① <u>ただちに輸血を中止。</u>留置針は残し新しい輸液セットに交換して生理食塩水または細胞外類似輸液剤を急速輸液し血圧維持と利尿に努める。
　② 患者、血液製剤、検査結果、検体の照合を行い取り違えがないことを確認する。
　④ 患者血液を注意深く採取し、使用した血液製剤と伝票（血液請求箋、副作用チェック表）を検査室にただちに送る(血液製剤はクランプしできるだけ無菌状態にする)。
　④ 直接抗グロブリン試験を輸血後サンプルで施行する。
　　直接抗グロブリン試験陰性の場合には非免疫学的機序の可能性を検索する。ヘモグロビン血症がなく、直接抗グロブリン試験が陰性の場合は免疫学的溶血反応の可能性は低い。
　⑤ 患者の輸血前血液と輸血後血液の血清の色調を比較する。
　　ピンクや赤味がかった場合は輸血に伴う遊離ヘモグロビンの存在が考えられる。5ml程度の血管内溶血で肉眼的なヘモグロビン血症が認められる。

（2）症状と病態
　抗原抗体反応により引き起こされ、補体系、凝固系、内分泌系を活性化する。ショック、DIC 急性腎不全を起こす可能性がある。重篤な溶血性反応のほとんどは、ABO型の不適合輸血から生じる。他の血液型の不適合は妊娠や以前の輸血による同種抗体の発生が原因であるが、多くはABO不適合のように重篤になることは少ない。

2004年04月01日制定	わかば病院

第4編

文書番号		第12章　輸血副作用・合併症の対処法マニュアル	ページ番号	4／13
			改訂番号	
			主管部門	検査課

① 診断
　　最も一般的な初期の症状は発熱（多くは悪寒を伴う）である。10～15mLの不適合輸血で症状が発生する場合もある。初期所見は尿が赤くなるが、背部痛を伴う時もある。麻酔患者では唯一の症状が手術部位の慢性の出血、低血圧、ヘモグロビン尿である場合がある。

② 治療
　　HTRの治療の根本は血圧低下の防止と腎血流量の改善である。ショックが十分に改善されれば腎不全は防止が可能である。尿量を1時間当たり100mL以上に保つようにする。利尿剤やマニトールが腎血流量を増加させる目的で投与される。ドパミンは腎血流量の増加と心拍出量を増加させる有効な薬剤である。DICの多くはショックと血圧低下が引き金になる。

③ 予防
　　HTRを防ぐことは不可能である。たとえ交差適合試験が合格したとしても起きる可能性がある。最も多い原因は患者の取り違いである。人為的間違いは防ぎようがないが、輸血にたずさわる人々の注意により間違いを最小にすることは可能である。輸血開始直後は特に注意を払う必要がある。

2）アナフィラキシー反応
　　本反応の特徴は数mLの輸血により生じること、発熱反応を伴わないことが特徴である。発症は咳、気管収縮、呼吸障害、循環不全、吐き気、腹部痙攣、下痢、ショック、意識障害などがあげられ、昇圧剤の投与を必要とする重篤な低血圧を認める。日本赤十字への2008年の副作用報告では輸血開始後10分以内に20％が生じ、30分以内では55％を占めている。原因は患者血液中のIgEと血液製剤中の抗原との反応と考えられている。欧米ではIgA欠損症によるアナフィラキシー反応が有名だが、日本人での頻度は少ない。

〈治療と予防〉
　　治療は輸注を中止し血管確保、血圧管理、エピネフリン皮下注、ステロイド、抗ヒスタミン薬などの投与が行われる。他のアナフィラキシー反応の原因として可溶性の血漿抗原や提供者が服用していたペニシリン等に対する抗体が原因となることがある。予防として輸血30分～60分前に抗ヒスタミン剤またはステロイド剤を使用する。また、以後の輸血は患者の状態によるが赤血球輸血は洗浄回数を多くしたものを使用する。

3）非溶血性発熱反応（Febrile Nonhemolytic transfusion reactions：FNH）
　　FNHは38℃以上または輸血によって体温が1℃以上の上昇を認めた場合をさす。体温上昇は中等度から高度までさまざまであり、発生する時間も直後から輸血終了後数時間とさまざまである。発熱の多くは解熱剤に反応する。FNHは頻回輸血や妊娠既往者に多く認められる。FNH自体は生命的に危険になることはないが、発熱反応が他の重篤な輸血副作用の初期症状のこともあり注意が必要である。初めてFNH反応を起こした場合に次回の輸血で必ずしも発熱を起こすとは限らない。

4）輸血関連急性肺障害（Transfusion Related Acute Lung Injury：TRALI）
　　輸血中もしくは輸血後6時間以内に起こる非心原性の肺水腫を伴う呼吸困難を呈する、重篤な非溶血性輸血副作用である。臨床症状および検査所見では低酸素血症、胸部レントゲン写真上の両側肺水腫のほか、発熱、血圧低下を伴うこともある。わずかの輸血量にもかかわらず、心不全以外の原因による急性呼吸不全症状がある。TRALIの機序は多様であるが、ドナー血液中に存在する白血球抗体が患者白血球と

2004年04月01日制定	わかば病院

反応し白血球凝集を起こす、白血球凝集は肺微少循環に捕捉され肺血管の透過性を亢進する。現在は全製剤の貯血前の白血球除去が実施されているため、患者血清中に抗体が発症に関与する可能性は低い。治療としては輸血の中止、ステロイド投与と呼吸管理である。

5）循環過負荷（Transfusion Associated Circulatory Overload：TACO）
血液量の急激な増加は心循環器系が衰えている人には大きな負担になる。輸血中もしくは輸血後6時間以内に呼吸困難、強い頭痛、末梢の浮腫、鬱血性心不全の兆候などが認められた場合は血液量過大を疑う必要がある。循環過負荷の症状は咳、チアノーゼ、起座呼吸、呼吸困難などがある。BNPの上昇はTACOの診断の補助となる。輸血中止により患者の症状は改善される。起座にし酸素吸入、利尿剤を使用する。症状が改善されない場合は瀉血を考慮する。

6）細菌感染症
発熱・血圧低下または上昇などが認められた場合は細菌感染を疑う。きわめてまれに、採血時あるいは保菌ドナーから血液製剤に細菌が混入する可能性がある。血小板製剤の保存による細菌汚染の事例では、Staphylococcus aureus や Streptococcus pneumoniae などが報告されている。また、赤血球製剤の細菌汚染の事例では、Serratia liquefaciens、Yersinia enterocolitica などの低温発育性細菌によることが多い。Yersinia 感染は無症状の胃腸疾患を有した健康供血者から採血した時に生じる。細菌汚染が疑われる場合、血小板製剤では凝固物や変色がないかを確認する。赤血球製剤では溶血などを起こしていないか、黒色化していないか、バッグとセグメントの色調の違いはないか確認する。
治療は一般の敗血症治療と同じである。輸血を中止し、患者血液、輸血製剤の細菌培養、エンドトキシン測定を行う。

7）TAD
TADは輸血後24時間以内に発症する呼吸窮迫（困難）であり、TACO、TRALI、アレルギー反応の診断基準に一致しないもの。

8）皮下の過敏性反応
蕁麻疹様反応はよく認められ、頻度的にはFNHの次に多く認める。典型的な反応は局所紅斑、蕁麻疹、搔痒感で発熱や他の副作用はない。局所的な蕁麻疹の場合は輸血を中止する必要はない。蕁麻疹のために他の血液製剤を使用すると、ウイルス感染の危険率を上げることになり、むしろ患者にとっては不利益の場合がある。抗ヒスタミン剤を使用し症状が軽快した後に輸血をゆっくりと再開する。頻回に蕁麻疹がでる患者には抗ヒスタミン剤を前もって投与しておく。この副作用の原因は不明であるがドナー血漿中の可溶性物質に対するアレルギー反応と考えられる。この反応は洗浄製剤を使用することにより予防できる。全身性皮疹等の場合はその血液の使用は中止にする必要がある。

2．遅発性輸血副作用（終了後数日～）
1）遅発性溶血性反応（DHTR）
赤血球輸血による抗原刺激で産生あるいは増加した抗体が体内に残存する輸血赤血球と反応して溶血が起こり24時間以降にそれに伴う発熱や貧血、黄疸、Hb値低下、LDH・T-Bilの上昇、血色素尿などが出現する。一次免疫反応と二次免疫反応がある。
(1) 一次免疫反応

| 2004年04月01日制定 | わかば病院 |

第4編

文書番号		第12章　輸血副作用・合併症の対処法マニュアル	ページ番号	6／13
			改訂番号	
			主管部門	検査課

輸血後早くても7～10日後に認め、場合により数週間から数カ月後に一次免疫反応ではほとんど重篤な溶血を起こさない。初回同種免疫の結果である。診断はHbの予期せぬ低下と直接抗グロブリン試験陽性や新しい同種抗体の出現である。

(2) 二次免疫反応

　以前に免疫感作を受けていて、その赤血球抗原が再輸血された場合である。初期免疫後、時間の経過とともに産生された同種抗体は血清中から検出できないほど減少する。輸血前検査では不規則抗体や交差不適合の成績はない。しかし，輸血3～7日後に二次性免疫反応がおこり高力価のIgG抗体が産生される。最も一般的な症状は発熱、予期せぬHbの低下、中程度の黄疸である。血色素尿を認めるが、腎不全はまれである。治療の必要は少ないが腎機能には十分な注意が必要とされる。輸血を受けた人や3カ月以内の妊婦の場合は3日以内に採血した交差試験用の血液を使用するようにする。もし、DATがこの時に行われ、また、自己コントロールが検査されていると抗体は認めなくても、抗体が付着した赤血球を見つけることができる。

2) 輸血後GVHD (Post Transfusion - Graft Versus Host Disease : PT-GVHD)

　免疫担当細胞が含まれる全血、赤血球、血小板製剤などの輸血後、1～3週間して発熱、皮疹、肝炎、下痢、骨髄抑制や感染症などを主要な臨床症状とし大部分が輸血から1カ月以内に死亡に至る重篤な輸血副作用である。

(1) 予防法

　PT-GVHDは発症すると治癒させることはきわめて困難であるために予防が主に行われる。血液製剤に15～50Gyの放射線照射を行い製剤内に含まれる免疫担当細胞の分裂能を失活させてしまう。リンパ球混合培養試験でみたリンパ球活性は5Gyの放射線照射でほぼ完全に消失し、50Gyの照射でリンパ球のマイトジェンに対する反応性は96～99％が失活する。

＊輸血副作用の調査・注意点

・些細な副作用でも、すべて報告するようお願いします。
・副作用が起きた場合には、使用した輸血製剤バッグと輸血伝票（血液請求箋と輸血副作用チェック表）をすみやか検査室まで届けて下さい。
・重症な場合は、主治医まで緊急電話連絡をお願いします。

　副作用の内容によっては、厚生労働省に報告する必要があります。
　厚生労働大臣へ報告の必要な重篤症例とは、次のとおりである。副作用の程度の判断は医師に任されている。
　　1．死亡
　　2．障害
　　3．死亡または障害につながるおそれのある症例
　　4．治療のために病院または診療所への入院または入院期間の延長が必要とされる症例
　　5．1から4までに掲げる症例に準じて重篤である症例
　　6．後世代における先天性の疾病または異常
　一方、既知の副作用・感染症でも死亡や重篤例、そして添付文書の使用上の注意から予測できない未知の副作用・感染症で軽微でないものについては、製造販売業者から厚生労働大臣への報告期限が定められている（最短15日以内）。なお、既知の副作用で中等度のものや軽微な副作用には報告期限は定められていない。

2004年04月01日制定	わかば病院

文書番号		第12章　輸血副作用・合併症の対処法マニュアル	ページ番号	7／13
			改訂番号	
			主管部門	検査課

Ⅱ．輸血副作用の対処法

　不幸にして副作用や合併症が発生したときには、事務的・人的要因による原因も含めて、その原因解明のシステムを構築しておく必要がある。

1．検査室の対応
1）副作用原因解明のための処置
　⑴　患者からの採血（血算2本、クロス用1本、凝固系1本、FDP1本、生化1本）と採尿。
　⑵　輸血セットと血液バッグの確保。
　⑶　副作用の症状、患者の輸血歴、妊娠出産歴、使用薬剤などの情報の把握。

2）検査室の基本的な対応
　⑴　事務的、検査技術的ミスの有無の確認。
　⑵　輸血前後の患者血液を用いたABO式、Rh式血液型、不規則抗体、直接クームス検査の再検査。
　⑶　交差適合試験の再検査。
　⑷　抗白血球、抗血小板抗体検査の実施。
　⑸　血清型不適合の検査（抗IgA、抗Gmなど）。
　⑹　細菌学的検査実施。
　⑺　輸血した血液製剤のABO式、Rh式血液型検査の実施。
　⑻　患者検体の溶血程度の調査。
　⑼　尿潜血実施と色調確認。
　⑽　FDP・FIB・PT・血小板などの実施。

2．血液センターへの対応
1）血液センターへの報告
　　担当医師が自発報告の必要があると判断した場合は血液センターの医薬情報担当者に連絡する。この際、下記の情報について連絡する。
　　[医療機関名・科名、担当医師名、担当者名（窓口）、副作用・感染症の種類、患者の症状、投与日時、発生日時、投与製品名、投与量（本数）、製造番号、患者情報（氏名、性別、年齢）、医師の判断による副作用・感染症の程度]
2）副作用発生時の患者検体の提出
　⑴　輸血前・後　抗凝固剤なし：7～10mL
　　　　　　　　　抗凝固剤あり：7～10mL
　⑵　血液製剤

3．輸血副作用分類別の対応
　　　次の副作用分類フローチャートに従う。

2004年04月01日制定	わかば病院

第4編

文書番号		第12章 輸血副作用・合併症の対処法マニュアル	ページ番号	8／13
			改訂番号	
			主管部門	検査課

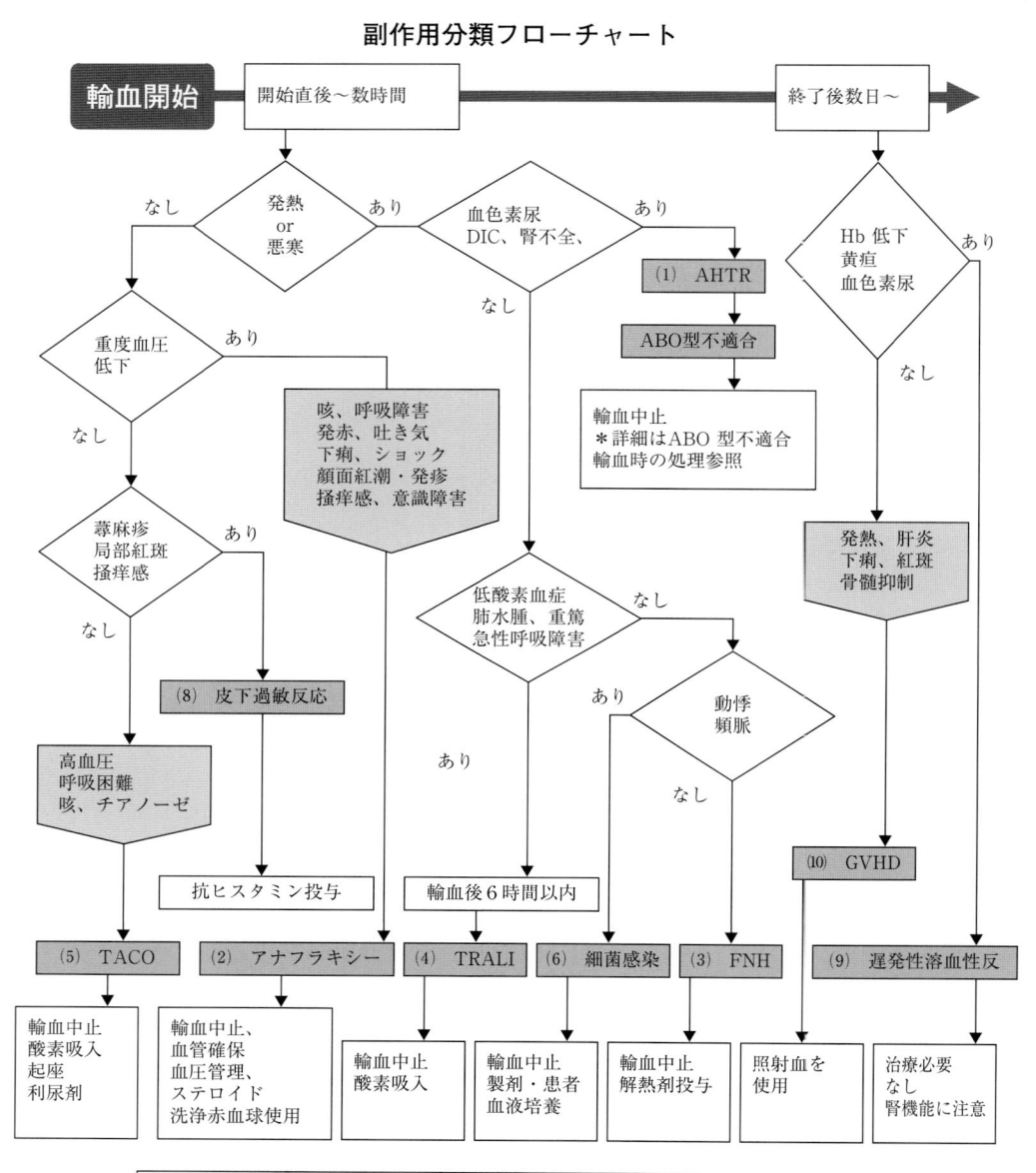

副作用分類フローチャート

輸血開始 → 開始直後～数時間 ────────────────→ 終了後数日～

発熱 or 悪寒
- なし → 重度血圧低下
  - なし → 蕁麻疹 局部紅斑 掻痒感
    - なし → 高血圧 呼吸困難 咳、チアノーゼ → **(5) TACO**
      - 輸血中止 酸素吸入 起座 利尿剤
    - あり → **(8) 皮下過敏反応** → 抗ヒスタミン投与
  - あり → 咳、呼吸障害 発赤、吐き気 下痢、ショック 顔面紅潮・発疹 掻痒感、意識障害 → **(2) アナフラキシー**
    - 輸血中止、血管確保 血圧管理、ステロイド 洗浄赤血球使用
- あり → 血色素尿 DIC、腎不全
  - あり → **(1) AHTR** / ABO型不適合 → 輸血中止 ＊詳細はABO型不適合輸血時の処理参照
  - なし → 低酸素血症 肺水腫、重篤 急性呼吸障害
    - あり → 輸血後6時間以内 → **(4) TRALI** → 輸血中止 酸素吸入
    - なし → **(6) 細菌感染** → 輸血中止 製剤・患者血液培養
    - → 動悸 頻脈
      - あり → **(3) FNH** → 輸血中止 解熱剤投与
      - なし →

終了後数日～ → Hb低下 黄疸 血色素尿
- あり → 発熱、肝炎 下痢、紅斑 骨髄抑制 → **(10) GVHD** → 照射血を使用
- なし → **(9) 遅発性溶血性反応** → 治療必要なし 腎機能に注意

(1) AHTR（ABO型不適合）、(2)、(4)、(5)、(10)の場合、血液センターへ連絡

2004年04月01日制定	わかば病院

		第4編
文書番号	第12章 輸血副作用・合併症の対処法マニュアル	ページ番号 9/13 改訂番号 主管部門 検査課

急性輸血副作用の診断項目表

診断名（疑い）	① AHTR 急性溶血性 輸血副作用	② アナフィラキシー 重症アレルギー反応	③ FNH 非溶血性発熱反応	④ TRALI 輸血関連急性肺障害	⑤ TACO 循環過負荷	⑥ 細菌感染
発熱（≧38℃、輸血前値から≧1℃↑）	■		■			■
血圧低下（収縮期血圧≧30mmhg↓）		■				
血圧上昇（収縮期血圧≧30mmhg↑）						
悪寒・戦慄						
掻痒感・かゆみ						
発赤・顔面紅潮						
発疹・蕁麻疹						
急性呼吸障害（チアノーゼ、喘鳴）				■	■	
吐き気・嘔吐						
胸痛・腰痛・腰背部痛						
頭痛・頭重感						
動悸・頻脈（100回/分以上）						
血管痛						
意識障害（意識低下、意識消失）						
血色素尿						
発症時間	24時間以内	24時間以内	24時間以内	6時間以内	6時間以内	4時間以内
処置方法	直ちに輸血中止 急速輸液	輸血中止 血圧管理	輸血中止	輸血中止 酸素吸入	輸血中止 酸素吸入 座位	輸血中止 敗血症に準じた治療

※濃いアミは重症副作用の可能性　　必須項目 ■　　随伴項目 ▨

（資料出所：日本輸血・細胞治療学会　ホームページより）

2004年04月01日制定	わかば病院

第4編

文書番号		第12章　輸血副作用・合併症の対処法マニュアル	ページ番号	10／13
			改訂番号	
			主管部門	検査課

症状別輸血副作用対応フローチャート

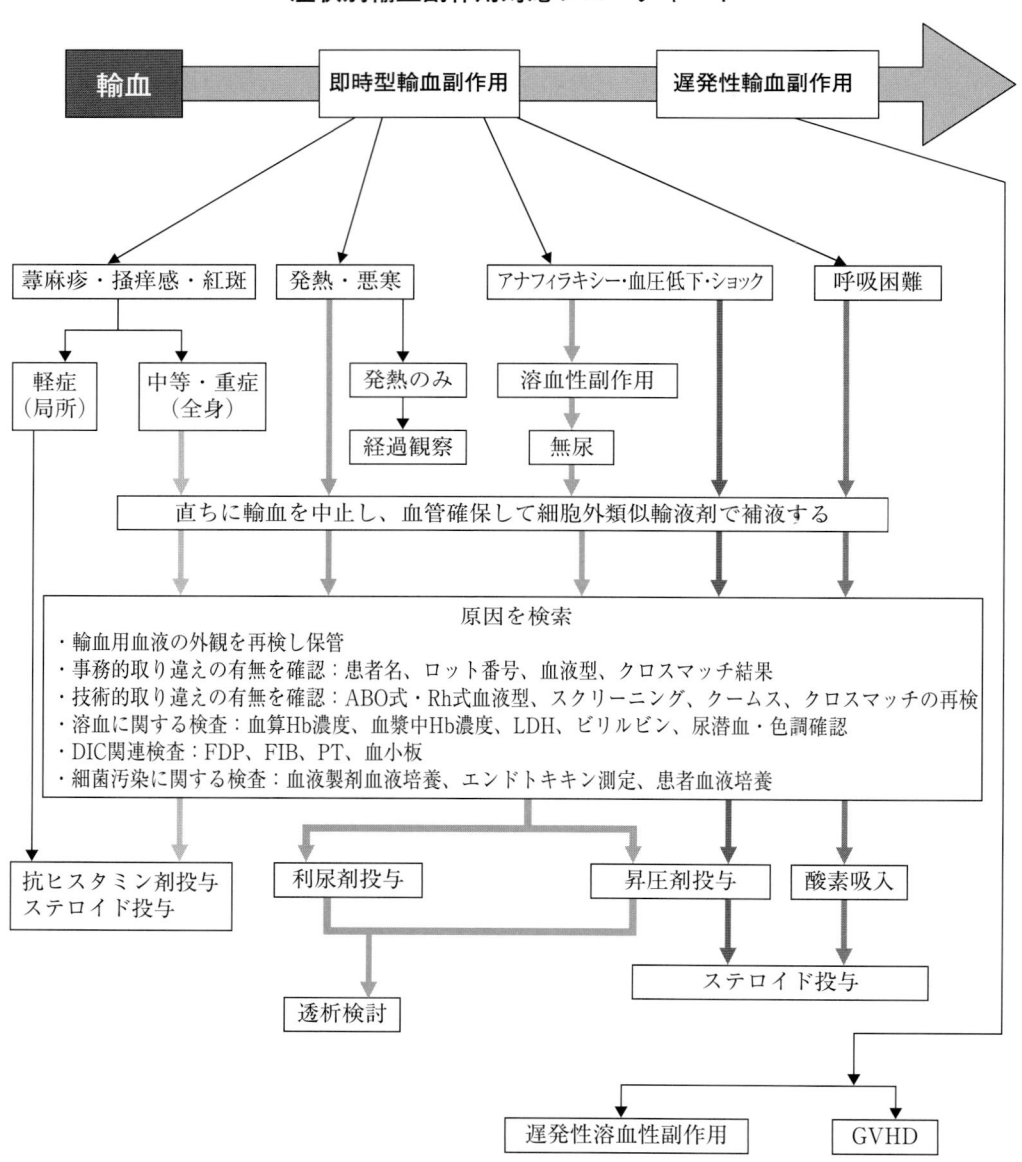

輸血 → 即時型輸血副作用 → 遅発性輸血副作用

即時型輸血副作用の症状分類：
- 蕁麻疹・掻痒感・紅斑
  - 軽症（局所）
  - 中等・重症（全身）
- 発熱・悪寒
  - 発熱のみ → 経過観察
- アナフィラキシー・血圧低下・ショック
  - 溶血性副作用
  - 無尿
- 呼吸困難

直ちに輸血を中止し、血管確保して細胞外類似輸液剤で補液する

原因を検索
- 輸血用血液の外観を再検し保管
- 事務的取り違えの有無を確認：患者名、ロット番号、血液型、クロスマッチ結果
- 技術的取り違えの有無を確認：ABO式・Rh式血液型、スクリーニング、クームス、クロスマッチの再検
- 溶血に関する検査：血算Hb濃度、血漿中Hb濃度、LDH、ビリルビン、尿潜血・色調確認
- DIC関連検査：FDP、FIB、PT、血小板
- 細菌汚染に関する検査：血液製剤血液培養、エンドトキシン測定、患者血液培養

対応：
- 抗ヒスタミン剤投与／ステロイド投与
- 利尿剤投与 → 透析検討
- 昇圧剤投与
- 酸素吸入
- ステロイド投与

遅発性輸血副作用：
- 遅発性溶血性副作用
- GVHD

2004年04月01日制定　　わかば病院

文書番号		第12章　輸血副作用・合併症の対処法マニュアル	ページ番号	11／13
			改訂番号	
			主管部門	検査課

4．ABO型不適合輸血時の処置
(1) 即時型不適合輸血が疑われる場合の対処
〈最初の処置〉
① 直ちに輸血を中止する。
② 留置針はそのまま残し、接続部で新しい輸液セットに交換して生理食塩液または細胞外類似輸液剤の点滴に切り替え急速に輸液し血圧維持と利尿に努める。
③ バイタルサインを15分ごとにチェックし記録する。血圧低下時はドパミンを投与する。
④ 導尿し時間尿を測定する。乏尿の場合（50mL/hr以下）利尿剤を投与する。無尿となった場合は直ちに血液透析などの治療を行うことを検討する。
　 採取した尿検体は検査室へ送る。
⑤ 患者採血し使用した血液製剤と伝票（血液請求箋と輸血副作用チェック表）を検査室に直ちに送る。
　　　（血算1本、クロス用1本、凝固系1本、FDP1本、生化1本）

〈検査室の対応〉
⑥ FDP・FIB・PT・血小板などを検査して、DICの合併に注意する。
⑦ 患者の輸血前血液と輸血後血液の血清の色調を比較し、溶血の程度を調べる。
⑧ ABO型オモテ・ウラ検査を再検する。輸血した血液バッグのABO型を確認する。直接抗グロブリン試験を輸血後サンプルで施行する。
⑨ 尿潜血を実施し色調を調べ、ヘモグロビン尿か確認する。

(2) 治療
　腎不全への対応
　即時的対応、乏尿期の対応、利尿期の対応の3段階に分かれる。

1) 即時的対応
　早期であれば乳酸リンゲル液3Lを2時間程度で急速投与して利尿を図る。血管内溶血の存在が明らかになった場合には直ちに、腎血流を維持するための処置を行う。
① ドパミンの投与（3～5μg/kg/min）
② 利尿剤の投与（フロセミド250mgを4時間以上かけて静注）1mL/kg/hr以上の尿量を確保する。

2) 乏尿期の対応
① 乏尿と判断されたら持続血液濾過透析を検討する。
② 水制限（約500mL/day）

2004年04月01日制定	わかば病院

第4編

文書番号		第12章　輸血副作用・合併症の対処法マニュアル	ページ番号	12／13
			改訂番号	
			主管部門	検査課

③ 24時間心電図モニター装着。血清K値を4時間ごとに測定し6mEq/Lを超えれば直ちにGIK療法開始（糖液は50％を用いる）
④ 重篤な不整脈が見られる場合は、緊急の対応として10％塩化カルシウム10〜20mL静注を検討する。
⑤ 糖液中心の高カロリー輸液を行う。
⑥ 代謝性アシドーシスの補正として、重炭酸ナトリウムの投与はできるだけ避ける。
⑦ BUN値、CRE値は毎日測定する。

(3) 利尿期の対応
① 尿中排泄電解質を毎日測定する。
② 食事中たんぱく質をBUNが20mg/dl以下になるまで制限する。
③ DICへの対応として血漿・血小板を投与する。
　　RCCは適合であることが確認できるまで行わない。どうしても必要な場合はO型血液を輸血する。

2004年04月01日制定	わかば病院

第4編

文書番号		第12章　輸血副作用・合併症の対処法マニュアル	ページ番号	13／13
			改訂番号	
			主管部門	検査課

ABO型不適合輸血時のフローチャート

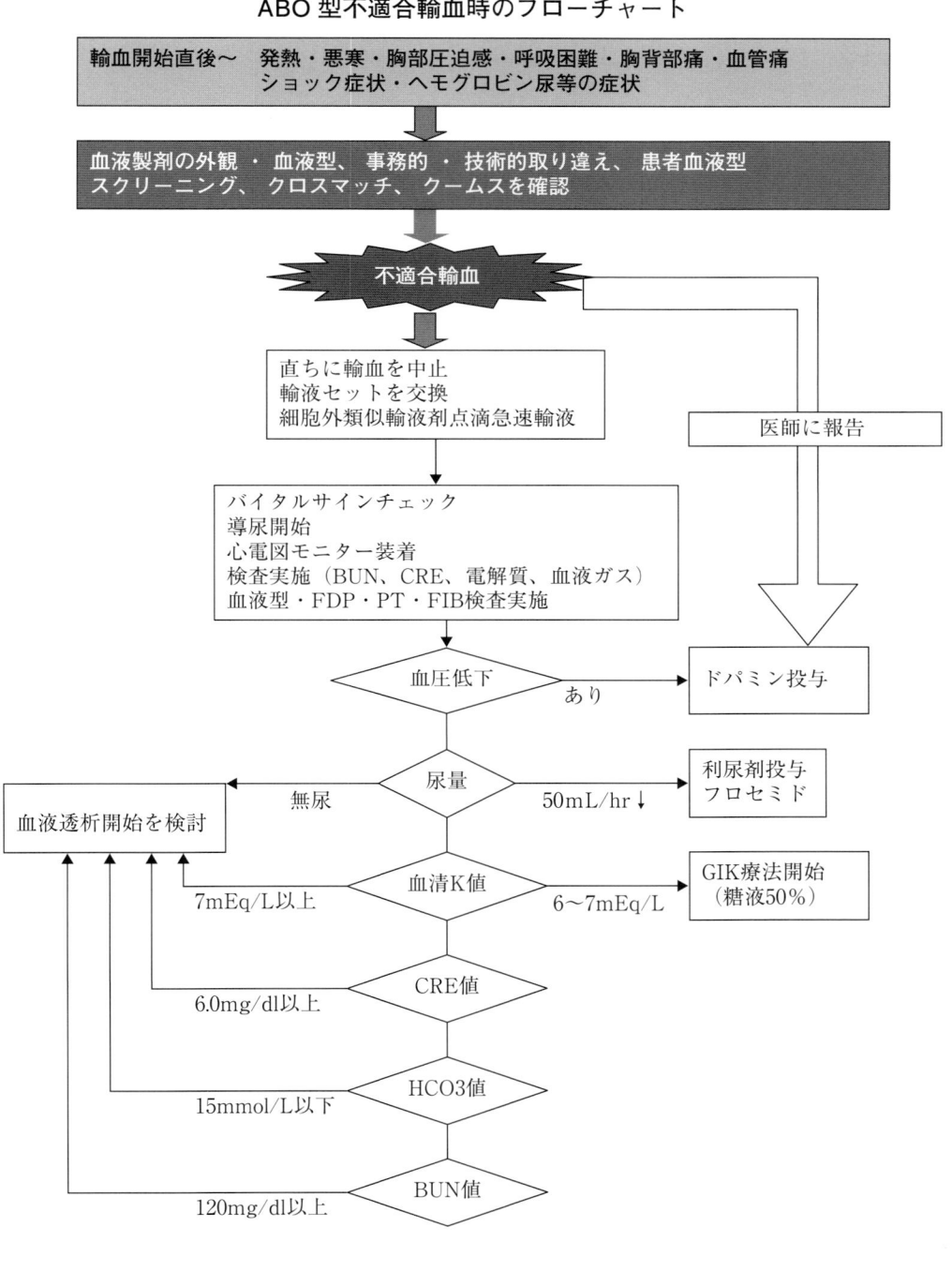

輸血開始直後～　発熱・悪寒・胸部圧迫感・呼吸困難・胸背部痛・血管痛　ショック症状・ヘモグロビン尿等の症状

↓

血液製剤の外観・血液型、事務的・技術的取り違え、患者血液型　スクリーニング、クロスマッチ、クームスを確認

↓

不適合輸血 → 医師に報告

↓

直ちに輸血を中止
輸液セットを交換
細胞外類似輸液剤点滴急速輸液

↓

バイタルサインチェック
導尿開始
心電図モニター装着
検査実施（BUN、CRE、電解質、血液ガス）
血液型・FDP・PT・FIB検査実施

↓

◇ 血圧低下 ── あり → ドパミン投与

↓

◇ 尿量 ── 無尿 → 血液透析開始を検討
　　　　　　50mL/hr↓ → 利尿剤投与　フロセミド

↓

◇ 血清K値 ── 7mEq/L以上 → 血液透析開始を検討
　　　　　　　6～7mEq/L → GIK療法開始（糖液50％）

↓

◇ CRE値 ── 6.0mg/dl以上 → 血液透析開始を検討

↓

◇ HCO3値 ── 15mmol/L以下 → 血液透析開始を検討

↓

◇ BUN値 ── 120mg/dl以上 → 血液透析開始を検討

2004年04月01日制定	わかば病院

第4編

文書番号		輸血緊急時対応マニュアル	ページ番号	1／4
			改訂番号	
			主管部門	検査課

改訂番号	改訂年月日	改訂内容	作成	確認	承認
制定	2004年04月01日		大川	若松	若松
改訂	2008年04月01日	血液製剤ラベル確認方法（追加）	仁司	塚越	南雲
〃	2010年04月01日	緊急時の輸血	〃	島田	〃
修正	2010年08月25日	大量輸血時の適合血	〃	〃	〃

2004年04月01日制定	わかば病院

文書番号		第14章　輸血夜間・時間外・緊急時対応マニュアル	ページ番号	3／8
			改訂番号	
			主管部門	検査課

第4編

Ⅰ　夜間・時間外に輸血を行う場合
1．輸血依頼病棟（HD含む）・日当直者の対応
1）夜間・時間外は呼び出し体制とする。
　① 技師の呼び出し
　　夜間、休日等の時間外に輸血指示が出たら、依頼病棟は日当直者に技師の呼び出しを依頼する。日当直者は待機当番者の携帯呼び出しを行い、技師から連絡が来たら電話を依頼病棟に回す。病棟は技師に輸血内容を連絡する。
2）検体と伝票提出
　　依頼病棟は患者クロス採血、血液製剤請求箋、輸血副作用チェック表を検査室へ提出する。血液型が未実施の場合は血液型の検体と伝票を提出し、血液型判明後に血液製剤請求箋を提出する。
3）血液の発注（血液型が分かっている場合）
　① 血液製剤発注票（製剤により伝票が異なる）に依頼病棟が必要事項を記入。
　　＊記入事項
　　　　・発注者名
　　　　・納品場所は事務受付
　　　　・納品年月日
　　　　・納品時間の［　　］に○印
　　　　・血液製剤包装（単位）
　　　　・ABO式血液型
　　　　・Rh式血液型
　　　　・製剤本数
　② 血液センターへFAXする。
　　各依頼病棟から血液センターへ血液を発注する。血液型未実施の場合は血液型判明後、検査技師が血液請求箋を確認して発注票に必要事項を記入し群馬県赤十字血液センターにFAXする。
　③ 電話連絡
　　FAX後、血液センターに内容を電話連絡し、製剤の到着時間を確認する。その後、日当直者へ納品場所が受付けであることを連絡（病棟発注の時）。FAXした用紙は検査室で保管するので検査室に返却する。
　　　　TEL　○○○—○○○—○○○○

4）血液受け取り
　　日当直者は血液が来たら納品伝票に受け取り時間、名前を記入しセンター配送者に返す。納品書の控えは検査室に保管する。血液製剤は全血製剤・赤血球製剤は検査室の専用冷蔵庫の所定の場所に保管、新鮮凍結血漿は専用冷凍庫に保管、血小板はPC振とう用ローターに乗せゆっくり振とうする。

2004年04月01日制定	わかば病院

第4編

文書番号		第14章 輸血夜間・時間外・緊急時対応マニュアル	ページ番号	4／8
			改訂番号	
			主管部門	検査課

夜間・時間外の血液発注フローチャート

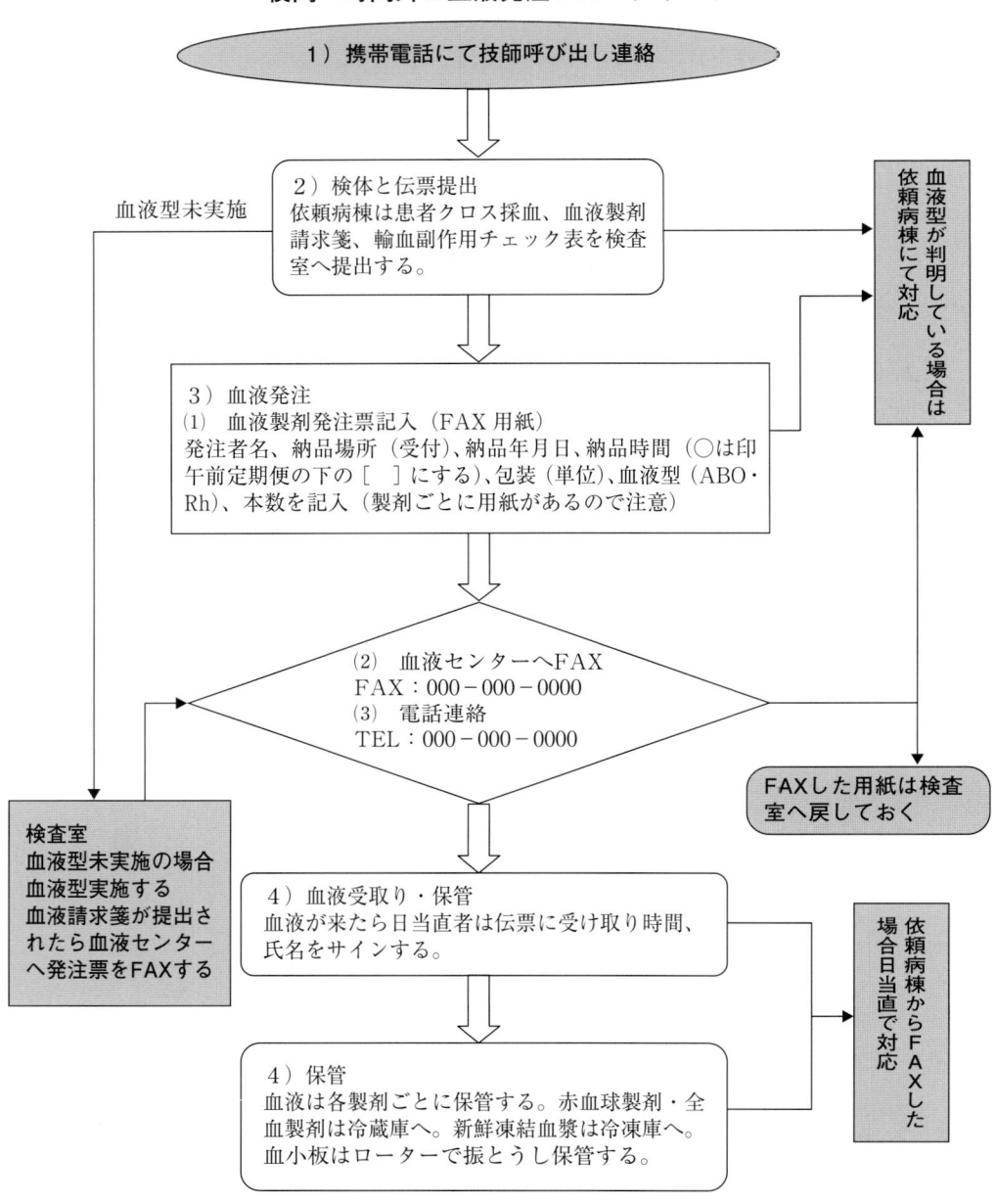

1）携帯電話にて技師呼び出し連絡

↓

2）検体と伝票提出
依頼病棟は患者クロス採血、血液製剤請求箋、輸血副作用チェック表を検査室へ提出する。

←血液型未実施

→ 血液型が判明している場合は依頼病棟にて対応

↓

3）血液発注
(1) 血液製剤発注票記入（FAX用紙）
発注者名、納品場所（受付）、納品年月日、納品時間（○は印午前定期便の下の［　］にする）、包装（単位）、血液型（ABO・Rh）、本数を記入（製剤ごとに用紙があるので注意）

↓

(2) 血液センターへFAX
FAX：000-000-0000
(3) 電話連絡
TEL：000-000-0000

→ FAXした用紙は検査室へ戻しておく

検査室
血液型未実施の場合血液型実施する
血液請求箋が提出されたら血液センターへ発注票をFAXする

↓

4）血液受取り・保管
血液が来たら日当直者は伝票に受け取り時間、氏名をサインする。

→ 依頼病棟からFAXした場合日当直で対応

↓

4）保管
血液は各製剤ごとに保管する。赤血球製剤・全血製剤は冷蔵庫へ。新鮮凍結血漿は冷凍庫へ。血小板はローターで振とうし保管する。

2004年04月01日制定	わかば病院

文書番号		第14章　輸血夜間・時間外・緊急時対応マニュアル	ページ番号	5/8
			改訂番号	
			主管部門	検査課

2．検査室の対応
1）呼び出し時
　　当番技師は緊急呼び出しがあったら依頼病棟に、検査内容詳細を確認する。
　　原則として30分以内に病院に到着できるようにする。やむをえず遅れる場合は到着予想時間を連絡する。

2）到着後
① 製剤発注の確認
　　技師は血液製剤の発注が済んでいる場合は、依頼病棟に製剤到着予想時間を確認する。まだの場合は血液センターに検査室から発注する。その場合は製剤受け取り場所を検査室とする。
② 検体、伝票の確認
　　クロス採血、血液請求箋、輸血副作用チェック表が提出されているか確認する。
③ 血液型、輸血履歴、抗体スクリーニングの確認
　　血液型が判明している場合は血液請求箋の内容が正しいか確認する。血液型未実施の場合は血液型検査を実施し、結果伝票を依頼病棟に提出する。その後、血液請求箋が提出されたら内容を確認しセンターへ製剤を発注する。

3）製剤受取
　　血液製剤が受領されていたら所定の場所に保管されているか確認する。
　　検査室から発注した場合は血液受領時の対応は通常の対応とする（詳細は輸血実施手順書参照）。

4）クロスマッチ実施（詳細は、輸血実施手順書を参照）
① 抗体スクリーニング陽性の場合
　　抗体スクリーニングが陽性に出た場合は検査センター（外注）に精査を依頼する。採血量、試験管、伝票等は検査センターに確認する。
　　不規則抗体同定には日数がかかることを医師に連絡する。
　　結果が出たら抗体陰性の血液を依頼する。血液が入る日を確認し医師に連絡する。伝票は不規則抗体検出一覧ファイルに入れる。
② 不規則抗体同定不明で緊急の場合（詳細はⅡ　緊急時の輸血参照）
　　不規則抗体同定が間に合わず、緊急に輸血を必要とする患者には、ABO同型血を輸血し、救命後に溶血性副作用に注意しながら患者の観察を続ける。その場合、担当医師は救命後にその事由および予想される合併症について、患者またはその家族に理解しやすい言葉で説明し、同意書の作成に努め、その経緯を診療録に記載しておく。
　　緊急で交差適合試験を行う時間的余裕がない場合には、少なくとも生理食塩液法による主試験を行う。

5）クロスマッチ終了
　　クロスマッチが終了したら技師は輸血実施病棟へ電話連絡する。ホワイトボードに患者氏名、病棟名、輸血予定日、連絡済を記入する。

2004年04月01日制定	わかば病院

第4編

文書番号		第14章　輸血夜間・時間外・緊急時対応マニュアル	ページ番号	6／8
			改訂番号	
			主管部門	検査課

3．血液製剤の出庫
1）血液バッグ受け取り
　　看護師は血液バッグを受け取りに検査室へ行く。血液バッグ受け取りは必ず看護師が行うこと。

2）血液請求箋、血液製剤バッグ、製剤貼付用紙の確認・照合
① 検査技師が血液請求箋の患者氏名、製剤名、血液型、製造番号、有効期限等を読み上げ看護師が血液バッグを確認する。さらに、血液請求箋と血液製剤貼付用紙の患者氏名、血液型、製剤名、製造番号が一致し有効期限内であることを確認する。
② 血液バッグに血液製剤貼付用紙を貼り付ける。
③ 技師、看護師は確認後、血液製剤請求箋の血液払出し確認者欄にサインする。

3）注意点
① 赤血球製剤、血小板製剤、血漿製剤は保存温度が異なるため、同時に搬出するときには同じ容器に入れたり重ねたりしない。
② 1回1患者の徹底
　　輸血予定者が複数人いる場合は製剤、伝票確認時に同時にテーブルに並べない。出庫時にも異なる容器に入れ出庫する。確認は患者ごとに製剤種類ごとに1回に1患者ずつ行う。

4．輸血実施病棟での血液製剤バッグの確認
1）医師と看護師
　　医師と看護師は血液製剤バッグと血液請求箋の確認を行う。確認は患者ごとに製剤種類ごとに1回に1患者ずつ行う（詳細は輸血実施手順書を参照）。

照射赤血球濃厚液—LR（Ir-RCC-LR）の製剤ラベルの見方

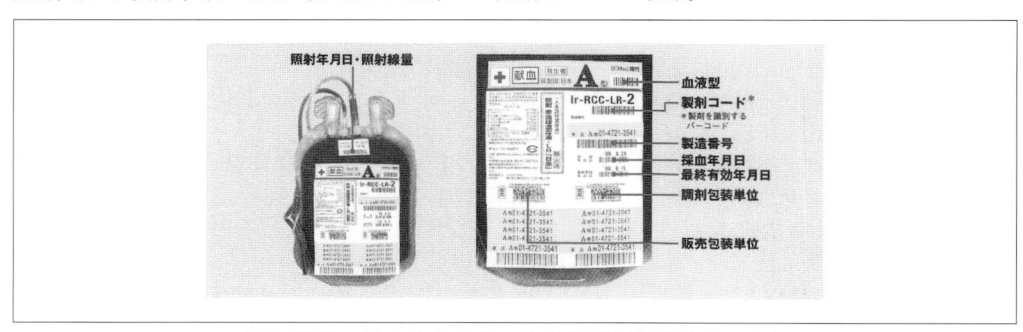

（写真提供：日本赤十字社　血液製剤添付文書集より）

5．輸血実施（詳細は輸血実施手順書②輸血開始から終了までを参照）
　　輸血の準備および実施は、原則として1回に1患者ごとに行う。複数の患者への輸血用血液を一度にまとめて準備し、そのまま患者から患者へと続けて輸血することは、取り違いによる事故の原因となりやすいので絶対に行わない。

6．記録の保管（詳細は輸血実施手順書を参照）

2004年04月01日制定	わかば病院

文書番号		第14章　輸血夜間・時間外・緊急時対応マニュアル	ページ番号	7/8
			改訂番号	
			主管部門	検査課

Ⅱ　緊急時の輸血（夜間・時間外を含む）

1．危機的出血時の対応
1）患者血液の採取
　　輸血が必要な出血性ショック状態にある救急患者について、採血不可能な場合には出血した血液を検査に利用する。
2）血液製剤の選択
　　血液型の確定前にはO型の赤血球の使用（全血は不可）、血液型確定後にはABO同型血の使用を原則とする。
① ABO血液型確定時の同型血液の使用
　　患者の最新の血液を検体として、ABO式血液型およびRh式血液型を実施し、直ちにABO同型血である赤血球（または全血）を輸血する。輸血と平行して引き続き交差適合試験を実施する。
3）血液型が確定できない場合のO型赤血球の使用
　　出血性ショックのため患者の血液型を判定する時間的余裕がない場合、あるいは血液型判定が困難な場合は例外的にO型赤血球を使用する（全血は不可）。
4）Rh（D）抗原が陰性の場合
　　Rh（D）抗原が陰性と判明したときはRh（D）陰性の血液の入手に努める。Rh（D）陰性を優先し、ABO型は異型であるが適合の血液（異型適合血）を使用することもできる。
　　48時間以内に不規則抗体検査を実施し、抗D抗体が検出されない場合は、抗D免疫グロブリンの投与を考慮する。
5）事由の説明と記録
　　交差適合試験未実施の血液、血液型未実施等でO型赤血球を使用した場合、あるいはRh陰性患者にRh陽性の血液を輸血した場合には、担当医師は救命後にその事由および予想される合併症について、患者または患者家族に理解しやすい言葉で説明し、同意書を作成し、経過を診療録に記載する。

2．大量輸血時の適合血
1）追加輸血時の交差適合試験
　　緊急に追加輸血が必要になり、交差適合試験を行う時間的余裕がない場合には、少なくとも生理食塩液法による主試験を行い、ABO同型血を輸血する。血液型の間違いだけは起こさないように配慮する。万一、ABO同型血を入手できない場合は例外的にO型赤血球を使用する。患者がRh(D)陰性の場合には1－4）に準じて対処する。どちらの場合も1－5）に留意する。

2）不規則抗体が陽性の場合
　　緊急に大量輸血を必要とする患者で、不規則抗体が検出されたが抗原陰性の血液が間に合わない場合には、上記1）と同様にABO同型血を輸血し、救命後に溶血性副作用に注意しながら患者の観察を続ける。

3）救命処置としての輸血
　　上記のような出血性ショックを含む大量出血時では、時に同型赤血球輸血だけでは対応できないこともある。そのような場合には救命を第一として考え、O型赤

2004年04月01日制定	わかば病院

第4編

文書番号		第14章 輸血夜間・時間外・緊急時対応マニュアル	ページ番号	8／8
			改訂番号	
			主管部門	検査課

血球を含む血液型は異なるが、適合である赤血球（異型適合血）を使用する。ただし、使用に当たっては、2—1）項を遵守する。

患者血液型が確定している場合：下記の表に準ずる

患者ABO血液型	異型であるが適合である赤血球
O	なし
A	O
B	O
AB	O、A、B

※患者血液型が未確定の場合：O型

3．緊急時の交差適合試験の省略
1）赤血球と全血の使用時
　不規則抗体スクリーニング検査が陰性であり、かつ患者の血液型検査が適正に行われていれば、ABO同型血使用時の副試験は省略してもよい。
2）血小板濃厚液と新鮮凍結血漿の使用時
　赤血球をほとんど含まない血小板濃厚液および新鮮凍結血漿の輸血に当たっては、交差適合試験は省略してよい。ただし、原則としてABO同型血を使用する。

2004年04月01日制定	わかば病院

第4編

文書番号		褥瘡予防マニュアル	ページ番号	1/9
			改訂番号	
			主管部門	褥瘡対策

改訂番号	改訂年月日	改訂内容	作成	確認	承認
制定	2005年10月20日		松田	種子田	石川
改訂	2010年07月01日	褥瘡洗浄法の変更	大渕	塚越	〃
修正	2011年09月05日	DESIGNに関す修正	大木	種子田	〃
〃	2011年12月07日	褥瘡予防法の方法（追加・修正）	大渕	塚越	〃

褥瘡対策

2005年10月20日制定	わかば病院

第4編

文書番号		第3章　褥瘡予防マニュアル	ページ番号	3／9
			改訂番号	
			主管部門	検査課

【褥瘡の定義と発症メカニズム】
　褥瘡とは、一定の場所に一定時間以上、一定以上の圧力が加わることによって、皮膚組織への血行が乏しくなり、虚血性壊死が生じて発症する皮膚潰瘍である（図1・2参照）。

【褥瘡の好発部位】
　褥瘡の50～60％は仙骨部に発症する。その他、肩甲骨、腸骨稜部、大転子部、外果部に発症する。
　体位によっては、体圧の集中する部位が異なるため、思いがけないところに発症することもある。
　最近は、車椅子への座らせきりにより、尾骨部に発症する褥瘡が増えている（図3・4参照）。

【褥瘡発生要因】
　同一部位への持続的圧迫により褥瘡は発生しやすいが、その背景には局所要因、全身要因、社会的要因、精神的要因など多くの要因が存在する。
1）自発的体位変換を不可能にする障害が存在する。
2）加齢、摩擦、ズレ、失禁、低栄養、やせ、基礎疾患などにより褥瘡発生が助長される。
3）社会的支援不足により回復力の低下を招く。

【褥瘡の経過評価】
　褥瘡の経過評価はDESIGNを用いて、評価を行う。
1）深さ（Depth）、浸出液（Exudate）、大きさ（Size）、炎症／感染（Inflammation/Infection）、肉芽組織（Granulation tissue）、壊死組織（Necrotic tissue）の6項目で構成されている。
2）ポケットが存在する褥瘡には末尾に（－P）と記す。
3）重症度分類用の各項目を「軽度」と「重度」に区分し、軽度をアルファベットの小文字（design）、重度を大文字（DESIGN）で表記する。
4）経過評価は、各項目を細分化しスコア化する。
5）スコアの内容は、重症度の高いほど高得点となり、治療に伴って点数が減少すれば、改善傾向を示す。
6）DESIGNの基準
　①Depth　深さ
　　創内の一番深い部分で評価し、真皮までの損傷（真皮層と同等の肉芽組織が形成された場合も含める）をd、皮下組織より深部までの損傷をDとし、壊死組織のために深さが判定できない場合もこの範ちゅうに含める。
　　改善に伴い創底が浅くなった場合はこれと相応の深さとして評価し、0～5点までに区分する。

2005年10月20日制定	わかば病院

② Exudate 浸出液
ドレッシング交換の回数で判定する。ドレッシングの種類は詳しく限定せず、ガーゼを想定して、1日1回以下の交換の場合をe、1日2回以上の交換の場合をEとする。
　e0：浸出液は見られない
　e1：少量（毎日のドレッシング交換を要しない）
　e2：中等量（1日1回のドレッシング交換を要する）
　E3：多量（1日2回以上のドレッシング交換を要する）

③ Size 大きさ
褥瘡の皮膚損傷部、長径（cm）と長径と直交する最大径（短径、cm）を測定し、それぞれを掛けた合わせた数値を0～6点までに分類。
99未満を（s）、100以上を（S）とする。
大きさの目安としては、円形の創をイメージし、（s1）は直径2cm以内、（s2）は4cm、（s3）は6cm、（s4）は8cm、（s5）は10cm以内、（S6）は10cm以上と考えると理解しやすい。

　s0：皮膚損傷なし
　s1：4未満
　s2：4以上15未満
　s3：16以上35未満
　s4：36以上63未満
　s5：64以上99未満
　S6：100以上

④ Inflammation/Infection 炎症／感染
創周辺の炎症あるいは創自体の感染につき、0～3点までに分類。
　i0：局所の炎症徴候がみられないもの
　i1：局所の炎症徴候がみられるもの（創周囲の発赤、腫脹、熱感、疼痛など）
　I2：局所の明らかな感染徴候がみられるもの（炎症徴候に加え、膿や悪臭など）
　I3：全身的影響がみられるもの（発熱など）

⑤ Granulation tissue 肉芽組織
良性肉芽の割合を測定し、50％以上を（g）49％未満をGとする。
良性肉芽組織の量が多いほど、創傷治癒が進んでいることになる。
良性肉芽とは病理組織学的とは限定せず、易出血性の鮮紅色を呈する肉芽を表現するものとする。
創面の肉芽組織の量により0～5点に分類。
　g0：治癒あるいは創が浅いため肉芽形成の評価ができない
　g1：良性肉芽が創面の90％以上を占める
　g2：良性肉芽が創面の50％以上、89％未満を占める
　G3：良性肉芽が創面の10％以上、45％未満を占める
　G4：良性肉芽が創面の10％未満を占める
　G5：良性肉芽がまったく形成されていない

| 2005年10月20日制定 | わかば病院 |

第4編

文書番号		第3章　褥瘡予防マニュアル	ページ番号	5／9
			改訂番号	
			主管部門	検査課

⑥ Necrotic tissue　壊死組織
壊死組織の種類に関わらず、壊死組織なしを（n）、ありを（N）とする。
壊死組織の病態が混在している場合は、全体的に多い像をもって評価し、0〜2点に分類する。
　n0：壊死組織はみられない
　N1：柔らかい壊死組織がみられる
　N2：硬く厚く、密着した壊死組織がみられる

⑦ Pocket　ポケット
ポケットの広さの計測は、毎回同じ体位で行い、潰瘍面積を含めたポケット全周囲を描き、その長径（cm）×短径（cm）の計測値から潰瘍面積値を差し引いたもので示す。
　－P1：4未満
　－P2：4以上15未満
　－P3：16以上35未満
　－P4：36以上

【体位変換】
1．目的
　① 褥瘡予防
　② 同一体位の圧迫による障害予防
　③ 関節拘縮・変形予防
　④ 循環器を刺激し、静脈血栓症や四肢の浮腫を予防
　⑤ 肺の拡張を促進する
　⑥ 気道の分泌物を排出しやすくする
　⑦ 気分転換
　⑧ 安楽に過ごせるよう体位を工夫する

2．必要物品
　　枕・体位保持パット（ナーセントパット）・クッション等

3．体位変換
　①仰臥位から側臥位
　　1）声かけをし、次に行う動作の説明をする（不安を与えないようにし、動作に対する協力を得る）。
　　2）健側側に介助者は立つ。
　　3）向く方へ枕をずらし、顔を横に向けていただく。
　　4）向く方の肘を曲げ上にあげる。または胸元で両腕を組んでいただく。
　　5）手前の足を少し引き、反対側の足は膝を立てていただく。または向く方の反対側の下肢を軽く組んでいただく。両膝を立ててもよい。
　　6）肩甲骨と腰部を支え、手前に半回転させる。
　　7）体位保持パット等を背中に当て体位を整える（腰を引き身体を少し「く」の字に曲げ上半身を安定させる）。

2005年10月20日制定	わかば病院

文書番号		第3章　褥瘡予防マニュアル	ページ番号	6／9
			改訂番号	
			主管部門	褥瘡対策

②側臥位から仰臥位
　1）声かけをし、次に行う動作の説明をする（不安を与えないようにし、動作に対する協力を得る）。
　2）枕、体位保持パット、クッション等をはずす。
　3）肩と腰部を持ちゆっくりと仰臥位にする。

4．注意点
　1）介助者は身体的特性を生かし、身体の各部分を最も無理なく、しかも合理的に行えるようボディメカニクスの原理を活用する。
　2）介助者は支持基底面積を広く保つ。
　3）腰を落とし重心を低くする。膝の伸展運動を利用する。
　4）麻痺がある方や拘縮のある方の場合、特に骨折に注意する。
　5）腕や足などが、体の下敷きにならないように細心の注意をする。
　6）シーツ、衣服のシワを伸ばす。
　7）ベッド柵に肘や膝が、手、足などが当たらないように注意する。
　8）密着したところには、クッション等を挟んで通気性をよくする。
　9）褥瘡危険因子保有者は個別体位変換表に基づき、2時間ごとに体位変換をする。

5．安楽な体位
　①仰臥位
　　1）顔は上に向けて、顎がつきでないようにする。
　　2）上肢は身体から少し離して伸ばし、手掌は下向きにする。
　　3）下肢は軽く開く。
　　4）麻痺がある場合は麻痺側の下にクッションを置き上肢を置く。
　　5）腰部に体位保持パットを入れ、踵を浮かす（ふくらはぎ全体にクッションを入れる）。
　②側臥位
　　1）上側の下肢は膝を軽く曲げる。
　　2）下側の下肢は伸ばす。
　　3）下側の上肢は肘を軽く曲げる。
　　4）背部に体位保持パットを入れ体位を整える。
　③腹臥位
　　1）顔は横を向ける。
　　2）頭部と背部は一直線になるようにする。
　　3）肩の下に小枕を入れる（肩関節の脱臼予防）。
　　4）手掌は下向きにする。
　④ファーラー位
　　1）上半身を30〜45°に起こし、上肢は自然に置く。
　　2）下肢は軽く膝を曲げ、膝の下にクッションを置く。
　　3）腰部に体位保持パットを入れ、ずり落ちないようにする。

2005年10月20日制定	わかば病院

第4編

文書番号		第3章　褥瘡予防マニュアル	ページ番号	7／9
			改訂番号	
			主管部門	検査課

【褥瘡の分類】
① 深さによる分類
② 経過による分類
③ 色による分類
　※　現在は「深さによる分類」が主として用いられている。
　1）Shea の分類
　2）Daniei の分類
　3）NPUAP(National Pressure Uicer of Advisory Panel：米国褥瘡諮問委員会)の分類

〈Shea の分類と NPUAP の分類の対比〉

Shea（治療）		NPUAP（予防）	
Ⅰ度	表皮の損傷、皮膚の紅斑と硬結	ステージⅠ	紅斑（圧迫しても蒼白にならない）
Ⅱ度	全層皮膚損傷	ステージⅡ	真皮におよぶ損傷
Ⅲ度	深在性筋膜（deep fascia）におよぶ深さ、筋膜や骨膜には達していない	ステージⅢ	皮膚全層および皮下組織に至る深在性筋膜（deep fascia）におよぶ損傷
Ⅳ度	筋肉、骨、関節におよぶ深さあるいはそれ以上の深さにおよぶもの	ステージⅣ	筋肉・骨支持組織におよぶ損傷

〈NPUAP の深さの分類〉
1）Ⅰ度：圧迫を除いても消退しない発赤、紅斑
2）Ⅱ度：真皮までにとどまる皮膚損害、すなわち水疱やびらん、浅い潰瘍
3）Ⅲ度：傷害が真皮を越え、皮下脂肪層にまでおよぶ褥瘡
4）Ⅳ度：傷害が筋肉や腱、関節包、骨にまでおよぶ褥瘡

　＊これらの分類には少しずつズレがあり、深さの分類を用いるときは、どの分類を使っているかを明記する必要がある。

【褥瘡予防の方法】
1．圧迫の管理
　①体位変換と姿勢保持
　　1）体位変換は個別体位変換表に基づき行う。
　　2）ベッド上では30°側臥位での姿勢保持が原則となる。
　　　　ただし、患者にとってストレスとなることがあるのでよく反応を観察する。
　　　　＊通常の90°側臥位では腸骨部や大転子部が圧迫され、骨突出が顕著な高齢者の場合、リスクが高い。こうした骨突出部を圧迫しない30°側臥位が望ましい。

2005年10月20日制定	わかば病院

文書番号		第3章　褥瘡予防マニュアル	ページ番号	8／9
			改訂番号	
			主管部門	褥瘡対策

3）30°側臥位を2時間維持するためには、体型に合わせたポジショニングが必須であり、枕やクッション、体位保持パットを適切に使用する。
　　＊必要時PT（理学療法士：以下PTとする）によるポジショニングの指導を受けるものとする。
4）30°側臥位が維持できているかどうかの確認は以下の手順で行う。
　　a）クッションやパットの下側になっている体に手を入れる。
　　b）触って、腸骨部や大転子部がマットレスや布団に圧迫されていないか確認する。
5）踵部の除圧
　　踵部は受圧面積が狭いため、体圧が高く、褥瘡が発生しやすい。
　　現在は踵部の除圧に円座は禁忌である。
　　（円座使用により皮膚が引っ張られ、圧力が加わり、虚血状態になるため）
　　踵部除圧には、下腿部にクッションを当てて、踵部全体を浮かせる。
6）原則として褥瘡発生部位を下にした体位はとらない。
　　患者の好む体位、痛みのための同一体位など、どうしても褥瘡部位を下にした体位をとる場合は、体圧分散寝具で調整し、体位変換表も変更する。

②臥床時の体圧分散
1）骨突出部にかかる体圧を分散することが重要である。
　　a）除圧：体圧を毛細血管圧である32mmHg以下にコントロールすること
　　b）減圧：体圧32mmHg以上ではあるが、普通の布団やベッドに寝るよりも体圧が低い状態にコントロールすること
2）体圧分散寝具
　　a）圧力を小さくし、持続時間を短くする機能をもつ寝具である。
　　b）身体がマットレスに沈み込むことにより、骨突起と接する面積をできるだけ広くして、圧を分散させる方法（静止型）と、骨突起を一時的に浮かせて、圧がかからないようにする方法（波動型）がある。
　　c）当院で使用中の体圧分散寝具
　　　　ゴムマットレス・ウレタンマットレス
　　　　エアマットレス（トライセル／ビッグセル）
　　d）体圧分散寝具は個々の患者の体位変換能力をアセスメントし、圧に関する発生リスクに応じて適切に選択する。

2005年10月20日制定	わかば病院

第4編

文書番号		第3章　褥瘡予防マニュアル	ページ番号	9／9
			改訂番号	
			主管部門	検査課

体圧分散寝具選択基準

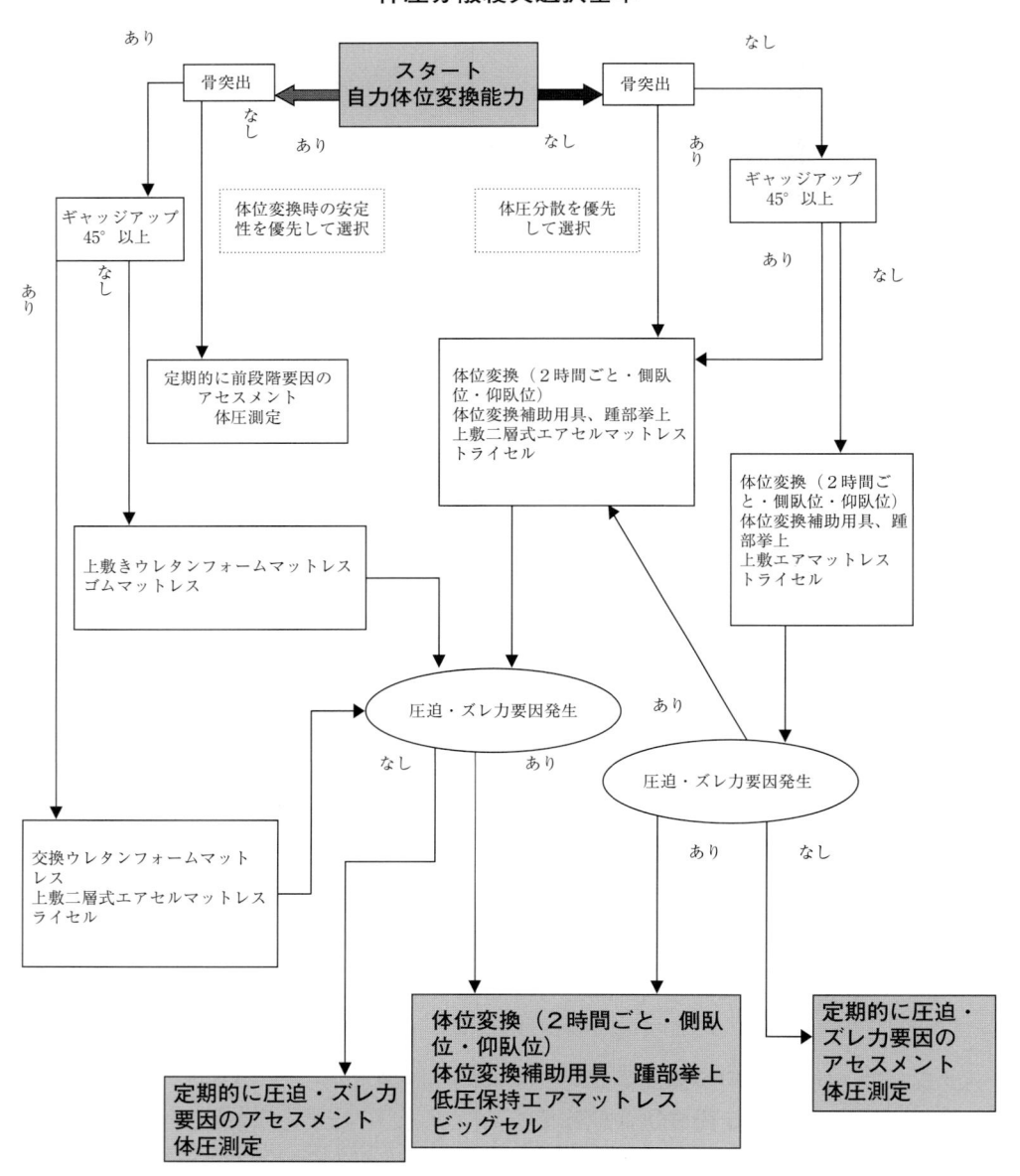

```
                    あり              なし
              ┌─骨突出─← スタート ─→骨突出─┐
              │       自力体位変換能力       │
              │   あり        なし    あり   │
              ↓                             ↓
         ギャッジアップ                ギャッジアップ
          45°以上                       45°以上
         なし│  あり            あり   │  なし
  あり       │  ↓                ↓    │
  │    体位変換時の安定    体圧分散を優先      │
  │    性を優先して選択    して選択           │
  │         │                ↓              │
  │         ↓           体位変換（2時間ごと・側臥    │
  │     定期的に前段階要因の  位・仰臥位）            │
  │       アセスメント      体位変換補助用具、踵部挙上  │
  │       体圧測定          上敷二層式エアセルマットレス│
  │                          トライセル              │
  ↓                                                  ↓
 上敷きウレタンフォームマットレス              体位変換（2時間ごと・側臥
 ゴムマットレス                                位・仰臥位）
                                                体位変換補助用具、踵部挙上
        │         │                              上敷エアマットレス
        ↓         ↓                              トライセル
      圧迫・ズレ力要因発生 ─あり─┐                   │
       なし│      あり              │              ↓
            │      │               圧迫・ズレ力要因発生
            ↓      ↓              あり│    なし│
  交換ウレタンフォームマット        │       │
  レス                              │       │
  上敷二層式エアセルマットレス      ↓       ↓
  ライセル                    体位変換（2時間ごと・側臥  定期的に圧迫・
        │                    位・仰臥位）               ズレ力要因の
        ↓                    体位変換補助用具、踵部挙上  アセスメント
  定期的に圧迫・ズレ力           低圧保持エアマットレス    体圧測定
  要因のアセスメント             ビッグセル
  体圧測定
```

＊　骨突出要因を仙骨部の体圧値でアセスメントする。
＊　仙骨部の体圧値の判断基準は40mmHgである。

2005年10月20日制定	わかば病院

文書番号		第3章　褥瘡予防マニュアル	ページ番号	13／20
			改訂番号	
			主管部門	褥瘡対策

第4編

【スキンケア】

1．皮膚のアセスメント

① 皮膚の健康を維持し、物理的負荷やその他の外的要因に対する組織耐久性（皮膚の耐久性と抵抗力）を低下させないよう、スキンケアを積極的に実施する。

② 耐久性を低下させる要因・・・加齢・低栄養・浮腫・湿潤・摩擦・ズレ。

③ 骨突突起はとくに注意して観察する。

④ 下腿などで皮膚の湿潤状態が激しい場合も注意する。

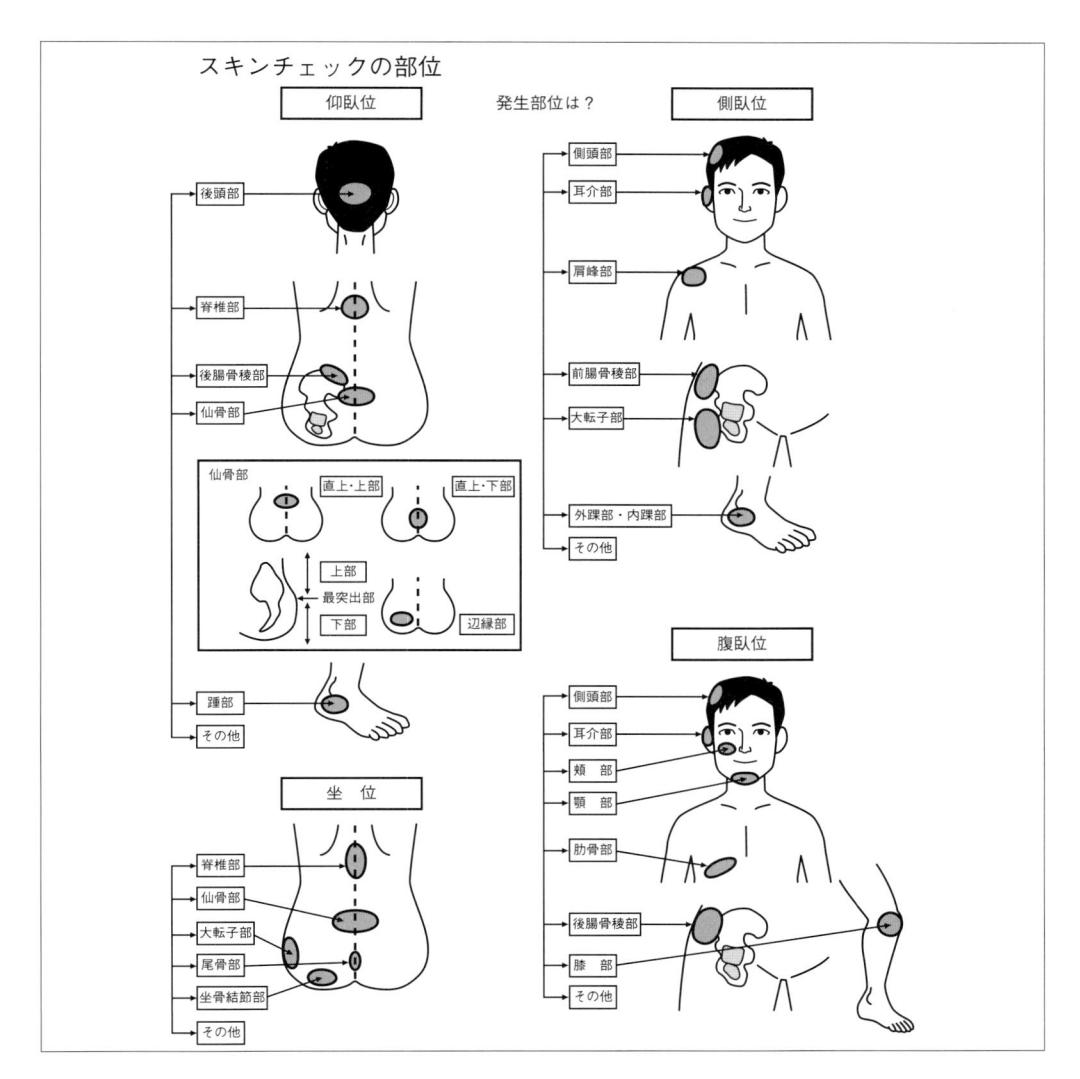

2005年10月20日制定	わかば病院

第4編

文書番号		行動抑制に関するマニュアル	ページ番号	1／6
			改訂番号	
			主管部門	看護部

改訂番号	改訂年月日	改訂内容	作成	確認	承認
制定	平成22年7月20日		阪本	塚越	南雲
改訂	平成23年12月29日	行動抑制の記載・報告に追加	〃	〃	〃

2010年07月20日制定	わかば病院

文書番号	行動抑制に関するマニュアル	ページ番号	3／6
		改訂番号	
		主管部門	看護部

【行動制限の理念と概念】

　行動制限とは、患者の身体行動の自由を制限することを指し、具体的には隔離（本人の意思によっては出ることのできない部屋に入室させること）と身体的拘束（患者をベッドや車椅子などにしばりつけること）がある。

　もとより行動制限とは、医療上、患者の身体生命維持や保護のために欠くことのできない場合においてのみ、必要最小限の範囲で行われるべきものであり、その適用には慎重でならねばならない。なぜならば、行動制限が医療を目的ににかなうものであるとしても、患者の人権を著しく損なうか、損なう恐れが生じるからである。したがって、行動制限を行わない医療が理想である。

【抑制についての指針】

　厚生省令「身体拘束の禁止規定」によって規制された介護保険下の医療・福祉・介護施設だけでなく、急性期の医療現場においてもできるだけ拘束しない方向でケアを行う。しかし、一時的にせん妄、不穏患者の安全を守るために必要な抑制、安全帯としての抑制を行う。また、患者を全人的にとらえて、家族との関係を十分に配慮しながら遂行しなければならない

　基本方針として、当院の「患者さまの権利を守る宣言」に従い、患者さまの権利および保護を優先とする

～患者の安全を守るためやむをえず抑制をする場合　～

＊家族への説明と同意を得られたうえで施行する。

～治療効果を上げるためにやむをえず抑制する場合～

＊患者の精神的・身体的苦痛を取り除く工夫に心がけ、観察を強化する。

【行動制限の目的と適応基準】

1．身体生命維持のため
　　①治療上必要なチューブ、ドレーン類の自己抜去が予測される場合。
　　②人工呼吸器装着中、自己抜管の可能性がある場合。
　　③老人性痴呆症や意識障害、せん妄・内分泌疾患に伴う一時的混乱状態などにより必要な治療・検査が行えない場合。

2．身体の安全のため
　　①患者自身が安全を保持する判断能力を一時的もしくは恒久的に失っていることにより、転倒骨折・頭部外傷などの状況を発生する可能性が予測される場合。
　　②離院・離棟の可能性が予測される場合。

2010年07月20日制定	わかば病院

第4編

文書番号		行動抑制に関するマニュアル	ページ番号	4／6
			改訂番号	
			主管部門	看護部

【身体拘束の実施基準】

＊実施するに当たり、必ず図Ⅰ（略）のプロセスを検討する。それでも身体拘束が必要な場合は、以下に準じる。

① 抑制が必要と考えたスタッフは（昼夜を問わず）、1名以上のスタッフに相談する。
② 合意された場合には、必ず日勤帯は主治医、夜間帯は当直医の了承を得る。
③ 相談を受け了承した医師は必ずその状況や了承事由をカルテに記載する。また行同制限に関する説明・同意書（抑制部位・方法・実施時間と期間・解除予定日）を記入し、他の医療スタッフへ指示を明確にする。また実施時間と期間・解除予定日よりカンファレンス日（医師以外のスタッフ同席＊医師を加え計2名以上）を設定し、指示内容の見直しを行いその内容を検討用紙に記す。
④ 指示（行動制限に関する説明・同意書または検討用紙）を確認した看護師は最小限の身体拘束となるよう、また統一されたケアが提供できるよう、看護計画を立案し、2週間に1回評価・修正を行う。
⑤ 身体拘束の実施に際し、医師に相談する時間的な猶予がない場合は、看護スタッフが、その状況を経時記録で看護記録用紙（SOAP用紙）に残す。
⑥ 主治医はできるだけ迅速に家族に連絡をとり、直接説明する義務がある。説明する内容は「いつ」「どこに」「どこで」「なにを」「どのように」「なぜ」といったように分かりやすく説明し、了承が得られた場合には、家族に説明・同意書にサインしてもらう。また看護スタッフは必ず同席することを義務とし（身体拘束を実施する者としての責任）サインを忘れないようにする。

【薬剤による抑制】

① 薬剤を使用して患者の行動を制限する場合も、身体拘束の実施基準に準じる。
② 医師・看護師は抑制以外の看護介入をあらかじめ試みたことを記録する。
③ 薬剤の副作用などの徴候や症状を、詳細にアセスメントする。
④ 医師・看護師は薬剤の種類や薬剤による抑制を実施する理由、考えられる副作用や使用計画も記載しなければならない。
⑤ 記録を継続し、患者の行動に基づいて一定間隔で、薬剤の減少や抑制の中止などを、医師に報告・相談する。

【看護記録における記載基準と観察事項】

＊看護師は、以下の内容を看護記録用紙（SOAP用紙）に記載する。なお、観察事項に関しては、フローチャートを使用してもよい。

〈行動制限実施前〉

　　1）行動制限が臨床的に妥当なものであること。

2010年07月20日制定	わかば病院

文書番号		行動抑制に関するマニュアル	ページ番号	5／6
			改訂番号	
			主管部門	看護部

2）行動制限以外の介入をあらかじめ試みたということ。
3）患者の状態を十分検討したということ（アセスメント）。
4）患者および患者の家族・患者の代理人が、行動制限を行う意思決定プロセスに参加したこと（医師による患者・家族への説明時に同席することにより確認）。
　a）行動制限に伴うメリットを説明したこと。
　b）行動制限をしないことによるリスクを説明したうえで、患者の尊厳を守るための行動制限以外の方法を説明したこと。
5）行動制限を行う同意を患者あるいは患者の家族・患者の代理人から得たということ。

〈行動制限実施中〉
1）最低でも1～2時間ごとに、臨床状態・見当識・安全帯の位置・循環動態・動き・拘束を行っている部位の感覚機能、薬剤の効果と副作用などの観察と記録。
2）身体拘束の場合、2～3時間ごとに安全帯・安全具を解き、水分補給（食事）排泄・運動・その他の日常生活活動を行う。
3）部署看護師長は抑制患者数を病棟管理日誌に記入し、報告する。抑制が短時間（点滴時のみ、夜間のみなど）であっても抑制患者数として報告する。
4）看護部長は総数を管理日誌に記載する。

【行動制限に関する説明・同意書について（2枚複写）】
①主治医は、患者または家族・代理人に説明同意が得られた場合、「説明・同意書」にサインをもらい、患者交付用を患者または家族・代理人へ渡す。なお、説明時は必ず看護師が同席し、該当箇所へのサインを行う。
②原本である「説明・同意書」は診療録へ保管し、行動制限実施指示内容の確認し、同意書として活用する。

【行動制限検討用紙について】
＊基準に基づいて実施されていても、常に回避・軽減・解除の努力を行わなければならない。また医師とともにカンファレンスなどで検討し、これを記録として残す必要がある。
①医師が説明同意書記載時に設定したカンファレンス日開催時にこの用紙を活用しその内容を記録する
②検討用紙は診療録へ保管する
③検討内容から以前説明した内容と別な理由で行動制限を継続する場合は、新たに同意書を得る必要がある。また実施機関、安全帯の使用方法が変更する場合も新たに説明・同意書を作成し、再度説明・同意を得る。

2010年07月20日制定	わかば病院

第4編

身体抑制フローチャート

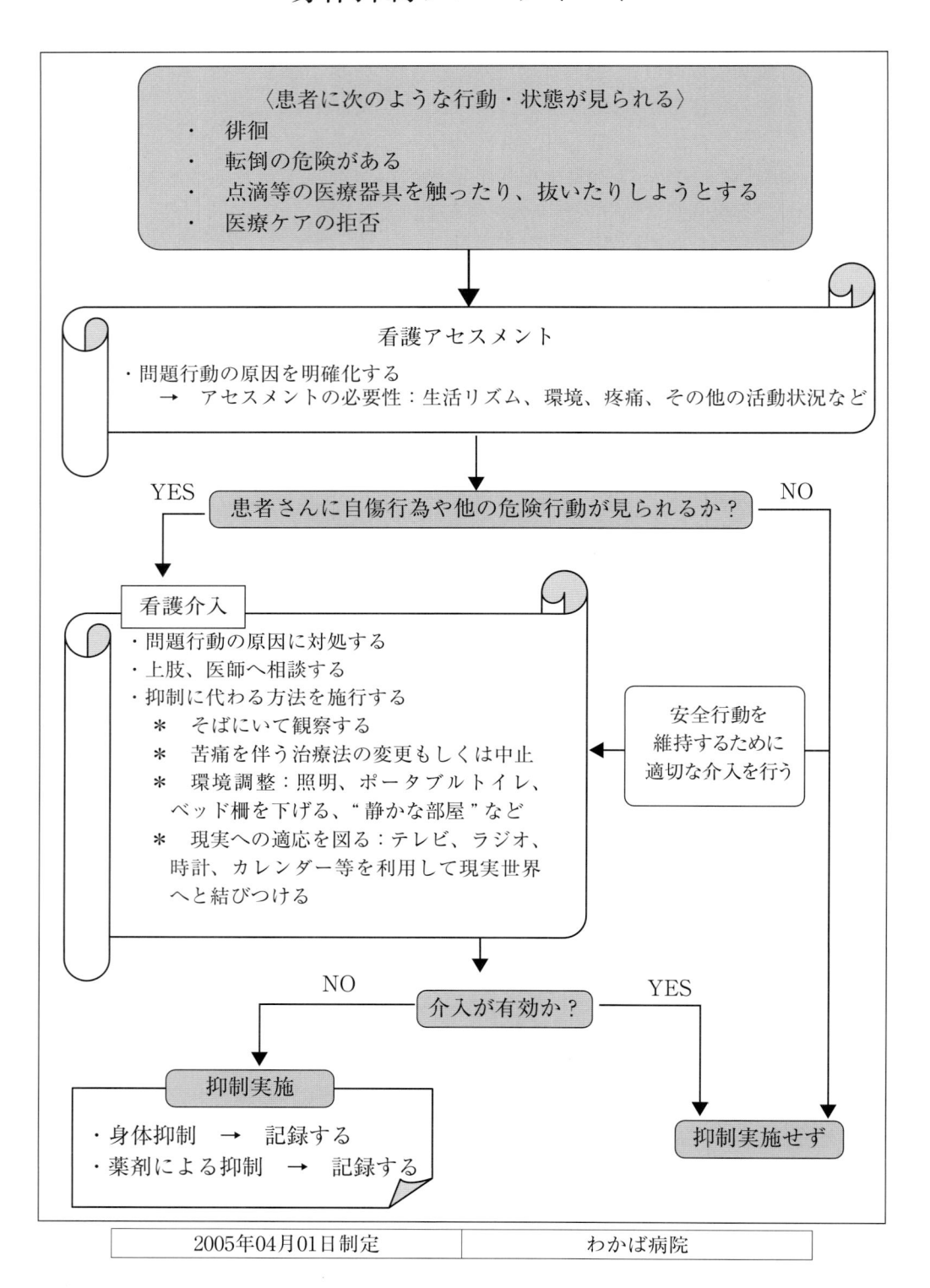

〈患者に次のような行動・状態が見られる〉
- 徘徊
- 転倒の危険がある
- 点滴等の医療器具を触ったり、抜いたりしようとする
- 医療ケアの拒否

↓

看護アセスメント
・問題行動の原因を明確化する
　→　アセスメントの必要性：生活リズム、環境、疼痛、その他の活動状況など

↓

患者さんに自傷行為や他の危険行動が見られるか？

YES ↓　　　　　　　　　　　NO →　安全行動を維持するために適切な介入を行う

看護介入
・問題行動の原因に対処する
・上肢、医師へ相談する
・抑制に代わる方法を施行する
　＊　そばにいて観察する
　＊　苦痛を伴う治療法の変更もしくは中止
　＊　環境調整：照明、ポータブルトイレ、ベッド柵を下げる、"静かな部屋"など
　＊　現実への適応を図る：テレビ、ラジオ、時計、カレンダー等を利用して現実世界へと結びつける

↓

介入が有効か？

NO ↓　　　　　　　　　　　YES →　抑制実施せず

抑制実施
・身体抑制　→　記録する
・薬剤による抑制　→　記録する

| 2005年04月01日制定 | わかば病院 |

第4編

行動制限に関する説明・同意書

1. 行動制限（身体拘束・薬剤による抑制）の目的・必要性について
    1) 身体生命維持のため
        - ☐ 治療上必要なチューブ、ドレーン類の自己抜去が予測される場合。
        - ☐ 人工呼吸器装着中、自己抜管の可能性がある場合。
          老人性痴呆症や意識障害、せん妄・内分泌疾患に伴う一次的混乱状態などにより、必要な治療・検査が行えない場合。
    2) 身体の安全確保のため
        - ☐ 患者自身が安全を保持する判断能力を一次的若しくは恒久的に失っていることにより、転倒・骨折・頭部外傷などが発生する可能性が予測される場合。
        - ☐ 離院・離棟の可能性がある場合。
    3) その他

2. 行動制限に関する内容

	計画内容
行動制限の方法	安全具を用いた身体拘束　・　薬剤による行動の制限
身体拘束の部位	体幹・右上肢・左上肢・右下肢・左下肢・その他（　　　）
拘束の方法	安全帯・シーツ・ジャケットタイプ・マグネット式・ミトン・その他
拘束時間・投与時間	
拘束時期・投与時期	

3. 約束事項（実施に当たり以下に留意していきます）
    1) 最低でも1~2時間毎に、薬剤の効果と副作用の観察、あるいは臨床状態、見当識、安全具の位置、循環動態、動き、拘束を行っている四肢の感覚機能の観察を行います。
    2) 2~3時間毎に安全具を解き、水分補給（食事）・排泄・運動・その他の日常生活援助を行います。
    3) できる限り拘束具を用いることがないよう、安静や運動制限についての説明、又は他の看護介入の検討を行います。

<u>説明した医師のサイン：　　　　　　　</u>

<u>同席した看護師のサイン：　　　　　　</u>

＊　ご了承いただけた場合は、以下にサインしてください。

平成　　年　　月　　日

患者氏名：＿＿＿＿＿＿＿＿＿＿＿＿＿

保護者氏名：＿＿＿＿＿＿＿＿＿＿＿＿

医療法人相生会　わかば病院

第4編

抑制を解除するとき
①患者にその旨を知らせます。
②開放観察に伴う具体的な内容、理由・症状、年月日時刻、指定医の氏名を抑制検討用紙に記載します。開放観察の状況について診察し、その所見および行動制限継続の要否を署名のうえ診療録に記載します。
③2名以上の医師、看護師は、開放観察により行動制限を行う必要がないと判断した場合には、速やかに解除し、解除した行動制限の内容、年月日と時刻を診療録に記載します。
④緊急時には、ナースは速やかに主治医（夜間等においては当直医）へ連絡し、指示を仰ぎます。

　なお、身体的拘束を解除する判断は、必ずしも指定医でなくてもよいという解釈もあります。これは、拘束解除は人権の制限とは逆の行為であること、および身体拘束が不要であれば遅滞なく解除されるべきであることが理由です。

【抑制を解除する基準】
①1名以上の（医師・看護師・看護助手・リハビリ）他職種スタッフで評価検討する。
②他職種で評価検討したことを行動制限検討用紙に記載する。
③抑制以外の看護介入で身体生命維持ができ、身体の安全が守られると評価されたとき抑制解除する。
④抑制解除後は、生命維持、安全の保持ができているかを観察する。

第4編

【行動抑制方法のご説明】

〔　　　　　　　　　　様ご家族〕

保護帯の使用については、医師からの説明後、ご家族さまの同意のもとに使用していきます。具体的な保護用具は次のようなものがあります。治療上、点滴や鼻のチューブ等の抜去による事故を防ぐため手や足に用いるベルト帯や手袋型の保護帯を使用させていただきます。ベッド上での安静が必要な患者さまで危険な行動がみられる場合は抑制衣を使用させていただくことがあります。なお、保護用具はご家族が側にいる時や看護師が側にいる時はできるだけ外し、必要最小限とします。使用中は「行動抑制検討用紙」という評価表を使用して患者さまの観察、期間や使用方法の妥当性について毎日評価を行いできるだけ早期に保護帯をはずしていくように考慮していきます。患者さまが安全に入院生活を送れるように、ご家族の方も看護師または医師とともに患者さまの危険について確認していただき、患者さまに合った安全対策の選択を行っていきましょう。また、患者さまの状態に合わせて随時調整を行ってまいりますので、ご不明な点につきましては看護師または医師にご相談ください。

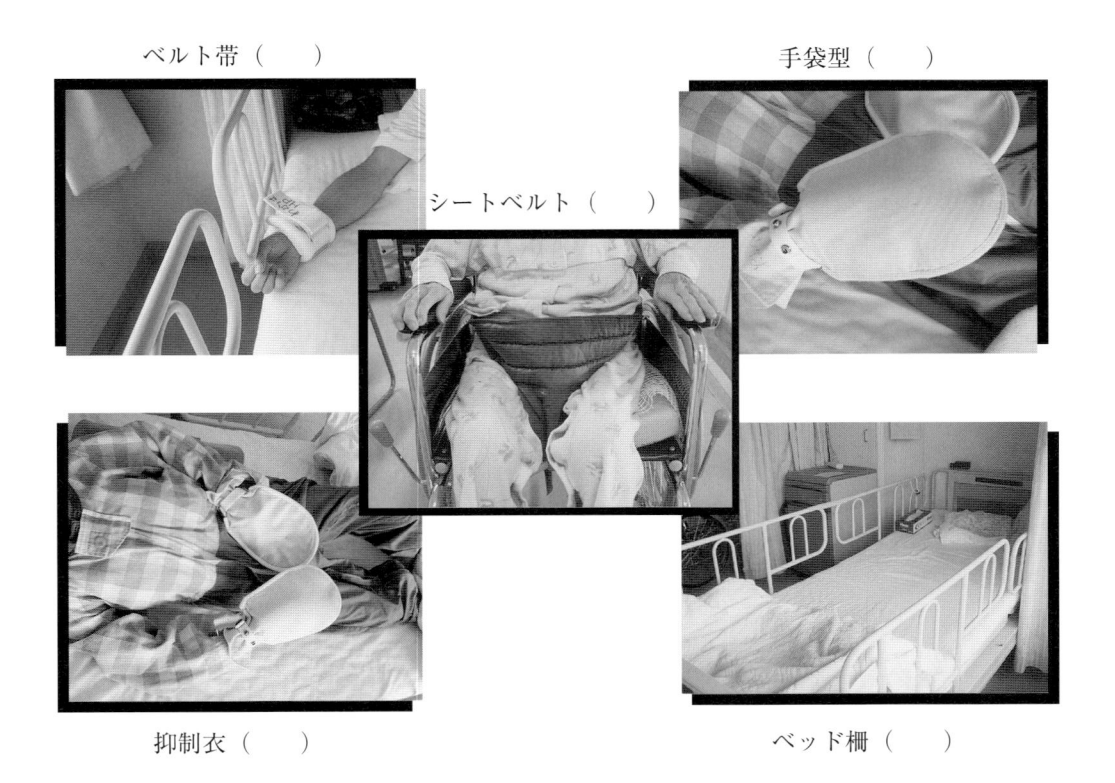

ベルト帯（　　）

手袋型（　　）

シートベルト（　　）

抑制衣（　　）

ベッド柵（　　）

第４編

行動制限検討用紙

　　　　　　　　　　　　　　　　　　　　　　　　氏名　　　　　　様

検 討 日	平成　　年　　月　　日
参 加 者	
検 討 内 容	〈 行動制限の必要性の根拠 〉 〈 現在行われている介護介入の内容 〉 〈 行動制限内容の妥当性　　＊行動制限指示内容の見直し 〉
備考（結論）	□指示内容の継続 □指示内容・看護計画内容の一部修正 □新たな説明・同意書の発生（行動制限目的変更） □その他（　　　　　　　　　　　　　）
次回検討日	平成　　年　　月　　日

第4編

行動抑制患者の評価と解除の基準

2010／1／22　作成：阪本

プロセス	担当者	手　順	リスクの予見・回避
行動抑制の評価	ドクター・ナースエイド	・行動抑制患者の日々の状態を観察し、行動抑制チェックリストに記入する。 　（2～3時間ごとに観察） ・行動制限の必要性の根拠を明確にする。 ・現在行われている看護介入の内容を明確にする。 ↓ ・行動制限検討用紙で患者さまの行動・言動を多職種で検討する（患者の状態変化で検討を随時行うが、状態変化があまりない患者は2週間～1ヵ月ごとに検討） ・行動制限検討用紙に記入する。	・日常の行動抑制状況をチェックして解除や検討の参考にします。
行動抑制の解除の基準	ドクター・ナースエイドリハビリ	・行動制限検討用紙で患者の行動・言動を検討・評価する。 ・抑制以外の看護介入で身体生命維持でき、身体の安全が守られると評価された時、抑制解除する 　（1人以上のスタッフと医師で） ・行動制限検討用紙に検討内容を記入・解除を記入する。 ・解除後も観察を続ける。	・1人以上のスタッフと医師で評価検討する。 ・本当にはずしていいの　？ ふらつきが出るような薬は飲んでない？ 観察してね

この項の詳細は安全管理の指針：行動抑制に関するマニュアル参照

第4編

文書番号		転倒・転落防止対策マニュアル	ページ番号	1／14
			改訂番号	
			主管部門	3Ｆ

改訂番号	改訂年月日	改訂内容	作成	確認	承認
制定	2004年04月01日		大渕	塚越	南雲
改訂	2005年08月19日	一部内容変更	〃	〃	〃
改訂	2010年10月5日	一部内容変更	信澤	〃	〃
	2011年11月29日	内容確認	坂本	〃	〃

2005年04月01日制定	わかば病院

文書番号		転倒・転落防止対策マニュアル	ページ番号	3/14
			改訂番号	
			主管部門	3F

第4編

Ⅰ．転倒・転落の発生要因（状況・病状）

1．患者側の要因

身体的機能：運動・知覚障害、言語・視力・聴覚障害、骨・関節の異常（骨粗しょう症、骨転移、拘縮、変形）、筋力低下
精神的機能：理解力・判断力低下、不眠・不穏、多動、徘徊等
活動状況　：車椅子、歩行器、杖歩行、移動に要介助、点滴、胃管、ドレーン類、尿道カテーテル
薬剤の服用：鎮痛剤・睡眠薬、降圧・利尿剤、筋弛緩剤、向精神薬等
排泄　　　：障害あり、要介助、頻尿、夜間尿、下痢、ポータブルトイレ使用
当日の状態：発熱、貧血、脱水、腹水、食事摂取量、検査後、手術後、リハビリ訓練中
今までの生活状況：過去に転倒、失神、めまい、痙攣発作あり
環境の変化：入院・転入10日以内、ベッド・トイレ・浴室不慣れ
性格　　　：自立心が強い、遠慮深い、我慢強い

2．ケア提供者の要因

・リスクに対する意識が低い
・患者の危険度の把握が不十分
・監視体制の不備、多忙
・入院・転院患者へのオリエンテーションが不十分
・眠剤等投与後の注意、観察不足
・適切な履き物・衣類の選択、歩き方の指導が不十分
・補助具、ポータブルトイレ、点滴架台の選択や設置場所が不適切
・車椅子のストッパー、安全ベルトのし忘れ、介助運転不慣れ

3．環境（施設、設備）の要因

環境整備　　：廊下、ベッドサイド等に障害物、防火扉の不備、介助バーがない
ベッド　　　：高さ、大きさの不適切、棚の不適切な使用
ナースコール、床頭台：位置が不適切
床の状態　　：滑りやすい、つまずきやすい（清掃中、床の材質、敷物、段差等）

2005年04月01日制定	わかば病院

第4編

文書番号		転倒・転落防止対策マニュアル	ページ番号	4／14
			改訂番号	
			主管部門	3F

構造、表示：どこに何があるか分かりにくい、暗い（照明の不足）

Ⅱ．一般的防止対策

1. 危険度評価
   (1) 転倒・転落の起きやすい要因を知っておく。
   (2) 既往歴・現病歴から患者の危険度を正確に把握する。
   (3) 『転倒・転落アセスメントシート』から情報を共有する。
   (4) アセスメントシートはリハビリカンファレンス時にも活用し、リハビリADL評価と一体的に検討する。
   (5) スタッフ同士の連携強化、チーム全体で観察。
   (6) 患者の危険度だけでなく、病棟の状況も把握しておく。
      （例）重症患者数、緊急入院、手術件数。

2. 説明
   (1) 患者・家族への説明と協力要請
      相手に合わせた分かりやすい説明と指導。『安全で快適な入院生活を過ごしていただくために（転倒・転落防止対策）』の用紙をスコアシートで判定した危険度に合わせて用い説明する。

3. 環境の整備
   (1) 病棟、病室の整理整頓（障害物の除去。特にベッドサイド、オーバーテーブル通路等）。
   (2) ストッパーのある物は、確実にかけておく。

4. 日常の注意事項
   (1) 観察・巡視を密にする。
   (2) 移動中は目を離さない（安全確保をしてから目を離す）。
   (3) 体位変換とトランスファーは正しい方法で行う。
   (4) やむをえず抑制を行う場合には、『行動制限に関する説明・同意書』を用いて説明し同意を得る。適切な方法で行う。
   (5) スコアシートにより、危険度評価は繰り返し行う。
      （入院時・入院一週間後・状態変化時・リハビリ評価時）

5. 看護部リスクマネジメント委員会活動
   (1) 転倒・転落事故の検証、再発防止策の検証。

2005年04月01日制定	わかば病院

文書番号		転倒・転落防止対策マニュアル	ページ番号	5／14
			改訂番号	
			主管部門	3F

第4編

Ⅲ．個別的防止策

1．転倒・転落防止のフローチャート
 (1) 患者の評価スコアをつける。
 (2) 転倒・転落の予防策を立てる。
 (3) 予防策は『転倒・転落危険度別対応策』を参考にし、看護計画を立案・実施する。
 (4) 予防策は患者・家族に十分説明し、協力して取り組む。
 (5) 転倒・転落の危険性の高い患者の情報は、申し送り等で全職員が共通認識を持つ（カーデックス活用する）。
 (6) 危険度別シグナルをベッドサイドに表示する（328ページ参照）。
 （危険度Ⅰチューリップ1本・危険度Ⅱチューリップ2本・危険度Ⅲチューリップ3本）。
 (7) 転倒・転落が起きた場合は、インシデント・アクシデントレポートを作成し、再発防止策を立てる。

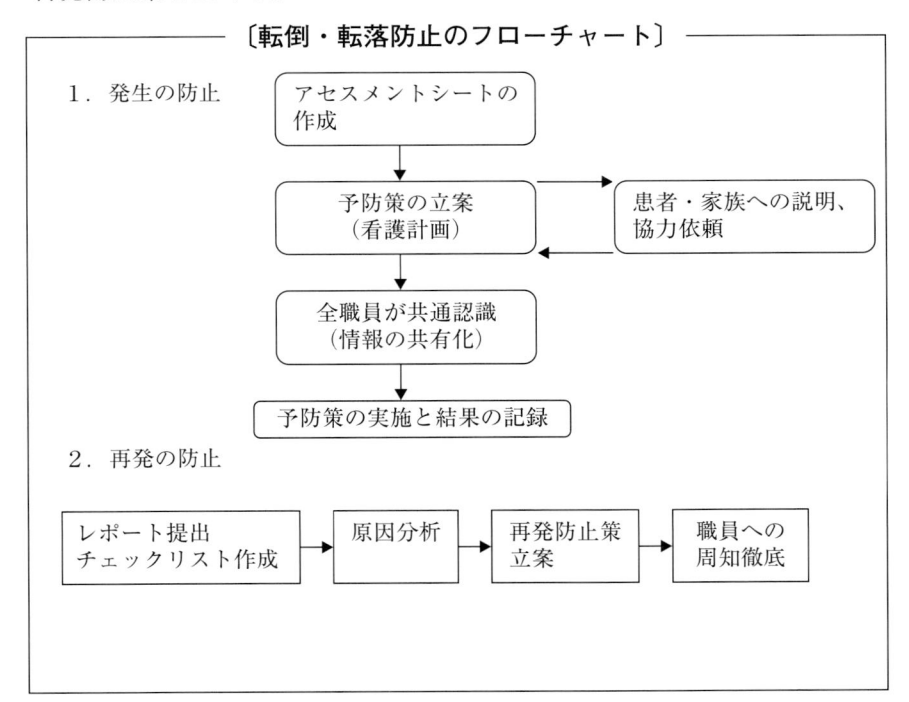

〔転倒・転落防止のフローチャート〕

1．発生の防止
 アセスメントシートの作成
 ↓
 予防策の立案（看護計画） → 患者・家族への説明、協力依頼
 ↓
 全職員が共通認識（情報の共有化）
 ↓
 予防策の実施と結果の記録

2．再発の防止
 レポート提出チェックリスト作成 → 原因分析 → 再発防止策立案 → 職員への周知徹底

2005年04月01日制定　　　　わかば病院

第4編

文書番号		転倒・転落防止対策マニュアル	ページ番号	6／14
			改訂番号	
			主管部門	3F

看護計画
IV．転倒・転落予防の具体的留意点

①ベッド
　(1)　転倒・転落の危険度の高い患者はベッドの高さを最低に設定する。
　(2)　ベッドのストッパーの固定とキャスターの位置の確認。
　(3)　転倒・転落の危険の高い患者のベッドを離れる時は必ずベッド柵を使用する。
　(4)　ベッド周囲の環境整備を行う。
　　　（ナースコールの位置・危険物の排除・オーバーテーブル・床頭台・照明の調節・吸い飲みなどの必要物品の位置を確認し適切な位置に置く・尿器、ポータブルトイレを適切な位置に置く）
　(5)　転倒・転落の危険の高い患者のベッドを離れる時は(1)～(4)の事項を確認し、患者に声をかける。
　(6)　認知症や意識障害のため体動が激しい場合
　　　 i：床敷きマットの検討
　　　 ii：より観察しやすい部屋に移室する
　　　 iii：抑制等を考慮する（家族への説明と同意を必ず行う）
　　　※行動制限に関する説明・同意書マニュアルを参照

②歩行時
　(1)　履きなれたものや滑り止めの付いている靴を用意してもらう。
　(2)　裾丈を調整した寝巻き、普段着を用意してもらう。
　(3)　床の水は必ず拭き取る。
　(4)　廊下に歩行等の障害になる物を置かない。コード類の整理を行う。
　(5)　点滴スタンドや輸液ポンプの可動性を確認する。
　(6)　歩行の指導を行う。
　(7)　転倒・転落の危険がある患者の歩行時は、看護者の視野に入れておく。
　(8)　転倒・転落の危険が高い場合、歩行時付き添う。
　(9)　清掃時は患者に注意を呼びかける。

③トイレ
　(1)　患者の状態とADLに合わせた対応を行う。
　(2)　患者の側を離れる時は、必ず声かけをしてナースコールを側に置いたり、手に持ってもらうなどセッティングする。
　(3)　トイレ使用中はプライバシーに配慮し、音の聞こえる所で待機する。
　(4)　転倒・転落の危険度の高い患者を誘導した時は、患者の側から離れない。

④夜間トイレ介助時
　(1)　患者の状態とADLに合わせた介助を行う（ベッド上・ベッドサイド・トイレ）。

2005年04月01日制定	わかば病院

文書番号		転倒・転落防止対策マニュアル	ページ番号	7／14
			改訂番号	
			主管部門	3Ｆ

(2) 排泄パターンを把握し、患者の状態に応じて適宜介助する。
(3) ナースコールの使用方法を患者に確認し、適切な配置を行い、照明の確保をする。
(4) 必ず覚醒していることを確認する。
(5) 声かけを行い、排泄することを認識してもらう。
(6) 危険度の高い患者の場合は、排泄が終了するまで患者の側を離れない。

⑤歩行補助具使用時
(1) 補助具（杖・歩行器・車椅子）の定期点検を行う。
(2) 補助具の正しい使用方法を理解してもらう。
(3) 杖や歩行器の長さを患者に合わせ、先端の滑り止めが磨耗していないか点検する。
(4) 車椅子のストッパーや安全ベルトの装着、滑り止めの有無を確認する。
(5) 転倒・転落の危険度の高い患者の場合は付き添う。

⑥浴室
(1) 入浴可能な状態か観察し判断する。
(2) 浴室の環境を整える（段差・手すり・障害物）。
(3) ナースコールの使用方法を説明する。
(4) 転倒・転落の危険が高い患者は、側に付き添う。
(5) 介助者の視野に必ず患者を入れる（同時に２つの行為を行わない）。
(6) 特浴槽の介助は原則２名で行う。

⑦移動・搬送時
(1) ストッパーを固定する。
(2) 移動間のストレッチャーの高さを同じにする。
(3) トランスファーは適切に行う。
(4) 移動は最低２名以上で行うのが望ましい。
(5) ベッド・ストレッチャーは柵をする。
(6) 必要に応じて安全ベルトをする。
(7) 適度なスピードで搬送する。
(8) 搬送は最低２名で行うことが望ましい。

⑧共通事項
(1) 各病棟、診療科の転倒・転落の情報を確認する。
(2) 検査・治療の前には分かりやすく説明するとともに、患者の顔色、表情も注意して観察する。
(3) ベッドから立ち上がる時など、立ちくらみによる転倒に注意する。
(4) 点滴スタンドや輸液ポンプ使用の患者は、特に介助、観察を怠らない。
(5) 空腹感や口渇はないか、水分摂取量の把握。
(6) 認知症・精神状態・言動の観察。
(7) 徘徊の有無、行動パターンの観察。

2005年04月01日制定	わかば病院

第4編

文書番号		転倒・転落防止対策マニュアル	ページ番号	8／14
			改訂番号	
			主管部門	3F

Ⅴ．転倒・転落危険度別対応策

		危険度Ⅰ	危険度Ⅱ	危険度Ⅲ
患者の観察		1. ADLの評価、自立度を把握する 2. 排泄の頻度、時間などのパターンを把握する 3. 鎮痛剤、睡眠剤などの服用後はその影響をアセスメントする	1～3の確認 4. ADLに変化がないか観察する 5. 全身状態の把握から起こりうる認識力の変化などを予測する	1～5の確認 6. 医師を含めたチーム全体で連携して、観察できるよう協力を得る
環境整備		1. ベッドの高さ、ストッパー固定の確認 2. ベッド柵およびその効果の確認 3. ベッド周囲の障害物の確認整理 4. ナースコールの適切な位置の確認 5. 患者の身の周り、床頭台に必要なものの確認と整理 6. 必要時ポータブルトイレを適切な位置に設置する	1～6の確認 7. 患者の安全を確認できるよう照明の工夫 8. ポータブルトイレを常時設置しない 9. 必要時離床・起床センサーマットを設置する	1～9の確認 10. ナースステーションに近い観察の目が行き届く部屋への移室 11. 必要時には床敷きマットにする 12. ベッド柵が外れないように頻回に観察を行う
歩行		1. 適切な衣類、履物の選択の指導 2. 廊下、階段の障害物の整理 3. コード等配線に注意 4. 点滴スタンド・輸液ポンプ類の可動性の確認 5. 歩行の指導	1～5の確認 6. 看護者の視野に入れる	1～6の確認 7. 歩行時付き添う
トイレ		1. 状態とADLに合わせた対応 2. 側を離れる時は声をかける 3. ナースコールの確認	1～3の確認 4. 患者の側を離れない	1～4の確認
夜間トイレ		1. 状態とADLに合せた介助（ベッド上・ベッドサイド・トイレ） 2. 排泄パターンの確認 3. ナースコールの確認 4. 照明の確保 5. 必ず覚醒させ説明をする	1～5の確認 6. 患者の側を離れない	1～6の確認
歩行補助具		1. 補助具の点検を行う 2. 使用方法の説明（杖・歩行器・車椅子） 3. 杖の長さ調整や滑り止めの磨耗の点検 4. 車椅子のストッパー点検	1～4の確認 5. 患者の側を離れない 6. 必要時安全ベルト装着	1～6の確認
浴室		1. 入浴可能な状態か判断 2. 浴室の環境整備（段差・手すり・障害物） 3. ナースコールの確認	1～3の確認 3. 必ず付き添う 4. 介助者は同時に2つの行為を行わず、患者を視野に置く	1～5の確認 ※ 原則特浴槽の介助は2名
指導・援助		1. 排泄パターンに基づいた誘導 2. ベッド、床頭台、ナースコールなどの使用方法の説明 3. 日中の離床を促し、昼夜のリズムをつける 4. 患者家族・スタッフと事故の危険を共有し、理解を得る	1～4の確認 5. 頻回に巡視を行う	1～5の確認

2005年04月01日制定	わかば病院

文書番号		転倒・転落防止対策マニュアル	ページ番号	9/14
			改訂番号	
			主管部門	3F

Ⅵ. 転倒・転落が生じた時の対応

1．対応のフローチャート
　　＊1名で対応せず、応援を求める
　　＊患者の状態を速やかに観察する
　　＊医師へ連絡する
　　＊連絡を受けた医師は指示を出す
　　＊応急処置を行う
　　＊必要に応じ X-P、CT 等の検査を行う
　　＊上司への報告を速やかに、正確に行う
　　＊家族への連絡、説明をする
　　＊看護記録、転倒・転落チェックリストを記載する
　　＊インシデント・アクシデントレポートを提出する
　　＊原因分析・再発防止策を検討し、周知する

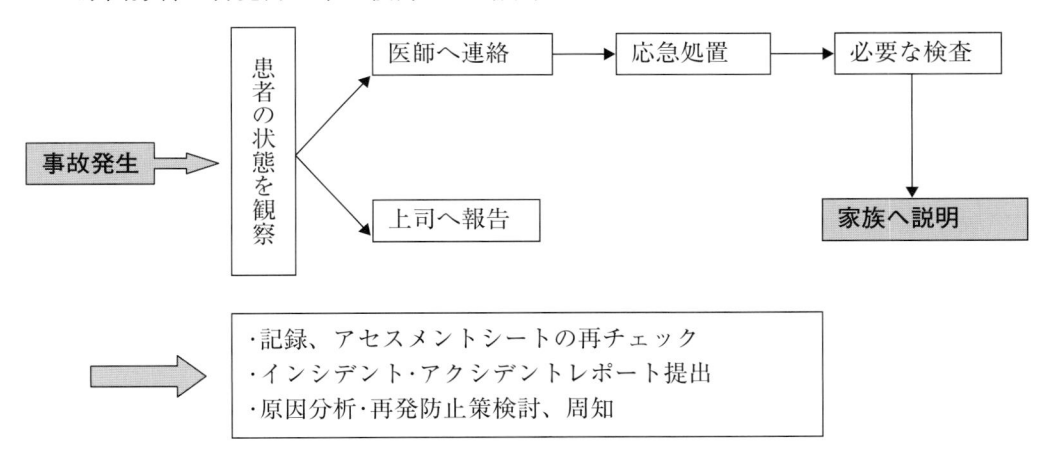

★　迅速・的確・誠実に
★　影響を最小限にくい止める

事故発生 → 患者の状態を観察 → 医師へ連絡 → 応急処置 → 必要な検査 → 家族へ説明
　　　　　　　　　　　　　　→ 上司へ報告

　→　・記録、アセスメントシートの再チェック
　　　・インシデント・アクシデントレポート提出
　　　・原因分析・再発防止策検討、周知

2．看護記録の記載ポイント
　(1)　転倒・転落が起きた時から SOAP で経時記録に切り替える。
　(2)　推測や憶測の記載はしない。
　(3)　発生した時の状況を記載する。
　(4)　発生、発見時間。
　(5)　必要な観察項目。
　(6)　医師への連絡時間。
　(7)　医師の到着時間。
　(8)　医師の指示内容。
　(9)　患者・家族への説明の有無。

2005年04月01日制定	わかば病院

第4編

文書番号		転倒・転落防止対策マニュアル	ページ番号	10／14
			改訂番号	
			主管部門	3Ｆ

Ⅶ. 転倒・転落防止マニュアルの運用方法

１．目的
　　アセスメントシートより評価することで、患者の危険因子を把握し、入院生活を安全に過ごし、かつリハビリテーションを安全に行うことにつながる。また、患者の現状の能力を客観的に評価し、そこから考えられる対応策を講じることが必要である。そのため、リスク因子を早期に発見することで医療事故を防止し、リスク管理をすすめられるよう、以下に記載する。

２．運用方法
　(1) 対象者：当院に入院されている患者。
　(2) 評価者：看護師、ナースエイド、リハビリスタッフ。
　(3) 評価方法。
　　①評価は入院日、１週間後、１カ月後に評価。それ以降は１カ月ごとに評価し、退院時に最終評価を行うこととする。
　　②入院日の評価は入院を担当した看護師が行い、次回以降は３職種で評価を行う（リハビリ処方の出ていないものは看護師、ナースエイドの２職種のスタッフにて評価をする）。また、状態変化があった場合は、その時点で再評価を行う。
　　③転倒・転落アセスメントシート（手書き用）に手書きで記載する。
　　④評価対象者に該当する項目に○を付けていき合計点数を出し、危険度を判定する。採点は『転倒・転落アセスメントシート注釈』を参考にし、１項目１点として計算する。
　　⑤結果から考えられる具体的対応策を立てる。
　　⑥記載したアセスメントシートは看護記録の看護計画の前に綴じる。
　(4) アセスメントシートの結果、具体的対応策、転倒・転落危険度別対応策を参考にし、看護計画を立案、患者家族に説明しサインをいただく。
　(5) 危険度別シグナルをベッドサイドに表示する。
　　　（危険度Ⅰ：チューリップ１個、危険度Ⅱ：チューリップ２個、危険度Ⅲ：チューリップ３個）
　(6) ADL表の「危険度」の記載枠に危険度を入力する。
　(7) 各部署でのミーティング、アセスメントシート評価時に対応策について情報交換を行う。
　　　（リハビリ処方の出ている患者は病棟ミーティングやカンファレンスでも検討する）
　(8) リスクマネージメント委員会で定期的にデータ集計を行う。
　(9) 行動制限の必要な場合。

　　①入院時に行動抑制が必要な場合・今後行動抑制の必要性が予測される場合は、医師が患者・家族に説明し『緊急やむをえない行動抑制に関する説明・同意書』を渡し、承諾のサインを得る

2005年04月01日制定	わかば病院

第4編

文書番号		転倒・転落防止対策マニュアル	ページ番号	11／14
			改訂番号	
			主管部門	3F

②緊急時行動抑制が必要な場合は、看護師が説明後『緊急やむをえない行動制限に関する説明・同意書』を用いて患者・家族に説明し承諾のサインを得る。後日、医師が説明する
③スタッフ間で情報を共有する
※(7)の（　）の内容はリハビリ処方の出ている患者のみ実施

3．パソコン入力方法
(1) イントラサーバーの「リスク」⇒『転倒・転落アセスメント』フォルダ内に50音別のフォルダ（あ行、か行、さ行、た行、な行、は行、ま行、や・ら・わ行）に分かれているので、患者の該当行のフォルダを開き、転倒・転落アセスメントシート（入力用）をコピーして新しいファイルを作成する。ファイル名は患者名とする。
例：わ行フォルダ内に「若葉太郎．xls」を作成。
(2) アセスメントシートの結果、具体的対応策を担当看護師が上記ファイルに入力する。
(3) 次回以降も、上記と同様の方法で入力する。
(4) 退院患者のパソコン内のファイルは「その年度の退院・終了」フォルダ内の50音別のフォルダに移動しておく。

2005年04月01日制定	わかば病院

第4編

文書番号		転倒・転落防止対策マニュアル	ページ番号	12／14
			改訂番号	
			主管部門	3F

<u>安全で快適な入院生活を過ごしていただくために（転倒・転落防止対策）</u>

【入院される方およびご家族の皆様へ】

　病院の環境は、それまで住み慣れた家庭とは異なります。その生活環境の変化に、病気やけがによる体力や運動機能の低下が加わり、思いがけない転倒・転落事故が起こることが少なくありません。

　高齢者の方は特に注意が必要です。突然の環境の変化と体力低下・加齢に伴う認識力や運動機能の低下が加わって、結果として深刻な事態を招く恐れがあります。高齢者の寝たきりを引き起こす原因の多くは、転倒・転落による骨折です。

　私たちの病院では、生活環境を整備しながら転倒・転落の予防に十分に注意をして、安全で快適な入院生活を送っていただくように努めておりますが、その1つとして転倒・転落の危険性についてⅠ～Ⅲで評価をさせていただいています。それにより危険な場合には、介護用具を使用させていただくこともありますので、ご理解をお願いいたします。

　ご家族の面会は患者さまの励みになるとともに、自宅と同じような環境づくりに大変役立ちます。さらに安全を高めるために、ご家族のご協力をよろしくお願いいたします。

　ご心配なことがありましたら遠慮なく看護師や担当医にご相談ください。

〈転倒・転落危険度評価の結果〉

危険度Ⅰ	様の転倒・転落の危険性について、機能障害の程度や活動状況、そして、治療される内容から評価させていただきました結果は、 <u>危険度Ⅰ　転倒・転落を起こす可能性がある状態です。</u> 裏面に示してある　<u>転倒・転落を防ぐための注意点</u>を再確認してください。
危険度Ⅱ	そして、治療される内容から評価させていただきました結果は、 <u>危険度Ⅱ転倒・転落を起こしやすい状態です。</u> 裏面に示してある　<u>転倒・転落を防ぐための注意点</u>を再確認してください。 　トイレ・入浴・検査などで移動する場合は、必要に応じて病院職員が付き添いますので連絡してください。 　危険防止のために、最小限の行動抑制が必要になる場合がありますので、ご家族のご理解をお願いいたします。
危険度Ⅲ	<u>危険度Ⅲ転倒・転落をよく起こす恐れがある状態です。</u> 裏面に示してある　<u>転倒・転落を防ぐための注意点</u>を再確認してください。 　トイレ・入浴・検査などで移動する場合は、必要に応じて病院職員が付き添いますので連絡してください。 　危険防止のために、最小限の行動抑制が必要になる場合がありますので、ご家族のご理解をお願いいたします。

2005年04月01日制定	わかば病院

文書番号		転倒・転落防止対策マニュアル	ページ番号	13／14
			改訂番号	
			主管部門	3Ｆ

第4編

Ⅷ．患者さま家族にお渡しする説明文

転倒・転落を防ぐための注意点

> ベッドから降りるとき、トイレ・浴室・起立時・方向転換時は注意しましょう。
> ゆっくりと、つかまって、
> 遠慮なく看護師を呼んでください。

メガネなど、愛用のものをお持ちください。
杖などは、先端がすべらないものをご使用ください。

履き物は、ご自宅で使用しているものにしましょう。
かかとのある履き物、特にゴム底の運動靴が転倒予防に有効です。
パジャマの裾は、体に合った長さにしておきましょう。

ベッドからは、注意して降りましょう。
普段ベッドを使用していない方は、特に気をつけてください。

廊下やトイレなどでは、ぬれた所を避けてすべらないように注意しましょう。

日中はなるべく起きているようにしましょう。
昼間に寝てしまうと夜間眠りづらくなります。

用事がありましたら、遠慮なくナースコールを押してください。
必要な方には、トイレなどへの移動時に看護師が介助・同行します。

> 転倒・転落したり、またそれを目撃したらすぐに看護師にご連絡ください

その他、わからないことがありましたら、どんなことでも看護師にご相談してください。
一緒に安全で快適な入院生活を考えましょう。

2005年04月01日制定	わかば病院

第4編

文書番号		転倒・転落防止対策マニュアル	ページ番号	14／14
			改訂番号	
			主管部門	3Ｆ

【危険度別シグナル】

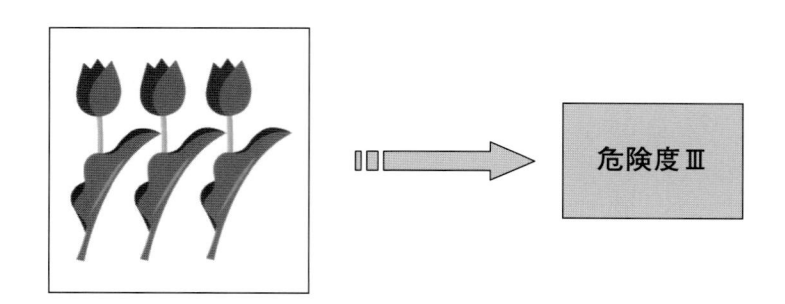

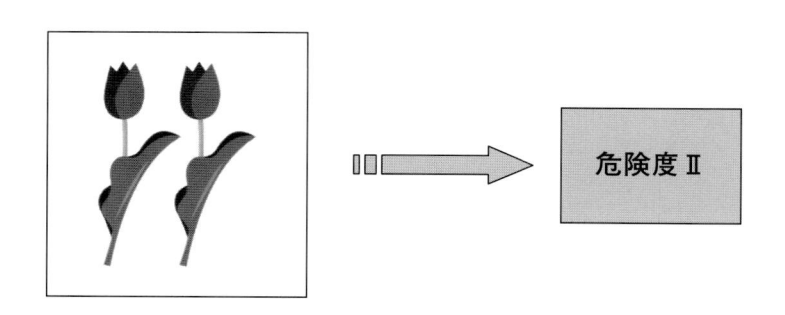

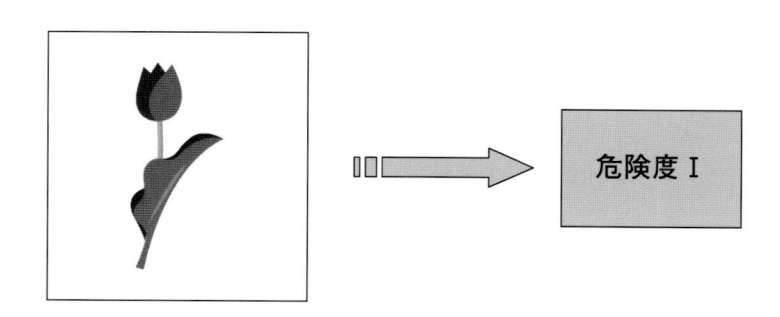

チューリップ3本 ⇒ 危険度Ⅲ

チューリップ2本 ⇒ 危険度Ⅱ

チューリップ1本 ⇒ 危険度Ⅰ

2005年04月01日制定	わかば病院

第4編

「転倒・転落」アセスメントシート

患者氏名：　　　　　　　　　　　　　　　生年月日：昭　年　月　日
疾患名：　　　　　　　　　　　　　　　　年齢：
既往歴：　　　　　　　　　　　　　　　　性別：

項目	観察	日付	日付	日付
A:年齢	70歳以上である	0	0	0
B:転倒歴	半年以内に転倒・転落した事がある（今回の受傷は除く）	0	0	0
C:感覚	平行感覚障害がある（めまい等） 視力障害がある 聴力障害がある	0	0	0
D:運動機能障害	筋力低下がある 麻痺がある（失調含む） しびれ感、感覚低下がある 骨、関節異常がある（拘縮・変形）	0	0	0
E:活動領域	移乗・移動に見守りが必要である 自立歩行できるがふらつきがある 車イス・杖・歩行器・手すりを使用している 移乗・移動に介助が必要である 起きあがれないが寝返りはできる ルート類、各種ドレーン類が挿入されている	0	0	0
F:認識力	不穏行動がある 判断力の低下がある 理解力・記憶力の低下がある 注意障害がある 見当識障害がある 意識障害（JCS1桁）がある	0	0	0
G:薬剤	睡眠安定剤もしくは抗精神薬服用中 抗パーキンソン薬服用中 降圧利尿剤服用中 麻薬剤服用中 血糖下降剤服用中 下剤服用中	0	0	0
H:排泄	尿・便意が曖昧である トイレに間に合わないことがある トイレが頻回である 夜間トイレに行くことが多い トイレを使用している（ポータブル、身障者トイレ含む）	0	0	0
I:病状	病状が安定していない（1W以内にバイタル変動がある） 貧血症状がある 夜間眠れていない リハビリ開始時期、訓練中である 1W以内にADLが回復・悪化している	0	0	0
J:患者特徴	ナースコールを使用していない 行動が落ち着かない 何事も自分でやろうとする 頑固な面がある 環境の変化（入院生活・転入）になれていない 抑制を検討する必要がある	0	0	0
	危険度分類　　Ⅰ（1～9点） 　　　　　　　Ⅱ（10～19点） 　　　　　　　Ⅲ（20点以上） 　　　　43点満点	合計	0	0	0

具体的対応策（　／　）	具体的対応策（　／　）	具体的対応策（　／　）

第4編

「転倒・転落」アセスメントシート注釈

項目	観察	注釈
A:年齢	70歳以上である	
B:転倒歴	半年以内に転倒・転落したことがある	今回の受傷以前に転倒があるかどうかで判定
C:感覚	平行感覚障害がある（めまい等）	
	視力障害がある	眼鏡等しているが日常生活に支障がない場合は除外
	聴力障害がある	補聴器などを使用していて問題なければ除外
D:運動機能障害	筋力低下がある	上肢は腕・下肢はもも上げ、膝伸ばしでそれぞれ重力に抗して上げられるか。または膝折れなどの筋力低下の症状がみられる
	麻痺がある（失調含む）	
	しびれ感、感覚低下がある	
	骨、関節異常がある（拘縮・変形）	
E:活動領域	移乗・移動に見守りが必要である	歩行補助具使用も含む
	自立歩行できるがふらつきがある	
	車イス・杖・歩行器・手すりを使用している	トイレ動作時などを含む
	移乗・移動に介助が必要である	トイレ動作時などを含む
	起きあがれないが寝返りはできる	ベッド柵を使用しても可
	ルート類、各種ドレーン類が挿入されている	点滴、酸素、ハルンバック、マーゲンチューブ、ドレーンなど
F:認識力	不穏行動がある	Nsステーション対応など。※JCSⅡ以上の意識障害がない場合
	判断力の低下がある	問題解決能力、リスクの認識不足など
	理解力・記憶力の低下がある	ブレーキ管理、人工骨頭管理が困難
	注意障害がある	気が散りやすい、物事に集中できないなど
	見当識障害がある	意識障害がなく見当識が低下している場合
	意識障害（JCS1桁）がある	
G:薬剤	睡眠安定剤もしくは抗精神薬服用中	頓服を含む
	抗パーキンソン薬服用中	頓服を含む
	降圧利尿剤服用中	頓服を含む
	麻薬剤服用中	頓服を含む
	血糖下降剤服用中	頓服を含む
	下剤服用中	頓服を含む
H:排泄	尿・便意が曖昧である	
	トイレに間に合わないことがある	
	トイレが頻回である	
	夜間トイレに行くことが多い	ポータブルトイレを含む。頻度は夜間3回以上行っている場合
	トイレを使用している（ポータブル、身障者トイレ）	
I:病状	病状が安定していない（1W以内にバイタル変動がある）	熱発を繰り返している、血圧・SpO2・心拍数・呼吸数などに変動がある場合など
	貧血症状がある	Hbの値が10以下の場合
	夜間眠れていない	習慣的に夜間覚醒している、昼夜逆転など
	リハビリ開始時期、訓練中である	
	1W以内にADLが回復・悪化している	評価日の1週間前で判断する
J:患者特徴	ナースコールを使用していない	使用できない人、わかっているが使用しない人を含む
	行動が落ち着かない	
	何事も自分でやろうとする	
	頑固な面がある	理解はしているが自分でやってしまう。人の意見を受け入れないことがある
	環境の変化（入院生活・転入）になれていない	
	抑制を検討する必要がある	四点柵、抑制帯、センサー、ミトンなど
	危険度分類　Ⅰ（1～9点）　Ⅱ（10～19点）　Ⅲ（20点以上）	※病棟での生活の様子でチェックする。

文書番号		患者誤認防止マニュアル	ページ番号	1/3
			改訂番号	
			主管部門	看護部

第4編

改訂番号	改訂年月日	改訂内容	作成	確認	承認
制定	2005年04月01日		中野	小宮	
改訂	2010年9月01日	リストバンド使用	〃	〃	南雲
〃	2011年12月6日	内容一部変更	〃	〃	〃
	2011年12月6日	内容確認	〃	中野	小宮

| 2004年04月01日制定 | わかば病院 |

患者誤認防止

第4編

文書番号		第1章　誤認防止マニュアル	ページ番号	3／3
			改訂番号	
			主管部門	看護部

1．目的

人違いは、事故事例の大きな原因の一つであり、あらゆる部門で対応が必要である。担当者の呼名での確認に対し、必ずしも正確でない返答をする事例がしばしば報告されており、本人と医療者が協力して誤認を防止する。

2．方法

全部門共通することは、早口・小声での確認を避け、ゆっくり明瞭に発声して確認することである。相手の年齢、国語力に応じて、適切な言語表現を工夫すべきで画一的表現は有効ではない。複数の部門でそれぞれ異なった様式・表現で確認をとることは、全部門で画一的な確認方法をとるよりも優れる。被確認者側の慣れによる誤答を避ける効果がある。

　　　　　　〔患者の状況〕　　　　　　　〔確認方法〕
① 意識清明な患者　　　　　　　呼名および姓名の自称で確認

② 意識不明瞭な入院患者　　　　病室番号　　ベッドネーム
　 認知症の入院患者　　　　　　およびリストバンドにて確認する
　 姓名を名乗れない入院患者

③ 意識不明瞭な外来患者　　　　付き添いの家族に確認する
　 認知症の外来患者
　 姓名を名乗れない外来患者

2004年04月01日制定	わかば病院

第4編

文書番号		第2章　外来患者呼出マニュアル	ページ番号	1／3
			改訂番号	
			主管部門	情報管理委員会

改訂番号	改訂年月日	改訂内容	作成	確認	承認
制定	2005年10月17日		塚原	中野	南雲
改訂	2007年1月25日	受付時の患者への説明追加	〃	真下	〃
	2011年12月6日	内容確認	真下	中野	〃

2005年10月17日制定	わかば病院

第４編

文書番号		第２章　外来患者呼出マニュアル	ページ番号	3/3
			改訂番号	
			主管部門	情報管理委員会

1　原則

　外来受診の全患者について、〈番号〉で呼び出す。
　ただし、患者誤認などの事故防止と安全確認の徹底のため、必ず患者本人・家族等へ氏名確認を行う。本人と医療者が協力して誤認を防止する。

2　職員の対応
　（１）　受付・会計
　　①　受付時に患者本人・家族等へ〈番号カード〉を渡す。
　　　　その際に患者等へ下記事項を【必ず】説明する。
　　　　（ａ）患者呼出しは、氏名ではなく番号で呼ぶこと。
　　　　（ｂ）番号カードは、会計時に返却していただくので、それまでの間はお持ちいただく必要があること。
　　②　患者本人・家族等へ渡した〈番号カード〉と同じ〈番号バー〉を、外来カルテへはさむ。
　　③　〈番号〉で呼び出した後、【必ず】直接本人へ氏名確認する。
　　④　氏名確認は本人に名前と生年月日を言っていただく。言えない患者については付き添い家族等に確認する。
　　⑤　〈院内処方〉の場合、薬局で薬剤を渡した後、会計を行う。
　（２）　外来・リハビリ課・栄養課
　　①　外来カルテにはさんである〈番号バー〉を確認する。
　　②　〈番号〉で呼び出した後、直接本人へ氏名確認する。
　　③　氏名確認は本人に名前と生年月日を言っていただく。言えない患者については付き添い家族等に確認する。
　　④　検査伝票・放射線伝票・院内処方箋等が出る場合には、患者氏名記入の後部に〈番号〉を記入する。
　　　　（例）①②など
　（３）　検査課・放射線課・薬剤課
　　①　各伝票等の患者氏名記入後部の〈番号〉で呼び出した後、直接本人へ氏名確認する。
　　②　氏名確認は本人に名前と生年月日を言っていただく。言えない患者については付き添い家族等に確認する。

2005年10月17日制定	わかば病院

文書番号		第3章　入院患者識別バンド使用基準マニュアル	ページ番号	1/3
			改訂番号	
			主管部門	看護部

改訂番号	改訂年月日	改訂内容	作成	確認	承認
制定	2010年9月30日		大木	種子田	南雲
	2011年12月6日	内容確認	〃	〃	〃

2010年9月30日制定	わかば病院

第4編

文書番号		第3章　入院患者識別バンド使用基準マニュアル	ページ番号	3／3
			改訂番号	
			主管部門	看護部

1．目的
　　患者に「リストバンド」を装着してもらい、患者誤認による医療過誤を防止。

2．リストバンド装着対象患者
　　・全患者

3．説明と同意
　　・リストバンド使用の必要性を説明し、患者本人・家族より同意を得る。
　　・「リストバンド装着のお願い」にサインをもらう。

4．リストバンドの作成
　　①リストバンドに記入する氏名を本人・家族に確認。
　　②リストバンドに氏名を看護師が油性ペンにて記入する。
　　　＊氏名は必ずフルネームにて漢字で記入。
　　　＊同姓同名の患者がいる場合には氏名の下に赤線を入れる。
　　③リストバンドへの記載内容
　　　1：氏名（漢字で記入し、カタカナで振り仮名をする）
　　　2：性別
　　　3：生年月日
　　　4：年齢

5．リストバンド装着部位
　　・原則的には左右どちらかの手首だが、疾患や治療上において支障がある場合はこの限りではない。
　　・指一本が入るくらいの余裕を持たせて装着。

6．患者確認
　　・リストバンド装着患者の確認は必ずリストバンドにて行う。
　　・リストバンド使用時は患者本人や家族に声をかけてから行う。
　　・患者確認はフルネームで行う。

7．リストバンド装着中の取り扱い
　　・リストバンドの記載事項が不明瞭になった時は、その時点で再作成をする。
　　・リストバンド装着部位の皮膚状態の観察を行う。入浴等で硬くなった場合は交換する。
　　・外出・外泊にてリストバンドを外した場合、帰院後は必ず再装着する。

8．退院時のリストバンドの取り扱い
　　・個人情報保護のため、外したリストバンドは氏名が判読できないようにカットする。

2010年9月30日制定	わかば病院

第4編

～ 安 全 ・ 確 実 な 治 療 の た め に ～

リストバンド装着のお願い

　当院では誤認防止のため、ご自分で名前の言えない恐れのある方等にリストバンドの装着をお願いします。リストバンドには「患者さま氏名」「ふり仮名」「性別」「生年月日」が記入されます。
　装着していただくことで、検査・投薬・輸血等における患者さまの誤認防止に役立て、安全で確実な治療を提供することを目的としています。
　リストバンドは入院時に看護師が記載内容をご家族と確認のうえ、手首に装着します。患者さまに直接身に付けていただくため、ご不便をおかけすることもありますが、装着の趣旨をご理解いただき、ご協力をお願い申し上げます。

＜装着対象患者＞

・全患者

・装着は看護師が行います。装着時にリストバンドに記載されている表示内容の確認をお願いします。
・入院期間中は常に装着をお願いします。
・患者さまご自身またはご家族の方がリストバンドを外さないようにしてください。
・肌が痒くなる・赤くなる等のトラブルが起きる場合があります。
・外出、外泊等で一時的に外すことを希望される場合は職員までお申し出ください。
・手洗い、入浴もリストバンドを装着したまま行ってください。
・退院の際には取り外し、個人情報保護に厳重な注意を払い処分させていただきます。

医療法人相生会　わかば病院
院長　　南雲　俊之

平成　　年　　月　　日　　説明者＿＿＿＿＿＿＿＿

上記内容の説明を受け、理解し、リストバンドの装着に同意します。

平成　　年　　月　　日

患者氏名　　　　　　家族氏名　　　　　　　　（続柄　　　　）

第4編

文書番号		自殺事故防止マニュアル	ページ番号	1/14
			改訂番号	
			主管部門	医療安全対策室

改訂番号	改訂年月日	改訂内容	作成	確認	承認
制定	2011年10月1日		小宮	南雲	南雲
改訂	2011年11月30日	無断離院フローチャート改訂	〃	〃	〃
	2011年12月6日	内容確認	〃	〃	〃

2011年11月30日改訂	わかば病院

文書番号		自殺事故防止マニュアル	ページ番号	2／14
			改訂番号	
			主管部門	医療安全対策室

1．目的
　病院内の自殺事故を医療事故ととらえ、自殺事故に対する医療者の問題意識を醸成し、院内自殺事故対策を実施する。

2．自殺予防の対応手順（概略説明）
1）第1次予防
　・職員に対する自殺予防のための啓発・教育、さらに自殺のホットスポット対策を実施する。
2）第2次予防
　・患者のメンタルヘルス不全や自殺の危険性に関するスクリーニングや心理的介入または精神科治療、そして自殺関連行為（自傷・自殺未遂）への危機介入に当たる。
3）第3次予防
　・不幸にして自殺事故が発生した場合の、遺族への対応、当事者となった職員への対応を組織として講ずる。

2－1　第1次予防策（メンタルヘルス不調予防とセルフケア対策）
① メンタルヘルスの不調が起きないように、患者の療養生活習慣を整える。
② 身体疾患のケアに対し、スタッフと十分な信頼関係を築き接していく。
③ 患者のメンタルヘルス不全の不調のサインを見逃さないため、日頃より円滑なコミュニケーションを図り、病棟師長は相談体制を整えておく。
④ 自殺手段のアクセスを防止するため病院内・病院敷地内の設備管理に関して、リストカット、首吊り、ダイビング等が実行できないようホットスポットの特定と自殺防止対策をとる。
　・人目に付きにくいトイレ（言語聴覚室横トイレ・個室トイレ・透析室トイレ）
　・プライバシーのために死角となる場所（浴室・外来処置室・透析更衣室）
　・病院建物の2階以上のすべての窓およびベランダ・屋上の施錠管理、窓枠ロックの整備（高いフェンス・立ち入り禁止・1日1回の定期巡回・植え込み制限）
　・入院患者の院内への刃物の持ち込みチェック
　　（患者の持ち込み物品を制限することには限界があるが、不必要な危険物は持ちこませない）
　・電気コード類は患者のベッド付近に置かない
　・手すり、ドアノブ・フックの経常の改善や加重により脱着するカーテンの採用
　・薬剤保管庫の施錠管理の徹底（救急カートの安全管理も含む）
　・清掃、洗浄用具の管理（サプライの施錠管理）
　・医療・保険・福祉・生活経済に関するサポート案内の掲示や配布を行う。

2011年11月30日改訂	わかば病院

第4編

文書番号		自殺事故防止マニュアル	ページ番号	3／14
			改訂番号	
			主管部門	医療安全対策室

入院時の危険物持ち込み制限の院内周知文書

入院患者の刃物等の持ち込みについて

1. 入院患者の刃物の持ち込みは以下のとおりとし、病棟に掲示する。

刃物類のお持ち込みについて

当院ではご入院に際して刃物（果物ナイフやカッターナイフ等）のお持ち込みを制限させていただいております。

髭剃りや爪切り、はさみに関してはご使用いただいて構いませんが、患者さまのご病状によっては、一時お預かりする場合もありますのでご了承ください。

なお、果物類は皮をむいた状態でお持ち込みいただくようにお願いします。また、果物ナイフが必要な場合は、看護師にお声かけください。

皆様のご協力をお願いいたします。

精神神経科の患者さまは別途病棟での取り決めがありますので病棟にて相談願います。

---

2. 入室時の患者オリエンテーションにて説明を行う。

3. その他
    1) 入院食での皮付き果物は、栄養部の協力により献立から削除することとする。
    2) 売店での果物ナイフの販売は、申し入れにより取り止める。

資料出所：認定病院患者安全推進協議会発行、患者安全推進ジャーナル別冊「病院内の自殺対策のすすめ方」、2011年

⑤ 普段から自殺予防を実践し自殺リスクが高い患者にとくに注意を払う。
「自殺の危険因子」や「身体疾患患者の自殺のリスク」を高める要因は以下の（別表）に示すものであり、医療者は患者の言動や行動に十分注意を払い、スタッフ間の情報共有に努める。また医療者に対する自殺やうつに関する教育の徹底を図る。

⑥ 患者の精神面の健康に注目したスクリーニングを医師と相談しながら実施する。自殺に焦点を当てたものではなく、睡眠のチェックなどを行ってもよい。

2011年11月30日改訂	わかば病院

文書番号		自殺事故防止マニュアル	ページ番号	4／14
			改訂番号	
			主管部門	医療安全対策室

自殺の危険因子

①自殺未遂歴
②精神疾患
③身体疾患
④性差（男性＞女性）
⑤年代（中高年＞若年）
⑥喪失体験
⑦失業・貧困・経済破綻
⑧性格傾向
⑨治療不遵守
⑩自殺の家族歴
⑪被虐待・外傷体験
⑫自殺報道・情報への暴露

※他に、自殺報道・情報への暴露なども自殺の危険因子として知られている。

資料出所：認定病院患者安全推進協議会発行、患者安全推進ジャーナル別冊「病院内の自殺対策のすすめ方」、2011年

身体疾患患者の自殺の危険を高める要因

・慢性化する傾向がある
・徐々に悪化する傾向がある
・生命を脅かす合併症を伴う
・行動や日常生活の制限が強いられる
・一般的な方法で疼痛を除去できない
・社会的な孤立を強いられる
・社会的な偏見を伴う
・知的障害を伴う（記憶や判断の障害、失見当識、せん妄）
・意欲が低下する
・他者や薬物への依存が強まる
・病気のもたらす変化に適応できない
・重症度をはるかに超えた心配をする
・不安・焦燥感が強い
・頑固な不眠が続く
・強い抑うつ症状を認める
・精神病様症状を認める
・希死念慮を訴える
・これまでにも自殺未遂歴がある
・周囲からのサポートが得られない
・他の患者の死に強い不安を抱く

高橋祥友：医療者が知っておきたい自殺のリスクマネジメント第2版、医学書院、2006年

2011年11月30日改訂	わかば病院

第4編

文書番号		自殺事故防止マニュアル	ページ番号	
			改訂番号	
			主管部門	医療安全対策室

⑦ 医師の判断によりうつ病性障害を認識し評価するための診断補助ツールとして以下の「こころとからだの質問票」（参考文献：ファイザー社）を用いる。

こころとからだの質問票

監修：上島 国利先生（国際医療福祉大学 教授）
　　　村松 公美子先生（新潟青陵大学大学院 臨床心理学研究科 教授）

この2週間、次のような問題にどのくらい頻繁（ひんぱん）に悩まされていますか？

選択肢：全くない／数日／半分以上／ほとんど毎日

1. 物事に対してほとんど興味がない、または楽しめない
2. 気分が落ち込む、憂うつになる、または絶望的な気持ちになる
3. 寝付きが悪い、途中で目がさめる、または逆に眠り過ぎる
4. 疲れた感じがする、または気力がない
5. あまり食欲がない、または食べ過ぎる
6. 自分はダメな人間だ、人生の敗北者だと気に病む、または自分自身あるいは家族に申し訳がないと感じる
7. 新聞を読む、またはテレビを見ることなどに集中することが難しい
8. 他人が気づくぐらいに動きや話し方が遅くなる、あるいはこれと反対に、そわそわしたり、落ちつかず、ふだんよりも動き回ることがある
9. 死んだ方がましだ、あるいは自分を何らかの方法で傷つけようと思ったことがある

※上の1から9の問題によって、仕事をしたり、家事をしたり、他の人と仲良くやっていくことがどのくらい困難になっていますか？
全く困難でない／やや困難／困難／極端に困難

「半分以上」「ほとんど毎日」が5つ以上の場合"こころ"や"からだ"が不調になっている可能性があります。まずは医療機関に相談して下さい。

"こころとからだの質問票"はPRIME-MD™ PHQ-9の日本語訳版です。
PHQ-9 Copyright © 1999 Pfizer Inc. 無断転載を禁じます。PRIME-MD™およびPRIME MD TODAY™は、ファイザー社の商標です。

（資料出所）
監修：上島　国利先生（国際医療福祉大学　教授）
　　　村松公美子先生（新潟青陵大学大学院　臨床心理学研究科　教授）
PHQ-9 Copyright ©1999 Pfizer Inc. 無断複写・転載を禁じます。
PRIME-MD™ および PRIME MD TODAY™ は、ファイザー社の商標です。

2011年11月30日改訂	わかば病院

文書番号		自殺事故防止マニュアル	ページ番号	5／14
			改訂番号	
			主管部門	医療安全対策室

第4編

2－2　第2次予防策（すでに自殺の危険性が生じている患者に対するアプローチ）

① 日常臨床で<u>メンタルヘルスの評価を行い、自殺につながるサインをキャッチする。</u>
　・急に周囲との関係を断絶する
　・「死にたい」「もう生きていたくない」等の言葉を述べる
　・「普段と何か違う様子」が感じられる

② 自殺サインを示している患者には、スタッフ個人での関わりには限界があるため<u>精神科医・ソーシャルワーカー（精神保健福祉士）・臨床心理士と一緒にサポートする</u>
　・話を真剣に聞き、誠実に対応する
　・口調、話し方、言葉づかい、表情、雰囲気などに気を配る
　・「死にたい」と発言した場合、その話題からそらさないこと
　・スタッフは死にたいという気持ちに理解はできなくとも、尊重（承認）する

③ 自殺の危険性がある患者が、医療スタッフに援助を求めることができるように、<u>入院時オリエンテーションの関わりの場面から、「心理的不調」があった場合でも、遠慮なく相談する旨を伝え</u>、さらにプライマリー看護師は自己紹介の際に同様に相談しやすい雰囲気づくりを行っておく。

④ 「認定病院患者安全推進協議会」が紹介する「自殺事故予防のためのチェックリスト」等を用いながら、より注意深く患者との対話や観察を行い患者のこころの状態や行動を確認し、早急な危機介入を実践する。

自殺のリスク・アセスメントのためのチェック・リスト

項　　目		チェック欄
〔患者の訴え〕	死や自殺の願望・意思を口にしている	
	絶望感やあきらめを口にしている	
	身体機能の喪失、疼痛により強い苦悩・苦痛を訴えている	
〔既往歴・家族歴〕	精神疾患の既往歴がある	
	自傷・自殺企図の既往がある	
	自殺の家族歴がある	
〔生活環境、ライフ・イヴェント〕	最近、親しいものと離別・死別があった	
	失業や経済的破綻を経験した	
	家族や介護者、相談者がおらず孤立している	
〔症状、疾病〕	精神症状を呈している、あるいは精神疾患を合併している	
	抑うつ状態にある	
	強い不安状態ないしは焦燥状態にある	
	不眠や食思不振が続いている	
	明らかな行動上の変化・異常を認めている	
	慢性ないしは進行性の身体疾患に罹患している	
	自身の身体や健康に無頓着である	

資料出所：認定病院患者安全推進協議会発行、患者安全推進ジャーナル第17号、2007年

2011年11月30日改訂	わかば病院

第4編

文書番号		自殺事故防止マニュアル	ページ番号	6/14
			改訂番号	
			主管部門	医療安全対策室

⑤ 具体的支援としては、患者へのメッセージや問題解決に向けた提案は、患者の話を傾聴し、その苦悩や経緯を承認したうえで行うようにする。伝え方のポイントは「穏やかな語り口調で、ゆっくりと」相談者の反応を見ながら伝えていく。

⑥ 患者の持つ問題は複合的な場合が多いため、キーパーソンの確認をはじめさまざまな支援をそれぞれ連携させ協働して調整しながら解決に当たる（看護師は問題の全体をコーディネートする）。

⑦ 自殺の危険性のある患者への対応の<u>3原則</u>と<u>5つの基本ステップ</u>の実践を行う。
　・初期対応
　・危険度の判断
　・具体的支援
メンタルヘルスの危険な状況に陥った患者に対して5つの対処手順
　・自傷・他害のリスクをチェックする（心理的危機に陥った患者）
　・判断・批判せずに傾聴する（周囲に自分の体験を聞いてほしいと希望する）
　・安心と情報を与える
　・適切な専門化に相談するよう伝える
　・自分で対応できる対処法（セルフヘルプ）を進める

⑧ 24時間の交代勤務で患者に関わっている医療スタッフは、申し送り等の引き継ぎを徹底し、薬物療法を行っている患者に対しては薬物の特徴を理解し、症状改善傾向時の行動観察など医療チームが協力して対応に努める。

当院で使用されている精神科薬とその特徴と代表的な薬剤

分類	特徴	薬剤例
抗うつ薬	抑うつ気分や精神運動抑制などの抑うつ症状を改善させる。SSRIやSNRI、三環系といったタイプがある。パニック、強迫、社会不安などの不安障害にも適応を有する薬剤がある。効果発現までに約2週間かかる。SSRIの副作用は投与初期の悪心・嘔吐、三環系では便秘、口渇などの抗コリン作用に注意する。いずれの薬剤でも躁転やアクチベーション（攻撃性・焦燥・自殺念慮の悪化）が時にあり。	デプロメール、パキシル、リフレックス、アナフラニール、トフラニール、ルジオミール、レスリン等
抗不安薬	ベンゾジアゼピン化合物が主。副作用は眠気、ふらつき（脱力）他、高齢者ではせん妄を悪化、誘発しやすく、呼吸抑制にも注意が必要。	エチカーム、リーゼ、ワイパックス、ソラナックス、レキソタン、セルシン、メイラックス等
睡眠導入剤	ベンゾジアゼピン系が半数以上。副作用は抗不安薬と同様。中途覚醒には抗うつ薬のトラゾドン（レスリン）やミアンセリン（テトラミド）が使用されることもある。	ハルシオン、ミンザイン、プロチゾラム、サイレース、ベンザリン、ユーロジン、クアゼパム、マイスリー等
抗精神病薬	抗幻覚妄想作用、興奮を鎮める作用を有す。ハロペリドールは注射製剤（セレネース注）もある。過鎮静に注意が必要。ブチロフェノン系やSDAでは錐体外路症状、アカシジア（正座不能）、高プロラクチン血症、MARTAでは血糖値の上昇に注意。時に悪性症候群を生じることがある。	コントミン、ノバミン、セレネース、ドグマチール、グリノラート、リスパダール、リスペリドン、ジプレキサ、セロクエル等
気分安定薬	気分の変調や循環、イライラ防止などに使用される。リチウム（リーマス）は腎機能障害、バルプロ酸（デパケン、セレブシロップ）は肝機能障害、カルバマゼピン（テグレトール）では薬疹を生じることがある。	リーマス、デパケン、セレブシロップ、テグレトール等

平成23/11/30:現在

2011年11月30日改訂	わかば病院

第4編

文書番号		自殺事故防止マニュアル	ページ番号	7/14
			改訂番号	
			主管部門	医療安全対策室

⑨ 無断離院患者の対応について

無断離院時の対応フローチャート

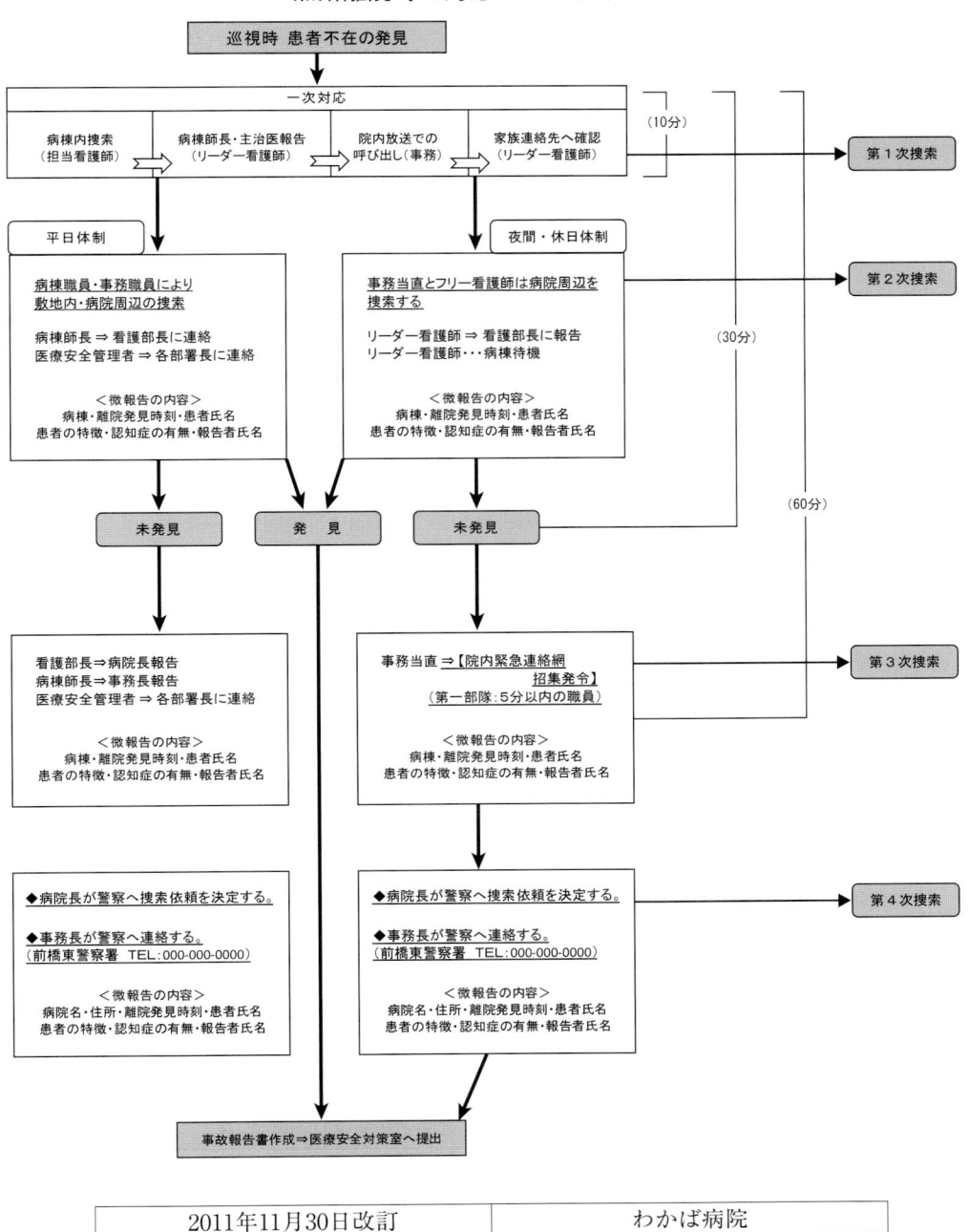

巡視時 患者不在の発見

一次対応
- 病棟内捜索（担当看護師）
- 病棟師長・主治医報告（リーダー看護師）
- 院内放送での呼び出し（事務）
- 家族連絡先へ確認（リーダー看護師）

（10分） → **第1次捜索**

平日体制
- 病棟職員・事務職員により敷地内・病院周辺の捜索
- 病棟師長 ⇒ 看護部長に連絡
- 医療安全管理者 ⇒ 各部署長に連絡

＜微報告の内容＞
病棟・離院発見時刻・患者氏名
患者の特徴・認知症の有無・報告者氏名

夜間・休日体制
- 事務当直とフリー看護師は病院周辺を捜索する
- リーダー看護師 ⇒ 看護部長に報告
- リーダー看護師・・・病棟待機

＜微報告の内容＞
病棟・離院発見時刻・患者氏名
患者の特徴・認知症の有無・報告者氏名

（30分） → **第2次捜索**

未発見 / 発見 / 未発見

未発見（平日）
- 看護部長 ⇒ 病院長報告
- 病棟師長 ⇒ 事務長報告
- 医療安全管理者 ⇒ 各部署長に連絡

＜微報告の内容＞
病棟・離院発見時刻・患者氏名
患者の特徴・認知症の有無・報告者氏名

未発見（夜間・休日）
- 事務当直 ⇒【院内緊急連絡網 招集発令】
（第一部隊：5分以内の職員）

＜微報告の内容＞
病棟・離院発見時刻・患者氏名
患者の特徴・認知症の有無・報告者氏名

（60分） → **第3次捜索**

◆病院長が警察へ捜索依頼を決定する。

◆事務長が警察へ連絡する。
（前橋東警察署 TEL：000-000-0000）

＜微報告の内容＞
病院名・住所・離院発見時刻・患者氏名
患者の特徴・認知症の有無・報告者氏名

◆病院長が警察へ捜索依頼を決定する。

◆事務長が警察へ連絡する。
（前橋東警察署 TEL：000-000-0000）

＜微報告の内容＞
病院名・住所・離院発見時刻・患者氏名
患者の特徴・認知症の有無・報告者氏名

→ **第4次捜索**

事故報告書作成⇒医療安全対策室へ提出

| 2011年11月30日改訂 | わかば病院 |

第4編

文書番号		自殺事故防止マニュアル	ページ番号	8／14
			改訂番号	
			主管部門	医療安全対策室

2－3　第3次予防策（事後対応）
① 事故現場における対応
② 遺族への対応とケア
③ 当事者となった職員への対応
④ 自殺事故の振り返りと、過去の自殺事故を含めた自殺事故分析
⑤ 自殺事故防止対策

1）事故現場における対応
　　・初期対応と報告について、以下の手順で実施する。

患者の自殺時（縊首〈ハンギング〉、刺傷行為）の対応

	縊首（ハンギング）	刺傷行為	報告・連絡
	救命が最優先		
初期対応	①発見したらまず体を支え上げる。直後であれば呼吸確保になる。 ②大声で助けを求める。 ③使用具を切る。結び目は残す。 ④時計を確認する。（時刻の確認） ⑤静かに床におろして、救命に全力をつくす。	①刃物は抜かずに動かないように固定する。 ②大声で助けを求める。 ③衣類はハサミで切る。 ④時計を確認する。（時刻の確認） ⑤救命に全力をつくす。	他看護師に助けを求める 当直医（日直）に報告する 家族に連絡する 《主治医⇒病院長⇒看護部長への連絡を忘れないこと》
記録	発見状況・行った行為・医師の到着・家族への説明などについて事実をありのままに記録する（医療事故の記録マニュアルを参照）。		看護師　→　病棟師長 当直医師　→　主治医or病院長
家族対応	・説明内容の統一を図るために窓口を一本化する。 　（通常は主治医） ・家族への説明には必ず看護師が同席するように指導する。 ・患者が死亡した場合は、警察による検死および現場検証が行われる。家族の面会については 　警察到着前：医療者が付き添い、現場温存のうえ面会する。 　警察到着後：警察に確認し面会できるように配慮する。		生死にかかわる場合 該当病棟　→　看護師長 看護師長　→　看護部長 　　　　　　医療安全管理者
死亡の場合	・検死：自殺の場所・患者の部屋・所持品・自殺の手段に利用したものはできる限りそのままにしておく。 ・大部屋で患者の移動が必要な場合はこの限りではない。 ・必要書類（死亡確認書）、司法または法医解剖・出棺の予定等について確認する。		病院長　→　警察 （やむをえない場合は当直医師が代行）

資料出所：患者安全推進ジャーナル別冊「病院内の自殺対策のすすめ方」、2011年を元に改変

2011年11月30日改訂	わかば病院

第4編

文書番号		自殺事故防止マニュアル	ページ番号	9/14
			改訂番号	
			主管部門	医療安全対策室

- <u>自殺事故が発生した場所、遺体のある場所の確認と</u>現場の封鎖。
〈封鎖の理由〉
    - 現場での速やかな対応のため
    - 自殺者と遺族のプライバシー保護のため
    - 他の患者に与える心理的影響を最小化するため
    - 自殺事故の精査のための現場保存
    - 同じ場所での自殺事故再発防止のため
    ※<u>自殺事故現場は自殺の「ホットスポット」か、あるいは「潜在的にその可能性」を有している。したがって現場の危険性への対応がなされるまでは閉鎖しておく。</u>
- 事故現場封鎖後の対応
（別表にて実施事項と留意事項を記載した）

2）遺族への対応とケア
- 自死遺族への基本的な対応は、遺族が悲嘆から回復するのを支援し待つこと。
    - 第1段階・・・<u>耳を傾け共感する。</u>
    - 第2段階・・・遺族の思いを肯定し、<u>個人との思い出を語ってもらう。</u>
    - 第3段階・・・抑うつ状態は心のエネルギーの充電期間（専門医紹介）。
    - 第4段階・・・新しい生き方を考えるようになる。
- 支援対象遺族向けリーフレットを配布・掲示する。

3）当事者となった職員への対応
- 患者の自殺に直面した職員に対して心掛ける留意点を参照し対応する。

患者の自殺に直面した医療者の留意点

①自分自身の持っているサポートシステムを活用する。
②信頼できる同僚、スーパーバイザー、家族、友人に、今回の経験やそれに伴う率直な感情について、話を聞いてもらう。
③自分に起きている身体的・精神的な変化に十分に注意を払う。
④同じように患者の自殺を経験したことのある医療者と話をする。
⑤患者を自殺で失った他の医療者について報告された文献を読む。
⑥精神的に不安定になっているようならば、しばらく休暇をとる。
⑦ある程度時間が経って、感情の混乱が収まった段階で、信頼できる専門家に助言を求める。そして自殺した患者の治療経過について詳しく提示し、今後この種の悲劇を再び起こさないようにするためにはどうすればよいか検討していく。
⑧患者の自殺に直面して、医療者自身も感情的な混乱や死別反応が起こり得る。極端な場合は、うつ病、不安障害、PTSD、アルコール依存症になったりすることさえあるので、この問題に注意を払っておく。

資料出所：高橋祥友：医療者が知っておきたい自殺のリスクマネジメント第1版　医学書院　2002年

2011年11月30日改訂	わかば病院

第4編

文書番号		自殺事故防止マニュアル	ページ番号	10／14
			改訂番号	
			主管部門	医療安全対策室

自殺発生時の対応

		実施事項	留意事項
発見者（現場）	第1報	自殺と思われる場合は、救命か死亡かを確認するため、主治医または当直医師に連絡する。（コードブルー要請対応を行う）	夜間休日は当直医師（内線：****）に連絡する。
	第2報	総務課庶務担当（内線：***）に連絡する	夜間休日は緊急連絡網にて上席者に連絡する。さらに医療安全管理者に連絡する。
	第3報	庶務担当職員等の到着まで待機する。発見者は引継後の所在を明らかにしておく	警察官到着後の事情聴取に備える。
総務課担当	関連部門に連絡	看護部門・・・・各看護師長内線：（****）（****） 医事課（内線：****） 薬剤課（内線：****） 施設課（内線：****） 連絡を受けた部門では最低1名は現場に行き、状況を確認し関係者で対応を協議する。	総務課庶務担当（内線：***）には連絡要員を残し、情報を集中させる。 必要に応じ幹部等関係部門に情報提供する。 夜間休日は管理師長（内線：***）等に幹部到着まで情報を集中させる。
看護・医事課	状況確認等	施設課または看護職員は、シーツを持参し現場に直行する。 発生場所、発生時刻、他に第一発見者がいればその氏名と連絡先、自殺者の状況（氏名、性別、年齢等）を把握する。	病院管理部門 病院長・看護部長・事務長・事務次長は連絡を取り合い、登院する。 ※医療安全管理者は看護部長が兼務のため必ず現場に臨場する。
関係者（現場）	現場保存等	現場の保存と視界からの遮断	シーツやパーテーション、固定のためのナイロンテープなどを用いる。
	交通遮断	来院者・他患者から見えないように動線を遮断する。	工事用コーンとバーが有効（施設課に備蓄あり）。
	確認	死亡確認 自殺者の状況確認（身元、病院との関係）	職員の精神的ストレスに留意する。
	連絡	警察へ連絡（庶務担当から） 患者の場合は入院病棟か、通院診療科の代表者に連絡	
	家族対応	家族等への連絡（関係科があれば、その科等から） 付き添い家族の保護（同上）	家族の精神的ストレスに留意する。
	警察対応	事情聴取 現場検証 死亡確認書交付	制服警官が病院内で行動する場合は、来院者や他患者に目立たないよう白衣の着用を依頼する（白衣は、総務課で用意し渡す）。
遺体（現場）		警察官到着まで、遺体は原則移動禁止。	警察署に搬送する場合としない場合がある。搬送しない場合は院内の霊安室を使用する。必要に応じて、葬儀社への連絡をご遺族に聞く。
		警察官到着後は、遺体の扱いは警察官の指示に従う。	
報告書		自殺者に一番関係の深い者が「事故報告書」を作成し、総務課担当に提出する。	入院患者であれば主治医や病棟師長が作成か。それ以外の場合は適宜。関係者が持ち寄って総務担当などがまとめることも考えられる。
アフターケア		自殺に直面し、強いストレスを受けた家族、職員の精神状況に留意し、ポストベンションを実施する。	家族については主治医または看護部が、職員については医療安全管理者が該当者を把握し、必要に応じて精神科に依頼する。

資料出所：患者安全推進ジャーナル別冊「病院内の自殺対策のすすめ方」、2011年を元に改変

2011年11月30日改訂	わかば病院

文書番号		自殺事故防止マニュアル	ページ番号	11／14
			改訂番号	
			主管部門	医療安全対策室

- 精神的な不調を感じる職員への支援・・・・休養と休職を勧め解決するまでゆっくり時間をかけて対処する（PTSD症状の併発症にも注意する）。
- 職場の関係者や家族以外の社会資源の利用が有益な時もあることを周知する。
- 休職になった職員に対して、定期的に本人に医療機関の診断書を求めるとともに心身の状態について確認をとること。

病院外の社会資源

① 経済的な悩みからくる相談窓口
  - 市区役所の生活保護相談
  - 弁護士や司法書士に債務整理の相談
  - 法テラスなどの法律全般の相談
  - 全国クレジット・サラ金問題対策協議会

② 家族の人間関係、子供の養育の問題
  （必要に応じて専門的介入の相談に応じてもらえる。）
  - 家庭裁判所
  - ウィメンズプラザ
  - 女性保護シェルター
  - 児童相談所
  - 保育園

③ 介護問題
  - 介護保険の地域包括支援センターやケアマネジャーとの連携
  - 介護保険施設、療養型医療機関の利用

資料出所：認定病院患者安全推進協議会発行、患者安全推進ジャーナル別冊「病院内の自殺対策のすすめ方」、2011年

社会資源の利用

精神科医療の利用	不安や不眠などの症状を、薬物やカウンセリングで軽減することが可能。PTSDに関心のある精神科医を見つけることがさらに良いサポートにつながる。
保健センター	住所管轄の保健センターには、それぞれ地域を担当する保健師がおり、個別相談対応する。一番身近な相談窓口。
精神保健福祉センター	各都道府県に1ヵ所以上配置。精神保健に関わる全般相談および情報提供が可能な機関。どこに相談すればいいかなどのコンサルテーション機能に有効。
労働基準監督署	労働者を守る公的監督機関。仕事中の事故による精神的問題について、労働災害保険の適応に関する相談窓口として有効。
産業保健推進センター	メンタルヘルス支援センターの事業として、労働者のメンタル不調や予防、休んでいる人の職場復帰の相談など、本人、家族からの相談に応じることができる機関。

資料出所：患者安全推進ジャーナル別冊「病院内の自殺対策のすすめ方」、2011年

2011年11月30日改訂	わかば病院

第4編

文書番号		自殺事故防止マニュアル	ページ番号	12／14
			改訂番号	
			主管部門	医療安全対策室

- 復職に関しては、主治医の診断書とともにすぐ復職というのではなく、「1カ月後」あるいは「2カ月後の復職が可能」という旨の判断を主治医から得て、あらかじめ復職の準備を行う。
- 復職は、
  ① 職場に出向き上司や事務担当者と面接。
  ② 職場復帰のための、ならし勤務の計画を立てる。
  ③ ならし勤務を実施する。
  ④ ならし勤務の状態と精神状態を評価する。

4）自殺事故の振り返りと、過去の自殺事故を含めた自殺事故分析
- 安全衛生委員会と医療安全総合対策委員会は自殺事故の調査を実施し、調査結果を報告書としてまとめ、自殺事故防止に役立てる。

5）自殺事故防止対策
- 組織の理念に職員のワークライフバランスへの配慮を明示し周知する。
- 自殺事故防止対策は、安全衛生委員会の活動の中に明示的に位置づけられメンタルヘルス教育や相談活動を充実する。
- 医療安全管理対策の一環として、医療安全管理指針に記載し職員の意識づけを高めていく。

3．患者の自殺と病院の法的責任

3－1　一般病棟における自殺
1）一般病棟での患者の自殺は、精神症状は診療契約の直接の対象ではないこと。
2）裁判事例はなく法的には基本的な考え方が十分な議論を経ていないこと。
3）しかし、最近になって参考となる裁判事例も散見され、日頃の病院内での体制整備や自殺予防の取り組みが示唆されていること。

3－2　安全配慮義務の存在
1）精神科以外の診療科では、診療契約の対象となった疾患と精神症状との関係を法的にどのようなものと捉えておくかで、病院がどこまで責任を負っているかを判断する前提として重要になる。
2）入院時面談では患者と当院との診療契約部分としての説明と同意を文書で作成し、疾病に対する医療の提供と関連する範囲で患者に対して「安全配慮義務」を負うものであることを医師より患者・家族に申し述べる。

2011年11月30日改訂	わかば病院

文書番号		自殺事故防止マニュアル	ページ番号	13／14
			改訂番号	
			主管部門	医療安全対策室

3－3　予見可能性の有無の判断
　1）自殺防止義務があったとしても患者が自殺を図る「予見可能性」や「回避可能性」あったかどうかは、義務があったとしても、義務違反となる過失がなければ法的責任は認められない。

3－4　組織としての体制づくり
　1）病院の体制整備に際しても、精神科以外の領域でも患者の精神症状に十分留意し、具体的に自殺をほのめかす言動や行動がみられた場合には、組織的な対応が直ちに取られるように、日頃から十分心がけることが、法的観点からみた場合でも不可欠である。

2011年11月30日改訂	わかば病院

第5編

医療安全管理指針 資料編

医療法人相生会　わかば病院

第5編　医療安全管理指針　資料編

- ・院内掲示　わかば病院　医療安全の基本的な考え方……………………………355
- ・院内掲示　わかば病院　院内感染対策の指針……………………………………356
- ・院内掲示　わかば病院　患者さまサポートの基本的な考え方…………………357

医療安全対策：報告書および改善計画等の書類運用システム……………………358
医療安全対策室：業務日誌……………………………………………………………359
医療安全対策室会議……………………………………………………………………360
医療安全ラウンドカンファレンス記録………………………………………………361
2011年度　医療安全推進月間キャンペーン…………………………………………362
医療安全研修サマリー…………………………………………………………………363
医療安全対策室からの「インシデント報告」に関する実態調査結果……………365
苦情対応カード…………………………………………………………………………366
患者サポートチーム　相談業務日誌…………………………………………………367
患者サポートチーム　患者支援に関する実績記録…………………………………368
インシデント・アクシデント報告経路図……………………………………………369
インシデント報告分類基準……………………………………………………………370
医療事故報告書…………………………………………………………………………371
インシデント・アクシデントレポート（例）………………………………………372
重要インシデント事例検討報告書……………………………………………………374
医療事故の概要調査書…………………………………………………………………375
医療事故および再発防止に資する事例分析ツール．NO.1～NO.6…………………376
　　　・ヒューマンファクター、環境・設備機器、ルール・方針・手順、バリア
インシデント・アクシデント改善計画書……………………………………………380
インシデント・アクシデント改善報告書……………………………………………381
平成24年度　感染制御チーム事業計画………………………………………………382
感染制御チーム日誌……………………………………………………………………383
ICTチェック項目一覧（まとめ5月）…………………………………………………384
感染制御チーム院内巡視報告書………………………………………………………388
第2回　感染対策地域連携カンファレンス資料……………………………………389
7月　感染対策ニュース………………………………………………………………390
コードブルー要請マニュアル…………………………………………………………391
コードブルー訓練評価項目……………………………………………………………392
救急カート内常備品……………………………………………………………………393
医療機器　修理・点検フローチャート………………………………………………394
医療ガス設備日常点検記載簿…………………………………………………………395

院内掲示

わかば病院　医療安全の基本的な考え方

1. 医療現場において、医療従事者は患者の命を守ることが使命であり、些細なことであっても患者さまに損害を与えないように留意しています。

2. 医療従事者のちょっとした不注意や思い込みなどが医療上の予測もしない事態を引き起こし、患者さまに与えた損傷が健康や生命を脅かすような結果を招くことがありますが、「人間はエラーを犯すものである」ということを前提に、平素から知識・技術の向上に努め、患者さまの安全を確保するための危機的意識を持って細心の注意を払い医療事故防止に万全を期しています。

3. 近年の医療内容や医療技術は飛躍的に高度化・複雑化・専門化してきたことにより、医療従事者個々の努力のみに依存した安全管理は困難になっています。医療安全対策とは、個人の責任を追及するという目的ではなく「個人やチームで行う現場サイドの事故防止」さらに「病院組織が取り組む事故防止」これら2つの目的を実効あるものにし、医療事故の未然防止を図るとともに、患者さまに好ましくない事象が発生した時は、医療側の過失によるか否かを問わず救命および患者さまの安全確保を最優先し迅速かつ的確な対応を行います。

4. 患者さまの生命と人権を尊重し、医療従事者はインフォームド・コンセントの獲得のために十分な説明をします。

5. 医療事故対策のための医療安全管理部および委員会を設置し、「医療安全マニュアル」を整備するとともに、事例の収集・調査・分析・改善対策を行い再発防止に努めます。

6. 病院はすべての職員を対象に安全教育・研修を実施し、危機的意識の向上・危険対策・報告システム・医療者と患者さまの安全に対するパートナーシップについて学びを重ね安全文化の醸成を目指します。

院内掲示

わかば病院　院内感染対策の指針

1．院内感染対策に関する基本的考え方
　　当院は、院内感染の予防、再発防止対策および集団感染事例発生時の適切な対応など、医療的なケアを行う際に必然的に起こりうる患者さま・職員への感染症の伝播リスクを最小化することの視点に立ち、医療安全管理部に感染管理者を置き専任の医師・看護師・薬剤師・臨床検査技師から成る感染制御チームを編成し感染予防対策に取り組んでいます。

2．院内感染対策のための委員会等
　(1)　院内感染対策に関する審議機関として感染対策委員会を設置し、委員会は病院長、看護部長、事務部長、診療科部長、その他病院長が任命する者で構成されています。
　(2)　患者制御チームを中心に感染症患者の発生状況を点検し、各種予防策の実施状況やその効果等を定期的な院内ラウンドにより評価し感染防止につなげています。

3．院内感染対策に関する職員研修に関する基本方針
　　院内感染防止対策について職員の知識の普及と向上を目指し、院内教育の充実を図り入職時研修および全職員対象の全体研修を開催し、院外研修参加も支援しています。

4．感染症の発生状況の報告に関する基本方針
　(1)　当院の感染症の発生状況を把握するために、医療関連感染および微生物サーベイランスを実施し、結果に基いて感染制御策の改善に努めています。
　(2)　感染に関わる情報管理を適切に行い発生時は原因の究明、改善策の立案、実施を行います。

5．院内感染発生時の対応に関する基本方針
　　感染対策マニュアルに沿って手指衛生の徹底、個人防護用具の使用、疾患等に応じて感染経路別予防策（接触感染、飛沫感染、空気感染）を実施し、報告の義務付けられている感染症や集団発生の場合には、速やかに保健所に報告しています。

6．患者さまへの情報提供と説明に関する基本方針
　　院内感染対策指針をもとに患者さま、ご家族に疾病の説明とともに感染防止の基本についても説明して、ご理解をいただいたうえで協力をお願いしています。

7．その他院内感染対策推進のために必要な基本方針
　　感染対策マニュアルには可能な限り科学的根拠に基づく制御策を採用し、経済的にも有効な対策を実施し、最新の知見に対応するよう定期的に改訂を行い活用しています。

院内掲示

わかば病院　患者さまサポートの基本的な考え方

1. 当院では、医療従事者と患者さまとの対話を促進するために、疾病に関する医学的な質問や生活上および入院上の不安等に関する相談を1階相談窓口にて受け付けております。

2. 当院では、疾病に関する医学的な質問や生活上および入院上の不安等に関する相談に対し、医師、看護師、薬剤師、社会福祉士等の各専門分野のスタッフにて連携をとりながら対応していきます。

3. 当院では、疾病に関する医学的な質問や生活上および入院上の不安等に関する相談に対し、患者さま・ご家族さま・当院と中立な立場で対応していきます。

4. 当院では、疾病に関する医学的な質問や生活上および入院上の不安等に関する相談に対し、プライバシーを保護するとともに、相談により患者さまに不利益が生じないよう取り扱います。

5. 当院では、疾病に関する医学的な質問や生活上および入院上の不安等に関する相談に対し、関連する公的機関、団体と連携して対応していきます。

第5編

医療安全対策：報告書および改善計画等の書類運用システム

【運用書類一式】

	名　称	取り扱い経路
①	インシデント・アクシデント報告書	個人～医療安全対策室～リスク委員～リスク委員会へ
②	インシデント・アクシデント発見報告書	個人～医療安全対策室～リスク委員～リスク委員会へ
③	重要事例および複数部署検討依頼書	医療安全対策室～所属長
④	改善計画書	所属長～医療安全対策室～リスク委員会へ
⑤	改善結果と評価	所属長～医療安全対策室～リスク委員会へ
⑥	事故の概要調査書	医療安全対策室～病院長
⑦	対策室アセスメント・トリアージ票	医療安全対策室～病院長
⑧	医療事故報告書	個人～所属長～医療安全対策～事務長～病院長 ※病院長報告は報告書以前に事故発生時に直接報告を行うことが原則

【書類取り扱いフロー】

レベル0～3aの記載

インシデント・アクシデント発生 ①
インシデント・アクシデント発見 ②
（内容によりA、B、C、パターンに分類）

A 改善計画書 ④ → 改善報告と評価 ⑤
（2週間以内）

B 重要および複数部署の検討依頼書 ③ → 改善計画書 → 改善報告と評価
（1週間以内）

C 現況調査 → ①事故の概要調査 ②対策室アセスメント ⑥⑦ → 改善計画書 → 改善報告と評価
（即日）

レベル3b以上の記載

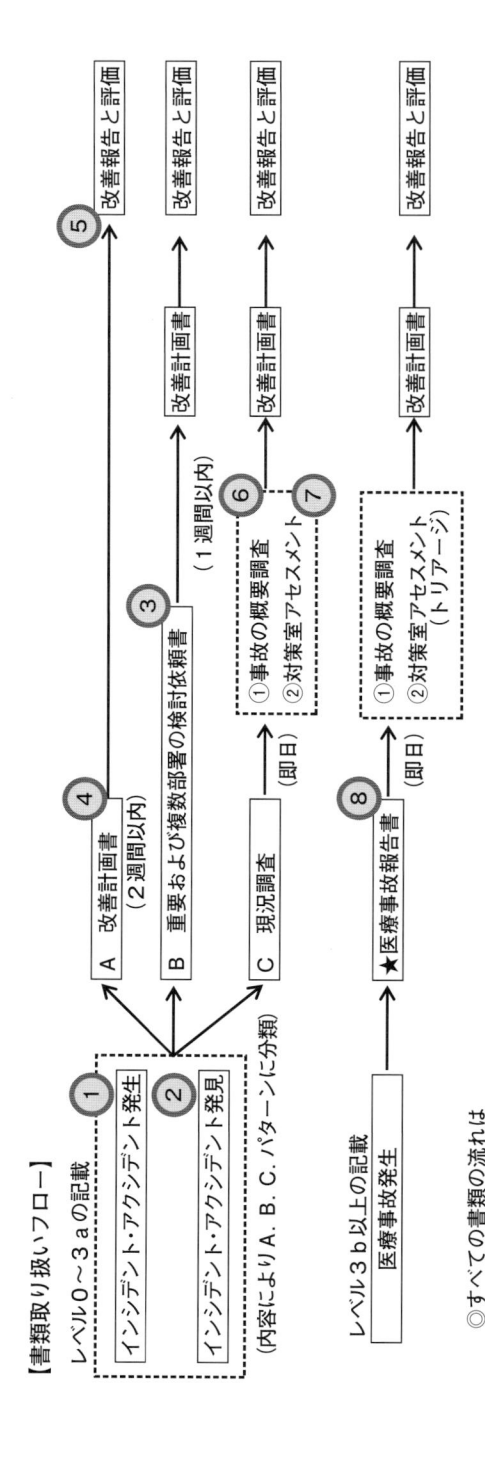

★医療事故報告書 ⑧ → ①事故の概要調査 ②対策室アセスメント（トリアージ）→ 改善計画書 → 改善報告と評価
（即日）

○すべての書類の流れは
　［発生部署あるいは個人］～［医療安全対策室］～［リスクマネジメント委員］～［リスクマネジメント委員会］～［リスクマネジメント委員会］
○集計・統計・保管はリスクマネジメント委員会の各部署で行う。
○日々の院内全体の事例発生状況および調査記録は安全管理にて「業務管理日誌」に記載し保管する。

第5編

医療安全対策室：業務日誌

病院長	事務長	看護部長

※ 小宮：月～金　　島田：月・水・金 2時間ずつ　　大谷：火・木・金 2時間ずつ　　田村：火・金 4時間

平成 23 年 9月 29日　木曜日　天候 晴れ	記載者	小宮美恵子　印

| 勤務者 | ● 小宮 | ● 島田 | ○ 大谷 | ○ 田村 |

	インシデント報告元	レベル0	レベル1	レベル2	レベル3a	レベル3b	レベル4a	レベル4b	レベル5	トータル	苦情・クレーム
本日の報告内容	一般病棟			1						1	
	療養病棟										
	透析室		1							1	
	外来										
	リハビリ			1						1	
	薬剤課										
	検査課										
	栄養課										
	ME課										
	医事課										
	施設課										
	総務課										
	相談室										
	トータル		1	1	1					3	22

重要インシデント現状調査	≪調査の概要と結果≫　　※患者・家族との面談の有無（ あり ・ なし ） 調査1　リハ目的で入院となった59歳男性。左不全麻痺・不穏行動顕著。 　　　　夜勤帯23時、全裸でベッドサイドで半在位で頭部の疼痛を訴えていた。 　　　　物音の様子からベッドより転落した模様。起床・離床センサー使用していたが 　　　　電源がoffとなっており、観察・確認不足もあり危険回避できなかった。
重要クレーム現状調査	≪調査の概要と結果≫　　※患者・家族との面談の有無（ あり ・ なし ） 調査2　爪剥離。80歳男性。脳出血による左半身マヒ、感覚障害あり。 　　　　気管切開施行中にて発声・発語は行えない患者であった。 　　　　爪には肥厚があり引っかかりやすい状況であった。靴下等の保護を怠った。 　　　　施行前のフィジカルアセスメント不足が指摘される。

院内パトロールおよび主な業務		会議・委員会・出張
◆ RCA分析	2階病棟　レベル2事例	◇ 輸血管理委員会　　15:00～16:00
◆ 通信紙作成	第22号発刊	◇ コードブルー訓練　12:40～13:00　抜き打ち訓練
◆ 院内パト：カンファレンス		特　記　事　項
◆ 研修会：		
◆ アンケート調査準備と実施		≪災害・停電・地震・建造物破損≫
◆ 医療安全対策室ミーティング		
◆ 医療情報検索	メディカメールマガジン	14:00　病棟ナースコール入れ替え・・・対応策実施
	ジャパンメディカル	17:00　院内携帯電話機種変更

第5編

医療安全対策室会議

病院長	事務長	看護部長	安全管理者

開催日	平成 23年 8月 5日 (第17回)	記録者	大谷真弓
時間	15時00分 ～ 16時00分	場所	医療安全対策室
出席者	南雲病院長・小宮看護部長 ・島田(薬剤師)・大谷(臨床工学技士)		
欠席者	事務：田村		

議　題	検　討　内　容
○先月の重要インシデント	① 指示簿の未確認　　（患者自身からの情報をうのみにした） ② 指示簿の見間違い　（記載文字には問題なし） ③ 透析患者の止血バンド、20時間外し忘れ
○インシデント 「改善計画書」「改善報告書」作成の現状と問題点。	○6月～7月末日まで ・7月29日までのインシデント・アクシデント報告件数 　　全体＝26件　　うち3a＝4件（外傷・表皮剝離）　3b～なし ・改善計画および改善報告の現状 　◇2病棟　　改善計画　1件　　検討用紙に不備がある 　◇3病棟　　改善計画　3件　　RCAシートあり 　◇透析室　　改善計画　3件　　RCAシートあり 　◇栄養課　　改善計画　2件　　改善報告書　2件 ※栄養課では人参に木片が混入していた件で、いままでカット野菜を 　使用していたが、まるごと野菜を厨房内でカットすることとして成功。
○『RCA強化月間』 　壁面学習会の実施	○『RCA強化月間』・・・・全部署から分析結果は提出された。 ・中央材料室入口の壁面に、全部署の分析内容を掲示する。 ・約1カ月間の掲示期間を設け、他部署の分析から学ぶ ・分析の完成度をシールを貼り職員評価してみる。 ・各部署とも全職員に壁画学習をして赤シールを貼るようQCする。 ・分析の内容に「いいね！マーク」赤シールを貼る
○院内パトロールからの問題点	○薬局の麻薬確認につき、出し入れのときのみチェックしているが 　定期的に在庫の確認を行う必要がある ○外来透析患者の送迎対象者に認知症が認められる患者がいて 　透析終了後に徘徊し行方が分からなくなる人がいる：事故予測
○院内全体研修会報告	○　院内感染対策全体研修(補習研修)・・・・8/1　12:30　～ ○　群馬県医療安全対策研修会(医師会)・・・8/4　マーキュリーホテル ○　医療コンフリクト・マネジメント研修(基礎編)・・・・8/27 8/29 ○　医療安全管理者養成研修開催　7日間(JNA)・・・・看護師：大木 　　　　　　　　　　　次回会議予定　9／2 金曜日

第5編

医療安全ラウンドカンファレンス記録

病院長	看護部長	安全管理者

平成 24年 4月 27日 金曜日 天候 晴れ	部署	実施者	小宮 美恵子
主な院内パトロール確認項目	2階	参加者	松澤・荻窪・萩原

分類	No	項目	評価	備考
安全管理	1	勤務室は整理されている	B	煩雑である
	2	トイレは整理整頓されている	B	心遣いが足りない
	3	職員の服装は清潔である	B	白衣の下にTシャツが見える
	4	リスクマネジメント委員会の会議内容は周知されている	A	
	5	張り紙やメモは整理されている	A	
薬剤管理・医療機器	1	麻薬・向精神薬・冷所保存薬の管理と数量管理が適正である	A	
	2	救急カートの医薬品管理が適正である(ハイリスク薬)	A	カート薬剤の変更があったが周知されている
	3	調剤済み薬剤の適切な取り扱い(臨時薬・定数薬戻し・伝票等)	A	
	4	医療機器点検の状況確認(呼吸器・ポンプ・除細動器等)	A	
	5	医療器具電気配線(コード類等)の整理	B	
	6	医療ガス・酸素ボンベは適切に管理されている	A	
	7	医療機器類の故障・修理状況が現場に周知している	B	Aコース○　Bコース△
	8	救急カート内の医療用具点検が適切に行われている	A	
	9	医療機器修理の流れを全員が理解できている(ヒヤリング)	B	
	10	保守点検計画と定期点検が適切に実施されている	A	
環境整備・理学療法	1	床の落下物(水・紙・その他)	B	
	2	廊下等の歩行通路の確保がされている	B	掃除モップの放置時間が長い
	3	患者に合わせたベッドの高さが確保されている	A	
	4	必要なベッド柵の本数管理と、位置を合わせて使用している	A	
	5	ベッドストッパーの固定、タイヤの向き確認はされている	B	
	6	ナースコールは手の届くところにある	B	届かない状況の患者がいた
	7	ベッド周囲・床頭台の障害物の有無、整理整頓している	A	
	8	離床・起床センサーは適切に使用され、点検を徹底している	A	
	10	医療廃棄物の適正処理(リキャップ確認)	A	
	11	車イスの定期点検が行われている	A	
栄養課	1	患者は食事前の手洗いは行っているか	B	洗えない人へのケアが粗雑
	2	下膳棚は清潔で害虫など見当たらない	A	
	3	冷蔵庫の使用管理を行い適正管理ができているか	A	
感染対策	1	ワゴンは清潔である	A	
	2	分別に従った廃棄物処理ができている	A	
	3	水回りの不潔・清潔が区分されている	A	
	4	感染防護のガウン・マスク・ゴーグル等が適切に使用さている	A	
	5	病室出入りに消毒薬が設置され、手指消毒が徹底している	B	前回より改善傾向にあり
	6	汚物処理室が整理・清掃がされている	A	
手順の厳守	1	診療録:指示出し・指示受け等(口頭指示も含め)		
	2	処方記載の手順を厳守している	B	一部答えられない人がいる
	3	輸血実施時の手順が厳守されている	A	
	4	注射実施時の手順が厳守されている	A	
	5	内服薬投与時の手順が厳守されている	B	一部手順を守れない人がいる
	6	感染対策の手順が厳守されている	A	
	7	患者搬送時の手順の厳守(患者に合った方法・ストッパー)	B	新人指導を再確認すること
	8	転倒転落について部署内で話し合っている	A	
	9	安全具使用前に作動点検している	A	
	10	安全器具使用患者を周知している	B	チームが違うと情報がない
	11	行動抑制患者の医師の診察・評価が定期的に行われている	A	
	12	患者に合った衣服・履物を選択し、説明している	A	
カンファレンス		4月に入り新入職員も増えている。特に介護職は医療現場が初めてであるという職員もいるため、自らが初心に戻り、感染対策や医療安全管理について一人ひとりが懇切丁寧に指導していくことが重要。また、階病棟では微量点滴におけるインシデントが続出している。再検討を。		

【パトロール結果:達成度】
A=できている　　　　(現状の観察を継続していく)
B=おおむねできている　(一部改善が必要)
C=できていない　　　(至急に改善が必要、部署・部門内で周知徹底が図れるように対策を講ずる)

わかば病院:医療安全対策室　　2011.1.15改訂

第5編

2011年度 医療安全推進月間キャンペーン

2011年11月14日～12月末日

部署名	3階病棟

行動目標	○ 事例要因分析から改善へ
目　標	○ 病室における療養環境を整備し、転倒転落のリスクを軽減する
推奨する対策	① 環境整備の徹底 ・1日2回、全8項目（チェック表参照）の整理整頓を確実に行っていく 　朝：環境整備時にチェック　夕：部屋持ちが本日の部屋持ち部屋を巡視 ・車椅子、点滴スタンドを止めておく場所をテープで表示する ・リハビリスタッフにも周知してもらい、協力を依頼する ② ①を継続して行うためのスタッフの意識向上 ・朝と夕にチェックするためのチェック表の作成 ・目標を掲示し、朝の申し送り前に日勤リーダーの掛け声のもと、日勤者全員で目標を唱和する ・不定期にリスク委員が病室の巡視を行う ・キャンペーン終了後にスタッフ全員にアンケート実施、集計評価する
効　果	①キャンペーン期間で、ナースコールの位置、ストッパーの位置や車椅子の位置等を意識するようになり、以前と比較して病室内が整然としたように思う。ナースコールを押そうとしても手が届かないということもなくなった。転倒・転落に関するインシデント件数は、11月3件、12月5件発生したものの環境不備によるものは起きなかった。 ②毎朝、目標を呼称することも環境整備に対し、スタッフ全員が病室の療養環境について高い意識を持つことができた。。中間評価として、リスク委員が病室の写真を撮影し、病棟会議にて危険だと思う箇所について検討し、キャンペーン終了後にスタッフ対象にアンケートを実施した。回収率100％であった。今回の取り組みについて、「良かった点」「悪かった点」についてそれぞれ記入してもらったが、「良かった点」は、病室の環境整備への意識向上や習慣化ができたという意見が多かった。「悪かった点」は、夕方のチェックを忘れることがあったり、それをカバーするのは一部の人であったという意見もあり、改めて部屋持ち業務の一環としての意識や自覚を全員が持つことで、さらなる安全対策につながると思われる。

第5編

研修サマリー	わかば病院　院内教育委員会		
	2011年　7月　1日　作成		
	担当者		石田孝行
研修名	医療安全研修「当院における医療安全対策システムの実際」		
研修日時	2012年　5月　12日　　講師　　小宮看護部長		
	2012年　6月　8日　　講師　　小宮看護部長		
研修対象者	全職員　　参加人数　1回 70人　レポート 43人　152人 　　　　　　　　　　2回 39人		
研修目標	当院の医療安全システムを全職員が理解し、医療安全における役割と自己責任を再認識するとともに、日常的な危機管理の実践に役立てることができる。		
研修内容	パワーポイント・資料配布による講義形式（参加者70人のため参加型を切り替えた）。当院の医療安全機能図、報告経路図、インシデントの分類をはじめとする各種（報告・検討・改善）書類等の運用・チーム医療連携の自己の役割と責任・危機管理の実態。医療安全研修ということもあり、業務の都合などにより参加できなかった人のために2回の研修を実施しました。2回目の研修は、夜間ではなく昼間の時間を企画し行った。それでも都合で出席できない人は、「医療安全対策への自己の取り組み」をテーマに課題レポートを提出してもらった。各部署には参考にしてもらうように回覧した。		
研修結果・評価	アンケート結果	・回答　：　89名（回答率　82%） ・分かりやすさ：　分かりやすかった　86名（97%）　よく分からない　3名（3%） ・研修の理解度：　よく理解できた　33名（37%）　理解できた　56名（63%） 　　　　　　　　理解できなかった　0名（0%） ・考え方の変化：　注意しようと思った　38名（43%）　内容理解について　32名（36%） 　　　　　　　　業務改善　7名（8%）　無記名　12名（13%） ・意見、感想 　注意喚起が多く、インシデントレポートの意味が分かった 　マニュアルをもう一度、しっかり読む 　医療安全の意味（大切さ）が理解できた　　　　　など	
	担当者評価	機能評価受審経験があったせいか、大多数の方が必須研修であることが分かっていたので参加率も非常によかった。無記名の方など職員間の"温度差"を埋めていくことに努力が必要と感じました。また課題レポートはそれぞれの職務や専門性を前提に危機的意識に優れた感性を綴った人が多かった。しかし一部テキストの抜き出しのみの人も確認できた。各所属長の自部署のスタッフに対する集合教育を推進する。	
	研修生の姿勢	入職1年以内の人が多いこともあり、真剣に聞いているように感じました。	
	設定時期評価	新年度が始まって少し落ち着いた時期であり、時期としては妥当だと思いました。	
次回への課題	年2回の必須研修ではあるが、参加者アンケーの結果をみると受講生は満足していないと評価できる。第2回ではグループダイナミクス参加型研修を企画していきたいと考える。		

第5編

	研修サマリー	わかば病院　医療安全総合対策委員会 2011年　9月　1日　作成 担当者　今井・石田・中野・平井
研修名	法と医療のリスクマネジメント　～ Legal Risk Management ～	
研修日時	2011年　9月　15日	講師　小宮看護部長
研修対象者	全職員対象　（90分間）	参加人数　142人
研修目標	医療従事者の倫理的責任と法的責任への理解を深め、「人間はエラーをおかすものである」ことを前提に各自やチームそして組織的な安全体制の構築に貢献できる。	
研修内容	＜方法＞　伝達講習 ＜内容＞ 道徳倫理的責任は法的責任を内包するが、資格・免許を得たものはより重い責任があり、過失に対しては行政・刑事・民事・組織内責任が問われる。自ら法的責任を負わないようにすると同時に患者の安全を確保するため、過失対策が必要とされる。また、医療者の責任は結果責任ではなく、予見義務、回避義務があるため、同意書・記録とその内容が特に重要とされることを理解し、業務を行う必要がある。さらに患者の情報は患者自身のものであることを理解し情報開示について規定するとともにインフォメーションマネジメントを適切に行わなくてはならない。さらに医療者における守秘義務は法的にも規定されており、守秘義務と通報について理解しておかなくてはならない。また、QWLは医療安全のすべての基礎となる。	
研修結果・評価	アンケート結果	参加者：142人　アンケート回収人数：118人 1.今回の研修内容は分かりやすかったですか？ 　①分かりやすかった：114人　②よく分からなかった：3人　その他：1人 2.今回の研修内容を理解できましたか？ 　①よく理解できた：45人　②理解できた：72人　③理解できなかった：1人 3.本日の研修会に参加して考え方の変化はありましたか？ ・日々の記録や書類の重要性を再認識した ・記録内容をもう一度見直したい ・法律を知る重要性を認識した ・医療安全を意識しながら業務をしたい ・業務姿勢を見直したい ・個人情報の重要性を再認識した ・自分たちの医療・安全は自分たちで守らなくてはならない ・予見の必要性を今まで以上に感じた ・もっと深く医療安全について勉強したい ・分かっていても業務に追われてしまう ・間違いがあったら患者の話をよく聞いて謝罪する ・人の命や人生に関わる職場だと再認識 ・誠実な看護と自己防衛のバランスが重要 ・安全はつくるものという言葉が印象的だった ・ルールを守ることの大切さを理解した ・説明義務について考えさせられた ・責任の重さを再認識した
	担当者評価	参加率も高く、医療安全を学ぶ意欲の高さを感じることができた。しかし本日のテーマと内容からは研修時間が短すぎたと考えられる。質疑応答で研修は盛り上がりを見せていたことからも、この企画に受講者の満足感はやや足りなかったのではないかと思う。
	研修生の姿勢	医療事故に遭遇した医療従事者に発生する法的責任等に関する講義であったため、受講生は全員が真剣に研修を受けていた。また、質問も多く「転倒・転落事故」等の適正な記録について質問が殺到していた。
	設定時期評価	医療安全に対して考える機会を定期的にもつために、1年を通じてバランスよく研修を行う必要があるため、設定時期は適切だった。
次回への課題	参加率だけでなく、各部署でどのように取り組んでいるのかフィードバックについても検討の必要性がある。	

第5編

医療安全対策室からの「インシデント報告」に関する実態調査結果

【はじめに】
今回みなさまにご協力をいただきました調査の目的は、インシデント・アクシデントレポートの記載が医療や看護あるいはその他の患者サービスに役立っているかということを調査するための前段階として行ったものです。

ヒヤリハットの目的は、「自分のヒヤッとした経験が他のスタッフにも教訓として意識づけられ事故を未然に防ぐ」ことに役立てるためです。当院におけるインシデント報告の活用に際し、事例の「分析」をしていくことは重要な作業ですがそれ以前に、各部署または院内で起きた事例の共有化はできているのかということを中心に、調査した結果を報告いたします。

【調査対象者】
・医師
・看護師
・医療技術者（薬剤師・臨床検査技師・診療放射線技師・OT・PT・ST・栄養士）
・介護職員・医療系助手
・一般事務
・医療事務（医事課職員・医療情報室職員）
・医療相談室
・施設課職員

当院に勤務する 164人

【方法】
・別紙（設問16項目を設定）によるアンケート調査形式で調査を行う。
・8月11日～8月18日

【結果のまとめ】

	・アンケート用紙回収率　全体：85%　医療(83%)　事務系(85%)　施設(100%)
報告制度の活用	・今年4月からの部内外で発生しているインシデント・アクシデントについて、全部署とも共通してあまり周知されていない。 ・特に事務系・施設課系では、「知らない」と答えている職員が目立った。 ・また、インシデント・アクシデント情報は、主にリスク委員が周知に努力している様子がうかがえる。 ・医療はリスク委員についで部署長の情報提供および関与が認められるが、事務系・施設系では上司やリスク委員のスタッフに対するレポート活用を推進する関与が少ない。 ・また、事務系・施設課系ではインシデントを知る手立てとして、その他の回答で「回覧」によると記載されていたものがあった。 ・普段の業務から「危険の予知・発見報告」など、どのくらいあるかの質問に対して、「あまりない」「一度もない」に寄せられた回答は医療系では28.5%・事務系60%・施設課系66%であった。
記載者の実態	・インシデントレポートは自発的に書いている人は全体の97%であるが、その内の49%はときどき人から言われ書くことがあると答えた。 ・人から言われた時、51%は「これって私が書くの？」と感じており、「なんで私が書くの！」と思っている人は16%いることが分かった。 ・インシデント・アクシデントレポートは、経験年数別に記載時間や記載回数に特徴があり 　記載に要する時間‥‥（新人、2～4年は30分以上・5～10年は20分～15分・21年以上15分) 　記載回数（経験）‥‥新人と21年以上の経験者には記載回数がすくなく、5年～20年の中堅層にインシデント記載回数は増えている。

【考察と課題】

1　インシデントレポートはスタッフにとって書かされ感覚もあることは否定できない。また、記載されたレポートの活用に際して、医療系と事務系では所属長をはじめリスクマネージャーの危機的意識に大きな乖離があることが明らかになった。同時に当該部署のスタッフに関してもインシデントレポートの記載に関する意識は低く、同様のインシデントがなぜ減少しないのかという問題と大きく関わっているのではないかと考える。このことからも、情報の共有と危機的意識の育成教育に対して所属長の関わりは今後、最も重要である。

2　医療職は、経験年齢別インシデント・アクシデント発生率に特徴が出た。
　新人よりも中堅職員に発生件数の片寄りがあり、仕事や職場環境に慣れてきたことによる緊張感の欠如や思い込みが原因とも考えられる。今後はこれらの結果を踏まえて実践的活動に生かしていく必要がある。

第5編

苦情対応カード

	病院長	事務長	看護部長	所属長

受付番号	受付年月日	受付方法	緊急性	内　容
2008年4月～ナンバー1としてスタートする	2008年 2月18日	☐ 相談窓口　☐ ご意見箱 ☐ 電話　　　☐ 電子メール ☐ 文書　　　☑ 即時職員へ	☐ 部署長謝罪 ☐ 幹部謝罪　☐ 訴訟 ☐ 紛争　　　☐ 無し	☐ 安全 ☐ 人権 ☑ 医療費 ☐ 接遇・対応 ☐ IC（説明・同意） ☐ 施設・設備 ☐ 食事 ☐ 寝具 ☐ プライバシー ☐ 広報・表示 ☐ その他

苦情申出者

《 ご氏名 》　○田 ○美 様　《 年齢 》 歳　《 性別 》 男 (女)

《 当院でのお立場 》
・入院、外来患者本人　・お見舞い人
・(その関係者)　　　　・その他（　　　　）

《 住所 》　　　　電話番号 ：　　　（　　　）

苦情のポイント

担当部署

所属長印

苦情内容

苦情内容が明確であり、担当部署が判明している場合に記入する

	受付者	事務長確認
	／	／

処理・対策

〔 初期対応 〕
　窓口やその他の場面で直接的に苦情を訴えられた職員の対応
　　　　　↓

日付は、取り組み初日を入れる

	／	／

〔 原因究明 〕
　初期対応の報告を受けた署属長は、苦情の原因究明を行うべきだと判断した部署に究明を依頼する
　担当者はそこで決定することになる

担当者	事務長確認
／	／

〔 対策　1 〕　　　↓
　初期対応により講じた対策と結果を記入する

担当者	事務長確認
／	／

〔 対策　2 〕
　窓口担当者となった職員が対応困難な状況の時、ただちに事務長に対応を替ってもらい、その対策と結果を記入する

担当者	事務長確認
／	／

〈 対応の結果 〉
　最終的にこの苦情はどのような結果に終わり、クレーマーは納得されたのか、今後の問題は残されているのかを記入

※ 注）病院長まで回覧が済んだら、事務長が保管する。

わかば病院

第5編

患者サポートチーム　相談業務日誌

	専任薬剤師	専任看護師	専任MSW

平成　24　年　5　月　31　日　　木曜日　　天気（　晴れ／小雨／晴れ　）

時刻	相談種別	相談内容					担当者	経過
		氏　名		様	歳			
9:00 ↓ 10:00		なし					小宮	

時刻	相談種別	相談内容					担当者	経過
		氏　名	○○　○○○	様	60歳	男		
10:00 ↓ 12:00	社会福祉制度 （生活保護受給者） 医療費・紹介状	＜当院の整形外科外来の患者様＞ 10:05　現在、肩の痛みで整形外科受診をしているが治 ↓　　　りがよくないので、接骨院に紹介状を書いてほし 11:10　いが、書いてもらえない。自分は生活保護受給者であ ↓　　　るため、行政に診断書を渡たさないといけないのに。					小宮	小宮 医事職員 （佐藤）

時刻	相談種別	相談内容						担当者	経過
		氏　名		様	歳	男	女		
13:00 ↓ 15:30		15:00〜15:30　不在							真下	

時刻	相談種別	相談内容					担当者	経過
		氏　名	○○　○○○	様	60歳	男		
15:30 ↓ 17:00	社会福祉制度 （生活保護受給者） 医療費・紹介状	15:30〜15:45　不在 15:10　午前に相談に来た方が、再度相談に来られた。 ↓　　　看護部長に対応していただく。 15:35					岩田	小宮

時刻	相談種別	相談内容					担当者	経過
		氏　名	○○　○○○	様	60歳	男		
17:00 ↓ 18:00	社会福祉制度 （生活保護受給者） 医療費・紹介状	4回目の来院であるが、午後に行政・接骨院の 担当者と面談してきたと話した。相変わらず行政に 対する不満は解決していないようだ。しかし 肩の治療に関しては、根気よく行っていく意向。 ○○医師の診察を受け、注射をして帰宅された。					小宮	小宮

備考	【　時　刻　】 13:58 14:15 15:00	◇外来診察時間の問い合わせ→診療のご案内を渡す。 ◇お見舞いに来た方の問い合わせ→医事課にお願いする。 ◇介護タクシーについての問い合わせに対応。	本日の件数	月合計
			1	5
			他：窓口訪問者	述べ件数
			3	5

わかば病院

第5編

患者サポートチーム　患者支援に関する実績記録
（相談件数・相談内容・相談後の取り扱い）

相談番号
1

相談日	平成24年　5月　1日　火曜日
相談者	○○○　○○○○　様
相談時間	11時 15分 ～ 11時 40分（25分間）
	○　入院患者 ○　入院患者の家族（　　　　　　　） ⊙　外来患者　　　外来患者の長男 ○　その他（　面会人　・　　　　　　）

窓口担当者
＜職種：氏名＞ 　　看護部長：小宮

専門回答者
＜職種：氏名＞ 　　看護部長：ケアマネ

相談内容	【相談の要点】 ○　父親の生活を自宅で支援することが難しくなってきた。 ○　わかば病院ではこういう患者は入院させてもらえるのか？ ○　老人施設はいま空がありそうか？ ○　そういう施設は長くいさせてもらえるのか？ ○　介護認定の申請をしたほうがいいのか？ ○　介護保険の利用システムとはどのようになっているのか？ ○　2人の付添人がいたようだが、意見が分かれている様子であった。 　　（そんなことはいま必要ないだろう‥‥！ともう1人の男性が言っている）

相談後の取り扱い	○　本日現在、当院の内科外来に通院している父親の容態の変化に将来的な不安があり、介護保険など他人事と思っていたが、そろそろ現実的な問題として、よく知っておいたほうがいいと思い立ち寄ったということだった。車椅子レベルの患者さまはほとんど一部介助の状態であった。介護保険の申請に急ぐようお話した。また相談に来るということだった。 ○　帰宅後、インターネットにて○○の施設を検索した。 　　本日、施設との交渉が成立し入所が決定した。 　　本日、市役所に介護保険の申請手続きを行ったとのことで、当院の主治医宛てに、紹介状の記載を要請する経過をとった。 　　近日中に主治医意見書の記載依頼がある予定。

備考	○　今回は深いところまで立ち入らなかったが、40歳～50歳代の男性が2人で患者を外来に連れて来ていた。女性の姿は見かけられなかった。 　5/1　11:40現在。

わかば病院

第5編

インシデント・アクシデント報告経路図

```
                    ┌─────────────────┐
                    │  最終決定機関    │
                    └─────────────────┘
                          ↑
                    (社会的対応・訴訟対応発生時)

┌──────────────────────┐        ┌─────────────┐
│ 医療安全総合対策委員会 │ ←──── │  院　　長   │
└──────────────────────┘        └─────────────┘
           ↑
    (重要インシデント発生時)

┌──────────────────────┐
│  リスクマネジメント委員会  │
└──────────────────────┘

┌──────────────────┐        ┌─────────────┐
│  医療安全管理者   │ ⇄⇄⇄ │   主 治 医   │
└──────────────────┘        └─────────────┘

┌──────────────────────────────────────────┐
│     セーフティーマネージャー（各部署長）    │
└──────────────────────────────────────────┘

┌──────────────────────────────────────────┐
│    医療事故を引き起こした当事者および発見者   │
└──────────────────────────────────────────┘

┌──────────────┐  ┌──────────────┐  ┌──────────────┐
│ インシデント │  │ アクシデント │  │ アクシデント │
│   発生       │  │ 発生         │  │ 発生         │
│              │  │ レベル1〜2   │  │ レベル3〜5   │
└──────────────┘  └──────────────┘  └──────────────┘
```

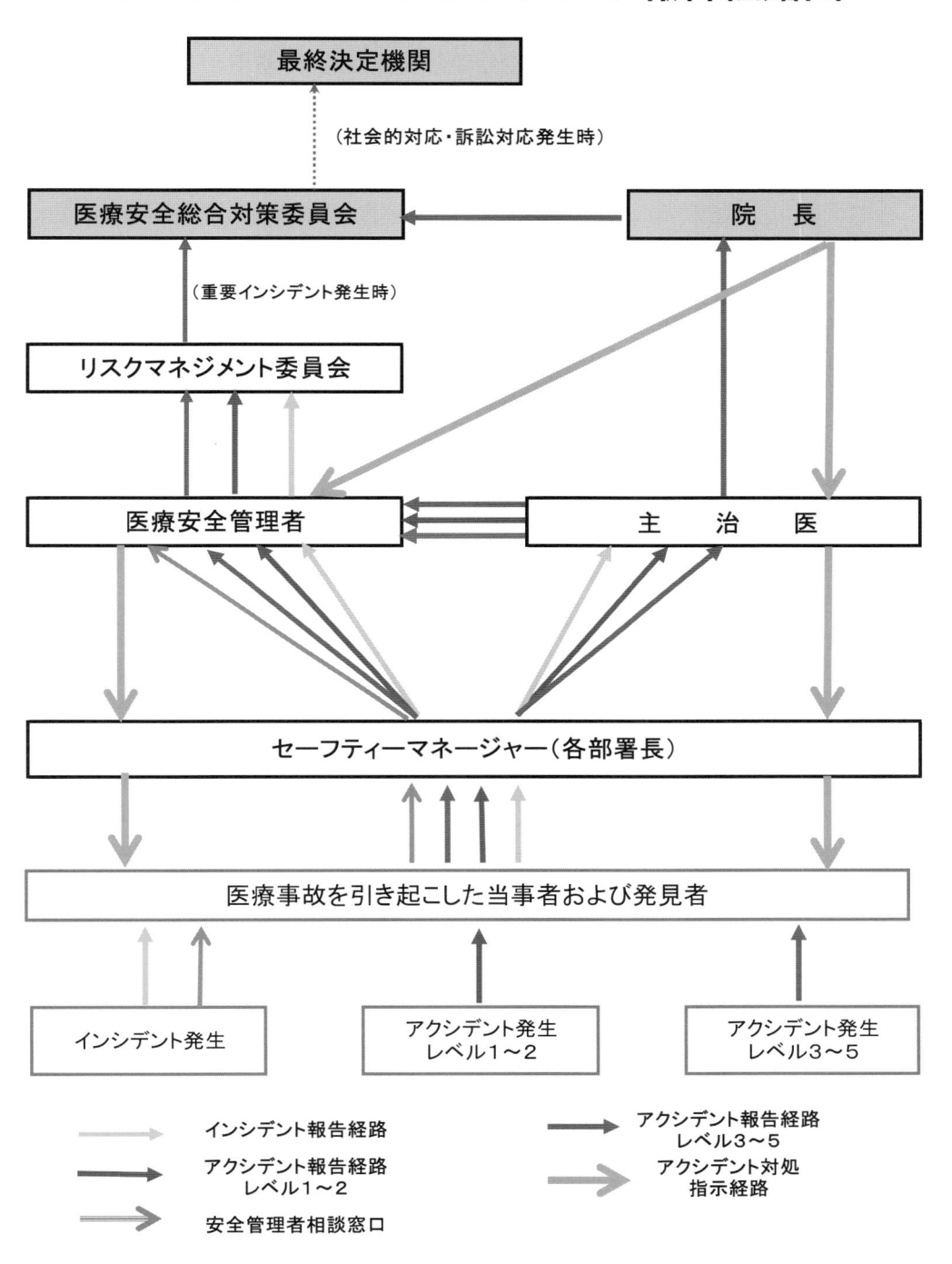

凡例：
- → インシデント報告経路
- → アクシデント報告経路 レベル1〜2
- → 安全管理者相談窓口
- → アクシデント報告経路 レベル3〜5
- → アクシデント対処指示経路

— 369 —

第5編

インシデント報告分類基準

	レベル	報告時間	傷害の継続性	傷害の程度	解説
インシデントレポート	レベル0	24時間以内	―		エラーや医薬品・医療用具の不具合が見られたが、患者には実施されなかった
	レベル1	24時間以内	なし		患者への実害はなかった（何らかの影響を与えた可能性は否定できない）
	レベル2	24時間以内	一過性	軽度	処置や治療は行わなかった（患者観察の強化、バイタルサインの軽度変化、安全確認のための検査などの必要性は生じた）
インシデント・アクシデントレポート	レベル3a	24時間以内	一過性	中等度	簡単な処置や治療を要した（消毒、湿布、皮膚の縫合、鎮痛剤の投与など）
アクシデントレポート：医療事故報告書	レベル3b	3時間以内	一過性	高度	予定または予期していなかった濃厚な処置や治療を要した（バイタルサインの高度変化・人工呼吸器の装着、手術、入院日数の延長、外来患者の入院、骨折など
	レベル4a	3時間以内	永続的	軽度～中等度	永続的な障害や後遺症が残ったが、有意な機能障害や美容上の問題は伴わない
	レベル4b	3時間以内	永続的	中等度～高度	永続的な障害や後遺症が残り、有意な機能障害や美容上の問題を伴う
	レベル5	3時間以内	死亡		死亡（原疾患の自然経過によるものを除く）
	その他				

＊影響レベルに関わらず、下記の場合は、医療事故報告書にて報告

緊急または重大事態（影響レベル0～5）

1）予期せぬ死亡
2）一過性または永続的な重篤な傷害や後遺症
　　・予期せぬ事態
　　・明白な過失やエラーによるもの（例：患者取り違え手術、手術部位間違い、手術遺残物、転倒による骨折など）
3）異型輸血（ＡＢＯおよびＲｈ）　　4）患者や家族からのクレームや不満
5）自殺や自殺企図　　6）集団感染（食中毒を含む）
7）医薬品の盗難や紛失　　8）その他、必要と判断されたもの

〈医療安全対策室〉

第5編

医療事故報告書

平成　年　月　日 提出

	院長	事務長	看護部長

部署名		職　名		氏　名		印

事故区分	□人工呼吸器　　□輸血　　□注射　　□与薬　　□麻薬 □調剤　　□手術　　□窒息　　□酸素吸入　　□気管切開 □転倒　　□転落　　□入浴　　□その他（　　　　　　　　）
患者氏名	（男・女）　年齢　　歳　病名
発生場所	病棟　　　号室　外　来　　　科　その他（　　　　　）
発生日時 （職場の長への 報告日時）	平成　年　月　日（　）曜日　　時　　分 平成　年　月　日（　）曜日　　時　　分
事故の状況	〔以下の内容を詳細に記載する〕 ① 初診時の状況（初診年月日） ② 初診時より事故発生までの経過 ③ 事故発生の状況 ④ 事故発生後の医療上の処置 ⑤ 患者の転帰・今後の回復の見込み ⑥ 事故発生の原因 ⑦ 事故を発見した日と、その日を事故発生日とした理由
主治医または 職場の長の 指示等	
対応の概要	
結果の概要、 家族・患者の 反応等	
警察への届出	届出の有無　　有・無　　届出日時　　　月　　日（　）　　時　　分
生命の危険度評価 （主治医の評価）	□極めて高い　　□高い　　□可能性あり　　□可能性低い　　□ない （特記事項：　　　　　　　　　　　　　　　　　　　　　　　）
事故原因の 分析	
事故の教訓と 事故防止のための 提言	
現場の長の意見	

（注）紙面が不足する場合は、詳細な記載をした別紙を添付する。　　　　わかば病院

第5編

インシデント・アクシデントレポート

□インシデント　■アクシデント		患者氏名	わかば太郎	年齢	62　（ID　2009　）	
アクシデントレベル　□0　□1　■2　□3a		主病名	肺炎	性別	■男	□女
		麻痺程度	□重度　■中度　□軽度　□なし　□不明			
報告者	（氏名は自由記載）	意識障害	■有　　　□無	認知症	□有　□無　■不明	
職務歴	3　年	所属	2階病棟	部署移動	□有	■無
発生日時	平成22　年　8　月　18　日（木）　16　時　00　分			報告日	8　月　18　日	
発生場所	■2階　□3階　□透析室　□手術室　□外来　□検査室　□放射線室　□薬剤室　□リハビリ室　□内視鏡室　□事務室　□受付　□施設課　□厨房　□廊下・ロビー　□浴室　□患者食堂　□トイレ　□洗面所　□屋外　□階段　□売店　□エレベーター　□訪問先　□その他（　　　）					

1, 問題発生の経過と内容

＊どのような患者さん（年齢・病態・障害・服薬状況など）に、どのような状況の時（業務の流れや周辺の状況との関係など）に、どこで、何が起き（かけ）て、どのように対応しましたか？詳細に記載してください。

【タイトル】　　　　　　点滴更新後、滴下調整をしなかった。

62歳、男性、肺炎と診断され平成21.8.15に入院となった。意識清明、発熱、食欲不振があり、医師より抗生剤（ファーストシン1g×2）と点滴（ソリタT3　500×2）の指示があり施行している。8月18日、10時に点滴を開始した。13時30分、1本目のソリタT3　500mlが終了したと患者さまからのナースコールで呼ばれた時、点滴のボトルが空になっていたため、受け持ち看護師である私は、次のソリタT3　500mlを慌てて更新した。点滴は手関節付近に入っていた。滴下がゆっくりだったため、2時間半で落とせば次の抗生剤の時間だと思い、目測にて66滴／分で滴下調整を行った。その後、受け持ち看護師である私は別の患者さまの処置に追われ、一度も点滴の確認をせず2時間半後の16時に患者の元を訪室すると、点滴がすでに終了しているのを発見した。すぐにバイタル測定し、血圧128／62、体温36.8℃、脈拍84、SpO₂96％で呼吸困難感の訴えはなし。その後、リーダーに状況を説明する。リーダーより主治医に報告した。

（例）

※記入はすべて赤で記入してください。　　　　　　　　　　　　　　　わかば病院　リスク部会

第5編

インシデント・アクシデントレポート（裏面）

大項目	小項目					
□薬剤	□指示・処方誤り	□患者取り違い	□調剤誤り	□投与薬剤違い	□投与量誤り	□投与時期誤り
	□投与方法誤り	□投与忘れ	□点滴速度誤り	□点滴漏れ	□患者飲み忘れ	□その他
□輸血	□患者取り違い	□異型輸血	□製剤違い	□輸血量違い	□保管方法誤り	□投与方法誤り □その他
□処置・ケア	□患者取り違い	□処置・ケア方法誤り		□処置・ケア忘れ		□その他
□手術	□患者取り違い	□体内残留(ガーゼ等)		□部位誤り		□その他
□検査	□患者取り違い	□検査方法誤り	□検査忘れ	□検体誤り(量・スピッツ等)		□その他
	□手技に関するミス		□指示がないのに検査			
□機械機器	□操作ミス	□設定ミス	□使用方法誤り	□器具取り違い(ダイアライザー等)		□その他
□転落	□病状の変化	□不穏行動・見当識障害		□薬物の影響	□移動・移乗時	□リハビリ時 □その他
□転倒	□病状の変化	□不穏行動・見当識障害		□薬物の影響	□移動・移乗時	□リハビリ時 □その他
□事務	□患者取り違い	□会計・請求ミス	□書類作成ミス	□通信・連絡ミス		□その他
□栄養	□指示受け間違い	□誤配膳	□異物混入	□調理ミス	□異食・盗食	□その他
	□経管・経腸に関する誤り（種類・量・速度等）					
□外傷	□処置時	□移動・移乗介助	□入浴時	□リハビリ時	□原因不明	□その他
□自己抜去	□手技ミス	□不穏行動	□環境因子			□その他
□事故抜去	□手技ミス	□不穏行動	□環境因子			□その他
□その他	□					

入力（済　未）

※記入はすべて赤で記入してください。　個人 ⇒ 部署長 ⇒ 医療安全対策室 ⇒ リスク委員 ⇒ リスク委員会へ

第5編

重要インシデント事例検討報告書

患者	部署		主治医			
	氏名		年齢		歳	アクシデントレベル
	病名		入院日	年　月	日	（0・1・2・3a）

出席者	

報告部署		報告者	
発生日時	年　月　日	検討日時	年　月　日

発生内容	
発生場所	
発生時の状況	
発生要因	人的要因
	教育的要因
	物理的要因
	環境的要因
結果の概要	
患者・家族の反応	

※レベルに限らず、医療安全対策室より検討依頼があった場合、2週間以内に「検討報告書」、「改善計画書」を提出する。

医療安全対策室⇒所属長⇒医療安全対策室⇒リスク委員会へ

第5編

医療事故の概要調査書

病院長	安全管理者	部署長	当事者

NO ：			
事故発生日・場所		調査担当者	
事故内容の概要		現場担当者	
患者への被害		当事者	

＜調査の観点＞
　◎ヒューマンファクター（コミュニケーション、訓練、疲労、勤務体制）
　◎環境（設備機器）
　◎ルール、基準、手順
　◎バリア（ヒヤリハット発生時にどのような規制がつくられていたか等）

（コピーをリスク委員会へ提出）

第5編

医療事故および再発防止に資する事例分析ツール

1. ヒューマンファクター：コミュニケーション（C）

No.	キーワード	トリアージ質問（memory jogger）	調査所見
C01	患者確認の正確性	「患者確認」は正確でしたか？　他の患者との識別に問題はなかったですか？	
C02	患者アセスメント情報の共有	1）患者に対して、必要なアセスメント（評価）は行われていましたか？ 2）そのアセスメント情報を、医療チームメンバーはタイムリーに共有・利用していましたか？	
C03	全経過を明示できる記録を残すこと	1）医療記録として残されているものは何ですか（①アセスメント、②他科依頼などの意見交換、③指示、④チーム会議の記録、⑤経過記録、⑥処方記録、⑦X線、⑧検査報告）？ 2）現存記録から医療経過を明示できますか（描く、ストーリー展開：①どのような検査、②どのような治療計画、③治療に対する患者の反応）？	
C04	管理者と現場とのコミュニケーション	1）管理者と現場スタッフ間のコミュニケーションは適切でしたか？ 2）コミュニケーションについて、次の点はどうでしたか：①正確でしたか、②もれなく完璧でしたか、③ジャーゴン（特殊用語、専門用語）ではなく標準的な用語が使われていましたか、④あいまいではなく明確でしたか？	
C05	現場スタッフ間のコミュニケーション	1）現場のチームメンバー間でのコミュニケーションは適切でしたか？ 2）コミュニケーションについて、次の点はどうでしたか：①正確でしたか、②もれなく完璧でしたか、③ジャーゴン（特殊用語、専門用語）ではなく標準的な用語が使われていましたか、④あいまいではなく明確でしたか？	
C06	適切な方針・手順の伝達	方針・手順は適切に伝達されていましたか？	
C07	技術情報を常時入手できる仕組み	「正確な技術情報を、必要とする人々に24時間常時伝えられる適切な仕組み」がありましたか？（現場が必要なら、夜間・休日でも勤務交代時でも、正確な技術情報をえることができるようになっていましたか？）	
C08	コミュニケーションをモニタリングする仕組み	スタッフ間のコミュニケーションが適切かどうかをモニタリングする方法はありましたか？　例：①読み返すという方法で確認しましたか、②伝言を伝えたかどうかを確認しましたか、③結果報告を受けるという方法で確認しましたか、④その他	
C09	リスクファクターの伝達	潜在的なリスクファクターについて、伝達は行われていましたか？ （伝達を妨げる障害物はありませんでしたか？）	
C10	危険情報のファイリングと周知	1）有害事象・ヒヤリハットが発生した時点で、機器・薬剤・輸血関連機器に関する製造会社からの危険情報の通知（リコール・警告・速報）は整理されていましたか（ファイルされていましたか）？ 2）関係者に危険情報を周知していましたか？	
C11	患者・家族が参加する仕組み	アセスメントや治療計画の段階で、患者・家族等に積極的に参加してもらう仕組みがありましたか？（事象発生が患者・家族等に関連がある場合）	
C12	スタッフへの情報提供システム	情報を必要とするスタッフがその情報を容易にタイムリーに利用できるように、管理者は適切な情報提供方法を確立していましたか？	
C13	現場からの意見を奨励する組織文化	高リスクな状況についてまたはリスクを減らす方法について、スタッフが意見を言ったり提案したり"早期警告"を行ったりすることを、奨励し歓迎する組織文化がありましたか？（同様事例が以前に起こっていたら、再発予防対策が実施されていましたか？）	
C14	部署間のコミュニケーション	組織内の部署を超えた全体的なコミュニケーションが適切にとれていましたか？	

2. ヒューマンファクター：訓練（T）

No.	キーワード	トリアージ質問（memory jogger）	調査所見
T01	習得目標が明示されている訓練プログラム	スタッフの訓練プログラムはありましたか？ そのプログラムでは、習得目標が明示されていましたか？	
T02	事前訓練の実施	作業プロセスを開始する前に訓練はきちんと行われていましたか？	
T03	訓練結果の継続的モニタリング	訓練結果は継続的にモニタリングされていましたか？	
T04	訓練の適切性	訓練の適切性について次の事項を検討しなさい。 ①管理者の責任は明確になっていますか？ ②手順の省略はありませんか？ ③必要な訓練項目のうち脱落した項目はありませんか？ ④ルール・方針・手順において欠落はありませんか？	
T05	事故防止を前提とした訓練プログラム	スタッフ訓練プログラムは、「事故を起こさないように仕事を行う」という意図で立案されていましたか？	
T06	人とのマッチングを重視した手順・設備機器の見直し	人と業務、人と設備がマッチするように、手順や設備機器に関して適宜見直しが行われていましたか？	
T07	作業に関連するバリア・規制を守るという訓練	すべてのスタッフは、バリア・規制を使用した訓練（事故を防ぐために作業に関連するバリア・規制を守るという訓練）を受けていましたか？	
T08	設備機器を取り巻く状況	設備機器に関係した事例の場合、設備機器は、次の点で良好に機能する状況下にありましたか？ ①スタッフのニーズと経験 ②現行の手順・指示・作業量 ③物理的なスペースと位置	

3. ヒューマンファクター：疲労・勤務体制（F）

No.	キーワード	トリアージ質問（memory jogger）	調査所見
F01	労働環境の適切性	振動・騒音・その他の労働環境のレベルは適切でしたか？	
F02	ストレス原因に対する事前対処	労働環境上のストレス原因に対して、前もって適切な対処が行われていましたか？	
F03	十分な睡眠	医療従事者は十分な睡眠をとっていましたか？	
F04	睡眠に配慮した勤務体制	医療従事者が十分な睡眠をとれるように、勤務体制は組まれていましたか？	
F05	疲労に対する事前対応	疲労に対して、適切な事前対応がなされていましたか？	
F06	集中を妨げる周囲環境	周囲の環境で、気が散るものはありませんでしたか？　医療従事者の集中を妨げる周囲環境はありませんでしたか？	
F07	作業量とスタッフの関係	事象発生時に、作業量に対して適した人数のスタッフがいましたか？ （作業量が多すぎたか？、少なすぎたか？、スタッフの組み合わせを誤ったか？）	
F08	自動化レベルの適切性	自動化のレベルは適切でしたか？	

第5編

4．環境（E）・設備機器（e）；（1）環境（E）

No.	キーワード	トリアージ質問（memory jogger）	調査所見
E 01	作業環境の設備	作業場所・作業環境は、その目的に見合うように整備されていましたか？	
E 02	環境リスクアセスメント実施	その場所の環境リスクアセスメント（安全監視）は、今までに適切に実施されていましたか？	
E 03	ストレスレベルの適切性	作業環境の（身体的または精神的な）ストレスレベルは適切なものでしたか？ 例：気温、スペース、騒音、施設内の移動（作業の動線）、建物の構造	
E 04	安全評価と事故発生模擬訓練	安全評価と事故発生の模擬訓練は、今まで適切に実施されていましたか？	
E 05	最新の基準・仕様・法規制	作業エリア・作業環境は最新の基準・仕様・法規則を満たしていましたか？	

4．環境（E）・設備機器（e）；（2）設備機器（e）

No.	キーワード	トリアージ質問（memory jogger）	調査所見
e 06	設備機器の整備	設備機器は、適切に整備され、意図したとおりに作動するようになっていましたか？	
e 07	最新の基準・仕様・法規制	事象に関係した設備機器は、最新の基準・仕様・法規制を満たしていましたか？	
e 08	安全性に関する点検の記録	事象に関係した設備機器について、安全性に関する点検（監視・見直し）を行ったという記録は残っていますか？ 記録があるなら、点検後に勧告を受け、修理・回収・メインテナンス等を適切な時期に行っていましたか？	
e 09	メインテナンスプログラム	事象に関係した設備機器を維持管理するためのメインテナンスプログラム（メインテナンス計画）はありましたか？	
e 10	直近調査時の作動状況	もしメインテナンスプログラムがあったのなら、直近の調査で設備機器は適切に作動していましたか？	
e 11	問題に対する改善作業	もし以前の調査で設備機器に関する問題が指摘されていたなら、どのような改善作業（修正作業）が行われましたか、その改善作業は効果的でしたか？	
e 12	改善作業に対する必要な投資	もし以前に問題があることが分かっていたのなら、設備機器の品質を改善するために、必要な時間と資源（人・物・金）を投資しましたか？	
e 13	作業に必要な設備機器	作業プロセスを実行するために必要な設備機器は整っていましたか？	
e 14	故障に対する備え	設備機器の故障に備えて、緊急事態対応マニュアルを作成しバックアップシステムが稼働するように準備していましたか？	
e 15	過去の作動状況	このタイプの設備機器は、過去において正確に作動し、適切に使用されていましたか？	
e 16	使用ミスが起こりにくい設計	設備機器は、使用ミスが起こりにくい設計になっていましたか？	
e 17	仕様書の順守	設備機器の使用に当たり、仕様書は順守（遵守）されていましたか？	
e 18	安全指向操作	設備機器は仕様書どおりの製品であり、安全指向で操作されていましたか？	
e 19	事故発生時の操作訓練	医療従事者は、「設備機器に事故（有害事象またはヒヤリハット）が発生した場合にはどのように操作したらよいか」という訓練を受けていましたか？	
e 20	問題発生の検出と通知	設備機器は、「問題の発生を検出することが可能で、問題発生を操作者に知らせることができる」ような設計になっていましたか？	
e 21	被害の最小化・排除	設備機器は、発生したトラブルに対して修正的に作動して、被害を最小化または排除するような設計になっていましたか？	
e 22	ディスプレー装置とコントロール装置	設備機器のディスプレー装置とコントロール装置は正確に作動していましたか、そして操作者は表示を正しく解釈していましたか？	
e 23	機器の使用回数：1回、複数	設備機器の使用回数に問題はありましたか？ 再利用可能な製品でしたか？ それとも1回使用だけが許可されている製品（ディスポーザブル）でしたか？	

5．ルール・方針・手順（R）

No.	キーワード	トリアージ質問（memory jogger）	調査所見
R01	リスク管理体制	リスクに取り組みリスクに対する責任を明らかにする総合的な管理計画がありましたか？　責任を有するリスク管理体制（例：安全対策室、委員会、セーフティーマネージャー等）がありましたか？	
R02	監査システムと品質管理システム	リスク管理組織は、監査システムと品質管理システムを活用して、重要プロセスの機能状態をチェックしていましたか？	
R03	同様事例に対する監査と効果的な対策	同様事例に対して以前に監査を行っていましたか？　そのとき事故の原因は確認されていましたか？　原因に対して効果的な対策をタイムリーに実施していましたか？	
R04	監査でも未発見、放置	今回の問題点は、以前の監査でも発見できず、そのまま放置されていましたか（是正されていなかった）？	
R05	当院が提供可能かどうか	患者に対する治療は、次の事項において当院で提供可能な範囲内のものでしたか？　施設の使命、スタッフの経験と専門性、技術資源、支援サービス資源	
R06	適切な資格と訓練	有害事象・ヒヤリハットに関係のある医療従事者は、役割を果たすための適切な資格をもち、訓練を積んでいましたか？	
R07	方針にしたがった種々の任務遂行	関係した全スタッフは以下の事項に関して、施設の方針にしたがい任務を遂行していましたか？　安全確保、セキュリティー対応、有害物質管理、緊急事態対処、生命安全管理、医療設備機器管理、電気水道ガス管理	
R08	文書化された最新の方針・手順	有害事象・ヒヤリハットに関連した作業プロセスにおいて、最新の方針・手順は文書化されていましたか？	
R09	標準的な方針・手順	これらの方針・手順は、標準的かつ法にしたがったものでしたか？	
R10	全スタッフにとってわかりやすい方針・手順	事象に関連した方針・手順は、全スタッフにとって明確でわかりやすく使いやすいものでしたか？	
R11	実際に行われていた方針・手順	事象に関連した方針・手順は、毎日実際に行われていたものですか？	
R12	定められている方針・手順とは異なる方法	定められた方針・手順どおりに行われていなかった場合、スタッフは他のどのような方法で作業をしていたのですか？	
R13	違反した理由：インセンティブ	定められた方針・手順が順守（遵守）されていなかった場合、その動機づけをしたインセンティブ（アメとムチ）は何ですか？	

6．バリア（B）

No.	キーワード	トリアージ質問（memory jogger）	調査所見
B01	バリアの有無	本有害事象・ヒヤリハット発生時に、どのようなバリア・規制がありましたか？	
B02	保護する仕組み	これらのバリアは患者・スタッフ・設備機器・環境を保護する仕組みになっていましたか？	
B03	患者リスクを減らすバリア	バリア・規制がつくられたときに、患者リスクを減らすように考慮されていましたか？	
B04	事象発生前のバリアの作動状態	本事象が発生する前には、これらのバリアは適切に機能する状態になっていましたか？	
B05	バリアの信頼性チェック	これらのバリア・規制は、過去において信頼性（実際に事故を防止できるかどうか）に関するチェックを受けていましたか？	
B06	他のバリアの有無	本事象に関連する作業プロセスに対して、他のバリアは存在していましたか？	
B07	故障しても機能するシステム	システムデザインに「fault tolerance」という概念はありましたか？　故障してもシステムが機能するように代替品・代替者が用意されていましたか？	
B08	任命スタッフによるバリアチェック	本事象に関連するバリアは、任命されたスタッフによりルーチンワークとして維持管理・チェックされていましたか？	
B09	予防できた可能性	もしバリア・規制が正しく機能していたならば、本事象は予防できたでしょうか？	
B10	事前テスト・シミレーションの有無	システムやプロセスは実施前にテストされていましたか？　シミレーションは行われていましたか？	
B11	監査・審査によるバリア評価	バリアの計画・設計・導入・維持管理・プロセス変更の各段階で、監査・審査を行ってバリアの評価を行ってきましたか？	
B12	仕組み変更後の評価の有無	発生事象に関連するシステム・プロセスにおいて、過去に仕組みを変更したことはありますか？　変更後の結果を評価する方法をあらかじめ定めておきましたか？	

第5編

インシデント・アクシデント改善計画書

部署　_____

発生日時　　　月　　　日　（　　）

インシデント・アクシデント発生内容	
タイトル：	
発生状況	
改善策	
改善効果確認手段	①いつ確認しますか？（一定期間それとも一時点で確認しますか？ 何回確認しますか？）
	②確認担当者は？（1人それとも複数で確認しますか？ 確認するメンバーは？）
	③どのように確認しますか？ 　（どんなことを確認しますか？ 確認方法は？ 結果の評価方法は？）
委員会記入欄	

※インシデント・アクシデント発生後2週間以内に医療安全対策室へ提出する。
　　　　　委員⇒医療安全対策室⇒所属長⇒医療安全対策室⇒リスク委員⇒リスク委員会へ

第5編

インシデント・アクシデント改善報告書

　　　　年　　月　　日

病院長	医療安全対策室	部署

部署　　　　　　　　

インシデント・アクシデント発生内容
タイトル：

発生状況	

⇩

改善策	

⇩

評価と結果	

所属長⇒医療安全対策室⇒リスク委員⇒リスク委員会へ

第5編

平成24年度　感染制御チーム事業計画

	主な活動	情報収集・発信	教育
平成24年 4月	・巡視表見直し ・ICTメンバー役割分担	・感染対策ニュース	・手洗い・PPEの基本 ・巡視表解説
5月	・巡視結果より課題・対策カンファレンス ・手洗い調査	・感染対策ニュース	・ICT教育「標準予防策」
6月	・巡視結果より課題・対策カンファレンス ・抗菌薬　医療器具　環境サーベイまとめ	・感染対策ニュース	・ICT教育「感染経路別予防策」 ・患者安全機構　研修
7月	・巡視結果より課題・対策カンファレンス	・感染対策ニュース	・ICT教育「医療関連感染」 ・多剤耐性菌の対応
8月	・巡視結果より課題・対策カンファレンス	・感染対策ニュース	・ICT教育「抗菌薬」 ・院内感染管理者認定試験
9月	・巡視結果より課題・対策カンファレンス ・抗菌薬　医療器具　環境サーベイまとめ	・感染対策ニュース	・ICT教育「サーベイランス」
10月	・巡視結果より課題・対策カンファレンス ・インフルエンザ対策確認	・感染対策ニュース	・ICT教育「洗浄・消毒・滅菌」
11月	・巡視結果より課題・対策カンファレンス ・ノロウィルス対策確認	・感染対策ニュース	・ICT教育「尿路感染」 ・尿路感染症について
12月	・巡視結果より課題・対策カンファレンス ・抗菌薬　医療器具　環境サーベイまとめ	・感染対策ニュース	・院内感染管理者認定試験
平成25年 1月	・巡視結果より課題・対策カンファレンス	・感染対策ニュース	
2月	・巡視結果より課題・対策カンファレンス	・感染対策ニュース	
3月	・巡視結果より課題・対策カンファレンス ・抗菌薬　医療器具　環境サーベイまとめ	・感染対策ニュース	

週間予定	
月	・第1：医療安全総合対策委員会 ・第2：感染対策委員会
火	・ICT委員会
水	
木	
金	・第1：制御チーム会議
土	
日	

院内巡視の強化事項

・課題抽出と相談を強化
・現場でできる対策の提案とフォロー
・データからベッドサイド、ケアの見直し
・部署別教育の徹底
　　ICTメンバー教育→各部スタッフ伝達

第5編

感染制御チーム日誌

院長	事務長	看護部長	感染管理者

5月	9	日	水 曜日	天気	曇	記載者	吉原 未緒	印
感染制御チーム			○南雲 俊之	○島田 智也	○仁司 祐見子	○	吉原 未緒	

	誤刺等	届出感染症	インフルエンザ	中心カテ	感染	尿道カテ	感染	レスピ装着	指定抗菌薬	14以上使用	多剤耐性菌
リハビリ									0	0	
事務部									0	0	
外来									0	0	
2階						3			0	0	12
3階				3		5			0	0	3
4階									0	0	
合計	0	0	0	0	0	3	0	8	0	0	15

地域CF 地域からの情報提供・情報収集	各部からの相談と対応	チームCF・委員会等への報告
		＊3階病棟ラウンド ・浴室にカビ（？）あり ・標準予防策、結核対応について答えられず。 ＜チームCF＞ 浴室のカビは対応可能か確認 普段ない感染症について再度確認

感染制御チーム日誌

院長	事務長	看護部長	感染管理者

5月	10	日	木 曜日	天気	晴/雨	記載者	吉原 未緒	印
感染制御チーム			○南雲 俊之	○島田 智也	○仁司 祐見子	○	吉原 未緒	

	誤刺等	届出感染症	インフルエンザ	中心カテ	感染	尿道カテ	感染	レスピ装着	指定抗菌薬	14以上使用	多剤耐性菌
リハビリ									0	0	
事務部									0	0	
外来									0	0	
2階						3			1	0	12
3階				3		5			0	0	3
4階									0	0	
合計	0		0		0	3	0	8	0	1	0	15

地域CF 地域からの情報提供・情報収集	各部からの相談と対応	チームCF・委員会等への報告

第5編

ICTチェック項目一覧　　まとめ5月		2階	3階	外来	透析	RH	薬局	放射線	検査	事務	相談室
標準予防策		14	13	11	13	10	12	14	12	10	6
1	標準予防策の具体的内容について答えられる（すべての患者の体液・血液・粘膜・創を感染の対象として扱い、手袋・手指衛生等を行い感染を防ぐこと）	3	1	2	1	2	3	2	2	2	1
2	放射線室・一般撮影室・X線テレビ室・CT室・エコー室の入退出時には手指消毒剤を使用している	2	3	3	3	3	2	3	3	2	1
3	患者・家族、スタッフに病室・上記室内入退出時には手指消毒剤をするよう指導している（ICT委員自身）	3	3	1	3	3	2	3	3	1	2
4	患者・家族、スタッフに病室・上記室内入退出時には手指消毒剤をするよう指導している（他スタッフ）	3	3	2	3	1	2	3	1	2	2
5	自部署の感染対策委員、ICT委員を知っている	3	3	3	3	1	3	3	3	3	/
感染経路別予防策（接触・飛沫・空気）		6	6	3	4	6	6	6	5	6	4
1	（空気感染、飛沫感染、接触感染）の具体的内容について答えられる（病名等）	3	3	2	3	3	3	3	2	3	3
2	発生や最新情報をどのように把握しているか（イントラSV内検査室微生物週間レポート等）	3	3	1	1	3	3	3	3	3	1
接触予防策（MRSA、VRE、O157、疥癬）		18	15	12	18	13	4	15	10	2	4
1	多剤耐性菌、MRSAが検出されている患者を把握している（マーク表示・伝票に記入等）	3	3	2	3	3	2	3	3	1	3
2	ゾーニング（病床管理）をしていることを知っている	3	2	1	3	1	2	3	1	1	1
3	患者に使用する物品は、できるものは患者専用とし、使用後は消毒している	3	3	3	3	3	/	3	1	/	/
4	患者に使用したリネンは、ビニール袋などに密閉して持ち運ばれている	3	1	3	3	3	/	3	2	/	/
5	患者が移動する場合はサージカルマスクの着用や創部の被覆などを行っている（患者）	3	3	3	3	3	/	3	3	/	/
6	MRSA患者ごとに手指消毒剤を使用している	3	3	/	3	/	/	/	/	/	/
飛沫予防策（風疹、インフルエンザ、肺炎等）		12	6	9	15	8	3	7	4	11	5
1	外来患者は他患者から2m以上隔離、または待機場所に誘導している（受付時・診察時・検査時・RH）	/	/	2	3	3	1	/	3	/	/
2	入院患者は他患者から2m以上隔離、または個室対応している	3	1	/	3	/	/	/	/	/	/
3	個室が確保できない時は、同室に集め、不可能な場合はカーテンやスクリーンで間仕切りしている	3	1	1	3	/	/	/	3	/	/
4	患者をケア（接する時）する場合はサージカルマスクを着用している（職員）	3	1	3	3	3	/	3	3	3	3
5	インフルエンザ発生時、患者・家族等に対して咳エチケットの指導をし、ポスターもされている	3	3	3	3	2	2	3	1	2	2
空気予防策（結核、水痘、麻疹等）		4	6	6	8	7	8	7	8	6	6
1	患者または疑い患者が発生したらどこにいつまでに届出をするか知っている（直ちに保健所へ）	2	2	2	3	1	3	2	3	2	2
2	N95マスクを正しい方法で装着できる（感染対策マニュアル2　感染対策の基本N95マスクの脱着手順）	2	2	3	3	3	2	3	2	1	1
3	（結核、水痘、麻疹）を疑う患者をどのような体制で診察するか知っている（優先診察、検査する体制）	?	2	1	2	3	2	2	3	2	3
身だしなみ		15	15	15	15	15	14	15	15	15	15
1	髪は動作を邪魔しないように襟より長い髪は結んでいるか	3	3	3	3	3	3	3	3	3	3
2	爪は短く切りそろえてあり、清潔であるか	3	3	3	3	3	3	3	3	3	3
3	靴はサンダル以外のもので、前の部分が開いていないで、踵のあるものか	3	3	3	3	3	2	3	3	3	3
4	強いオーデコロン・香水等は使用していない	3	3	3	3	3	3	3	3	3	3
5	制服はこまめに洗濯していて清潔で、名札はキチンと付いているか	3	3	3	3	3	3	3	3	3	3

第5編

ICTチェック項目一覧　まとめ5月

		2階	3階	外来	透析	RH	薬局	放射線	検査	事務	相談室
	手指衛生	26	26	26	29	24	27	27	29	26	9
1	手指消毒剤が必要な場所に配置されており、ポスター掲示がある	3	3	2	3	3	3	2	3	3	1
2	配置されている手指消毒剤は有効期限内のものである	3	3	3	3	2	3	3	3	3	1
3	手指消毒剤の使用法は正しいか（1～2プッシュ）	3	2	3	3	3	3	3	3	3	2
4	手指消毒剤の自部署使用量調査の結果を知っている	3	3	3	3	1	2	3	3	3	1
5	手洗いの方法は正しいか（流水でぬらす→石鹸をつけ、手の平をすり合わせ泡立てる→手の甲・指間・親指・指先・手首を洗う→流水ですすぐ→ペーパータオルで水を拭き取る→そのタオルで蛇口を閉め周囲の水気を拭き取る。）	3	2		3	3	3	3	3		2
6	洗面台・鏡・シンクは清潔に保たれているか	3	3	3	3	3	3	3	3	3	
7	手洗い台周囲は濡れていないか・水垢はないか	2	3	3	3	3	3	3	3	3	
8	手洗い台周囲の床は清潔で濡れていないか	3	3	3	3	3	3	3	3	3	
9	手指消毒剤使用量アップのための手指衛生、手洗い指導の部署内教育を行っているか（ICT委員）	2	2	3	3	3	3	3	3	2	
10	手指衛生の必要な5つの場面を答えられるか（①患者に接する前、②無菌的処置を行う前、③体液曝露の可能性の時、④患者に接した後、⑤患者周辺環境に接した後）	1	2	2	2	1	1	2	2	1	2
	医療器具関連感染サーベイランス	8	10	1	1	2	2	1	1	1	1
1	サーベイランスデータをスタッフにフィードバックしている	2	3								
2	サーベイランスデータをICTに報告している	2	3								
3	CCDガイドラインを知っているか、読んだことはあるか	2	2	1	1	2	2	1	1	1	1
4	実施した対策の評価のためサーベランスのデータを活用している	2	2								
	微生物サーベランス	4	5	2	2	2	4	6	6	2	4
1	微生物週間レポートを知っているか見ているか（イントラSV内→検査室）	2	3	1	1	1	2	3	3	1	1
2	手指・MRSA・グラム陰性桿菌サーベランス結果をスタッフが周知している	2	2	1	1	1	2	3	3	1	3
	抗菌薬適正使用	4	6	1	5	1	4	2	4	1	4
1	指定抗菌薬届出書がどのようなものか知っているか（抗菌薬の適正使用を推進する目的）	1	3	1	2	1	1	2	3	1	2
2	長期に抗菌薬を使用している患者を把握している	3	3		3		3		1		2
	洗浄・消毒・滅菌	6	2	5	6	6	3	6	6	2	2
1	洗浄・消毒・滅菌の違いについて正しく答えられるか（洗浄：有機物・汚物を物理的に処理する。消毒：有害な微生物をだけ殺す。滅菌：すべての菌を死滅する。）	3	1	2	3	3	3	3	3	2	2
2	現場スタッフが洗浄・消毒・滅菌の手順書を厳守しているか	3	1	3	3	3		3	3		
	消毒	17	17	18	9	1	2	3	4	1	2
1	消毒する対象物に応じて消毒剤（消毒薬の分類表の掲示）を選択しているか、または知っているか	3	3	3	3	1	2	3	2	1	2
2	滅菌物品のリコール（滅菌不良品回収）の対処方法を組織内で確立している	3	2	3	1						
3	滅菌物の運搬方法や保存方法の注意点について理解している（床から25cm以上、天井から45cm以上離し、閉鎖式、キャビネットに保管。重ねて置かず、古いものを手前に置く）	3	3	3	2				2		
4	経管栄養物品が消毒剤に完全に浸っているか	2	3								
5	次亜塩素酸の希釈は正しいか	3	3	3							
6	内視鏡の消毒は正しいか			3							
7	ネブライザーの管理は適切か	3	3	3							

第5編

ICT チェック項目一覧　　まとめ5月		2階	3階	外来	透析	RH	薬局	放射線	検査	事務	相談室
職業感染防止対策		9	9	9	5	7	9	5	3	7	
1	血液・体液曝露（針刺し事故）発生時の対応フローチャートの内容を理解している	3	3	3	2	3	3	2	2	3	
2	安全器材を導入している（導入を検討している）、または安全器材について理解している	3	3	3	1	1	3	2		3	
3	PPEの設置場所が分かり、正しく装着できる（感染対策マニュアル2 感染対策の基本P9）	3	3	3	2	3	3	1	1	1	
尿道留置カテーテル		12	13	0							
1	尿道留置カテーテル挿入時には清潔操作を遵守している	3	3								
2	蓄尿バッグは膀胱より下に設置し、床についていない	3	3								
3	尿道カテーテルに屈曲、閉塞がない	3	3								
4	カテーテルを固定している	2	3								
5	尿回収時には患者ごとに容器、手袋を替えている	1	1								
中心静脈カテーテル		8	12	0							
1	CVC挿入時に医師はマキシマルバリアプリコーションを厳守している	1	3								
2	カテーテル挿入部位を観察できるようにフィルム材を貼付している	3	3								
3	点滴ルートを清潔に準備し、交換はPPEを装着し行っている	1	3								
4	側管アクセスの際はアルコールで消毒している	3	3								
ファシリティ・マネジメント　（医療廃棄物管理）		9	11	12	12	12	10	11	11	7	7
1	感染性廃棄物が分別表に基づき適正に分類され、廃棄されている	3	3	3	3	3	3	2	3		
2	廃棄物は8割で廃棄しているか	2	3	3	3	3	2	3	2	3	3
3	ゴミ箱・廃棄物を扱うときは手袋をしているか	1	3	3	3	3	2	3	3	1	1
4	ゴミ箱は清潔か	3	2	3	3	3	3	3	3	3	3
ファシリテイ・マネジメント　（リネンの取り扱い）		5	8	9	9	9		8	5		
1	汚染（血液、体液、分泌物、および排泄物が付着）したリネンを交換する時は、マスク、エプロン、手袋を着用している	1	2	3	3	3		2	3		
2	汚染（血液、体液、分泌物、および排泄物が付着）したリネンを運ぶ際は、ビニール袋に入れ汚染を分別できるような表示がされている	1	3	3	3	3		3	2		
3	清潔リネンは汚染されないように保管されている	3	3	3	3	3		3			
ファシリティ・マネジメント　（床）		27	24	26	27	25	20	27	25	21	15
1	血液・体液が飛散した場合の清掃について答えられる	3	?	2	3	1	3	3	1	2	2
2	日常清掃と定期清掃の状況が記録されている	3	3	3	3	3	2	3	3	3	1
3	モップ等は洗濯後に乾燥させている	3	3	3	3	3	3	3	3	3	3
4	清掃用具は患者・訪問者から見えないところに保管されている	3	3	3	3	3	3	3	3	3	3
5	床は紙モップしてから布モップしている	3	3	3	3	3	3	3	3	3	1
6	床は奥から手前へ掃除している	3	3	3	3	3	3	3	3	3	3
7	埃はないか・掃除が行き届いて清潔であるか	3	3	3	3	3	3	3	3	3	3
8	廊下に不必要な物品、リネンや病衣が置かれていない	3	3	3	3	3	3	3	3	3	
9	ベッド下に埃はないか	3	3	3	3	3		3	3		
ファシリテイ・マネジメント　（窓）		5	5	6	6	6	5	6	6	6	6
1	窓・窓周辺は汚れていない	3	2	3	3	3	2	3	3	3	3
2	カーテンは清潔である	2	3	3	3	3	3	3	3	3	3
ファシリテイ・マネジメント　（壁）		3	3	3	3	3	3	3	3	3	3
1	不必要なものが貼ってない	3	3	3	3	3	3	3	2	3	3

第5編

ICT チェック項目一覧　まとめ5月		2階	3階	外来	透析	RH	薬局	放射線	検査	事務	相談室
ファシリテイ・マネジメント　（病室／HD室）		26	27	21	23	15	0	0	7	14	
1	ベッド枠、ベッド柵、床頭台は定期的にアルコール消毒しているか（チェックシート確認）	3	3		1	3			1		
2	ベッド脇に手袋が配置してある	3	3		1				3		
3	患者の私物が床に置かれていない	2	3	3	3	3					
4	照明器具、テレビは汚れていない	3	3	3	3					3	
5	室内は整理整頓がされている	3	3	3	3	3				2	
6	室内に臭気はこもっていない	3	3	3	3					3	
7	病室ドアノブや手すり等は定期的なアルコール清掃を行っている（チェックシート確認）	3	3	3	3						
8	ゴミ箱があふれていないか	3	3	3	3	3				3	
9	備品（椅子・オバーテーブル等）は汚れていないか	3	3		3	3			3	3	
ファシリテイ・マネジメント　（浴室）		12	13	0							
1	脱衣所は清潔か	1	3								
2	浴室タイルにカビはないか	2	1								
3	浴室・脱衣所は整理整頓されている	3	3								
4	浴室マットは清潔である	3	3								
5	浴槽、備品は清潔か。髪の毛付着はないか	3	3								
ファシリテイ・マネジメント　（トイレ・流し）		15	17	17	18	16	16	17	18	17	18
1	便器は汚れていない	3	3	3	3	2	3	3	3	3	3
2	トイレ・流しの床は濡れていない	3	3	3	3	3	3	3	3	3	3
3	洋式トイレの便座除菌剤は入っているか	3	3	3	3	3	3	3	3	3	3
4	ペーパーはきちんとセットされていて予備はあるか	3	3	3	3	3	3	3	3	3	3
5	換気扇は清潔か	1	1	1	2	1	3	1	2	3	3
6	ピカピカシートは毎日チェックされているか	1	3	3	3	3	2	3	3	3	3
7	手指消毒剤、消臭剤は近くにあるか	1	1	1	1	1	1	1	1	1	1
ファシリテイ・マネジメント　（流し・汚物処理室）		18	19	15	18	9	3	3	9	3	
1	流し、汚物槽は清潔である	3	3	3	3	3			3		
2	便器・尿器は乾燥してある	3	3	3	3						
3	便器・尿器は適切に洗浄されている	?	2	3	3						
4	ポータブルトイレは清潔である	3	3								
5	流し台等の洗剤は整理整頓され仕舞ってある	3	2	3	3	3	3	3	3	3	
6	汚物入れの容器は蓋が閉まっている	3	3		3						
7	床は清潔で濡れていないか	3	3	3	3	3			3		
ファシリテイ・マネジメント　（各処置室・作業室・RH室・検査室・HD室・患者食堂・各部署内等）		18	20	29	23	18	17	21	17	8	9
1	机・処置台・作業台・実験台・各撮影台・プラットホーム・平行棒・各機器、ベッドは作業前後に消毒薬で清拭している	1	3	3	3	3	2	3	3		
2	机・処置台・作業台・実験台・各撮影台・プラットホーム・各機器、ベッドの周囲は整理整頓されている	2	3	3	3	3	3	3	3	1	1
3	机上・PC周辺・救急カート・検査機器周辺・調剤機器周辺・各部署室内は整理整頓されている	2	?	3	3	3	3	3	3	1	2
4	患者周辺・患者に接する、検体・調剤・薬剤を取り扱う・RH・採血・注射・処置を行う前後は手洗い・手指消毒を実施している	2	3	2	3	3	3	3	2	1	2
5	採血・注射・処置時・検体取り扱い時・検査検査時・点滴調剤時には手袋を、感染の恐れがあるときはPPEを使用している	2	2	3	3	3	3	3	3		
6	手袋を外した後は手洗い・手指消毒剤を使用している			3	3	3	3	3	3	1	
7	包交車は整理整頓されている			3	3			2			
8	包交車は清潔である			3	3			2			
9	室内に不要な物品（私物等）、器材が置かれていない	3	1	3	3	3	3	3	3	2	1
10	机・テーブル・椅子は定期的に清掃している（チェックシート確認）	3	3		3	3	2	3	3	1	1
11	ドアノブや手すり等は定期的なアルコール清掃を行っている（チェックシート確認）	3	3		3	3	3	3	3	1	1
12	温度・湿度を毎日チェックしている（チェックシート確認）	3	3	3	3	3	3	3		1	1

第 5 編

感染制御チーム院内巡視報告書

医師：南雲俊之　看護師：吉原未緒　薬剤師：島田智也　検査技師：仁司祐美子

巡視日	2012年5月2日（水）　時間　14：00	巡視部署	全部署共通
巡視担当者	島田・中野・平石・須田		

巡視結果・相談内容　※巡視表もご参照ください

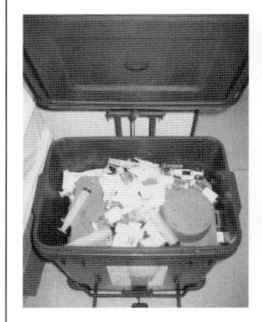

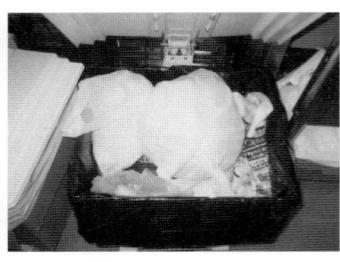

・廃棄物が8割以上入っている
・廃棄物を押し込んでいる
・手袋をして扱っていない

改善を期待する事項と対策

〈改善点〉
・ゴミを8割以上入れないでください
・ゴミを押し込んで入れないでください
・職業感染の危険が高い作業です、必ず手袋をつけてください

〈対策〉
廃棄物の処理について再度説明をします
8割入っていたら口を閉じてください

次回巡視日　6月　28日（木）　時間　14：00

巡視結果

・ゴミ箱は8割程度で口を閉じるようになっている。
・再度、職業感染の危険性、手袋の必要性について説明、徹底をお願いした。
・医療廃棄物の蓋はきちんと閉まるようにしてください、閉まらない物はネジを調整します。
・採血後と思われるシリンジが入っている。→採血等では、携帯用針捨て容器を持っていき、その場で針を捨ててください。

第5編

第2回　感染対策地域連携カンファレンス資料

医療法人相生会　わかば病院

＊抗菌薬管理について

感染対策マニュアル「抗菌薬適正使用ガイドライン」を掲載。
（内容）
1．種類と特徴
2．抗菌薬の選択と使用法
3．治療効果の判定
4．起炎菌別抗菌薬選択

採用抗菌薬については、注射と内服に分け、「分類・薬剤名・略語」を一覧としている。

・指定抗菌薬について

抗MRSA薬、カルバペネム系薬を使用する際には「届出制」としている。

医師が指示と同時に届け出書を記入

薬剤師が処方箋と共に回収

薬剤師、感染対策委員（感染管理者）、院長へ回覧する。

院内ラウンドの際に、抗菌薬使用者（指定抗菌薬以外も）、指定抗菌薬届出書が提出されているかを確認する。

―389―

第5編

7月 感染対策ニュース

こんにちは、感染制御チームです。
7月13日に、ICD（インフェクションコントロールドクター）協議会に行ってきました。
県内の感染対策に関わる、医師、看護師、薬剤師、検査技師が集まり、
「相互チェック」や「アウトブレイク対応」の講演がありました。
群馬県医師会のホームページから、県内の感染症発生状況や感染症の対応
方法について知ることができます。ぜひご覧ください。

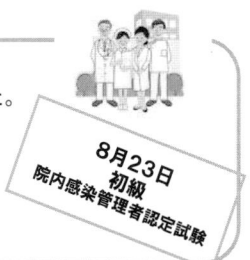

8月23日 初級
院内感染管理者認定試験

マイコプラズマ肺炎流行

どんな病気？
マイコプラズマという病原体に感染することで発症します。咳や発熱を主症状とし、小児や若者の患者が多く報告されています（大人もなります）。潜伏期間は、2～3週間です。髄膜炎などの合併症を併発する症例も報告されています。

感染経路は？
飛沫感染です。症状のある人の咳のしぶきを吸い込んだり、症状のある人と身近で接触したりすることで感染すると言われています。家庭内、学校や職場などの施設内でも感染が広がる可能性があります。

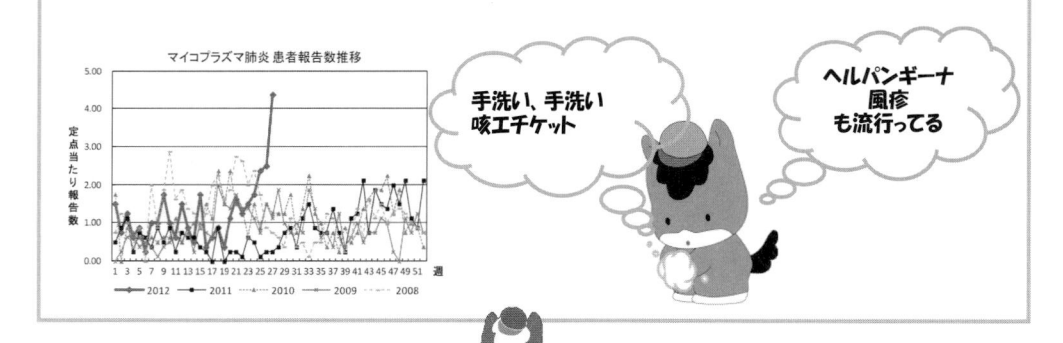

手洗い、手洗い
咳エチケット

ヘルパンギーナ
風疹
も流行ってる

結核

東京都青梅の病院（精神科）で入院患者・職員合わせて73人が結核に感染しました。日本は、欧米先進国に比べ結核に感染する人が多く「中蔓延国」です。
結核は続く咳、微熱、寝汗等風邪の症状に似ています。
入職時にQFT（クオンティフェロン）という結核の検査項目を調べています。
予防接種が必要になることもあります。
自分と患者さんを守るため
ご協力をお願いします。
分からないことがありましたら、
感染対策委員や制御チーム
にお問い合わせください。

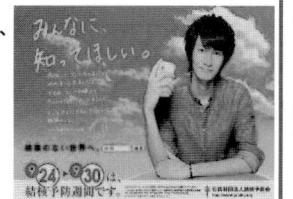

ICT巡視結果のお知らせ

・手指衛生にご協力頂いていますが、まだ不十分のところがあります。今後も5つのタイミングで手指衛生をお願いします。
・自分の部署の感染対策委員、ICT委員をもう一度確認してください。ちなみに、感染対策委員会委員長は南雲院長です。
・CDCは、米国疾病予防管理センターのことで、感染対策の総合研究所です。感染対策委員会ではCDCのガイドラインや学会の最新情報を見ながらマニュアル等を見直しています。
・PPEとはパーソナル プロテクティブ イクイップメントの略称です。個人防護具のことで、マスクや手袋、ガウン、エプロン、ゴーグル等々です。適切なタイミングで必要なPPEを付けましょう。

第5編

コードブルー要請マニュアル

```
緊急事態発生　　救急患者発見
```

（1）職員が近くにいる場合
発見者は近くにいる職員にコードブルーを要請
要請をしたら状況に応じた処置、対応を行う

（2）職員が近くにいない場合
発見者は大きな声を出して職員を呼び、来た職員にコードブルーを要請
要請をしたら状況に応じた処置、対応を行う
※職員が来ない場合、発見者が一番近い部署に行きコードブルーを要請
要請をしたらすばやく発生場所に戻り、状況に応じた処置、対応を行う

発見者：『〇〇さん、コードブルー要請お願いします。』
職員：『〇〇です。コードブルー要請します。』

コードブルー要請方法

内線1104または1105（受付カウンター）に連絡
※内線1104、1105が通じない場合は、PHS 1501（総務課）に連絡する
発生場所を的確に告げて要請を行う
コードブルーを要請した職員は、発生場所に戻り、発見者にコードブルーを要請したことを伝え対応する

職員：『〇〇ですが、〇〇にコードブルー要請お願いします。』
受付：『〇〇です。〇〇のコードブルー要請お受けしました。放送を行います。』

コードブルー放送

『コードブルー、〇〇。コードブルー、〇〇。』
※発生場所を的確に伝える　　（例）エコー室前、心電図室前

＊コードブルー放送を聴いた職員は、発生場所をよく聞き直ちにかけつける
＊発生場所に一番近い部署で救急カートやストレッチャーを確保し運ぶ
　（1階など救急カートが2つあり、どちらが近い分からない場合は、重複してもいいので両部署ともに運ぶ）
＊救急カート、ストレッチャーなど誰が運んでくるかは集合した職員、かけつける職員が声を出し合って確認する
＊集合した職員はドクターの指示（ドクターが来ていない場合は現場のナース等の指示）に従い、処置、対応を
行い救急外来、病棟等に運ぶ

※当院の体制として『コードブルー要請マニュアル』の適用時間は8：30～18：00とする
※夜間帯（18：00～8：30）に緊急事態が発生した場合は直接当直ドクターに連絡をして対応する

コードブルー放送をしたことで起こりうること	解決策
①各々の部署で人手が足りなくなる	①各部署の長が部署に何人残り、何人要請に行かせるか判断し、対応する
②外来・病棟・透析患者、または家族の方が動揺したり不安感を与える可能性がある	②残った職員は普段通り仕事をし、不安にさせるような言動は避ける

救急カート設置場所
1階　救急外来、放射線課
2階　221号
3階　3階ナースステーション
4階　第1透析室

AED
1階　救急外来
DC
2階　コピー機横

ストレッチャー
1階　救急外来
2階　北側廊下
3階　北側廊下

救急委員会

第5編

コードブルー訓練評価項目

	1回（ / ）	2回（ / ）	3回（ / ）
反応を確認する			
助けを呼ぶ（コードブルー要請）			
迅速なコードブルー要請（受付に連絡）			
呼吸の確認を行う			
人工呼吸（省略可能）			
迅速な心臓マッサージ			
迅速なコードブルー放送（要請から）			
救急カート要請			
救急カート用意			
救急カート内物品把握			
酸素ボンベ要請			
酸素ボンベ用意			
酸素ボンベを取り扱える			
バッグ・マスク法による人工呼吸			
挿管（医師）			
ルート準備			
ルート確保			
記録の要請			
記録をする			
血圧計要請			
血圧計用意			
モニター要請			
モニター用意			
SpO_2要請			
SpO_2用意			
AED/DC 要請			
AED/DC 用意			
ストレッチャー要請			
ストレッチャー用意			
ストレッチャー移乗			
声を掛け合っていた			
チームワークはよかったか			
人数過多の場合自部署に戻る			
現場周辺にいる方への配慮			
（医師到着）			
（ナース到着）			
考察			

5：よくできた　4：できた　3：まあまあできた　2：あまりできなかった　1：できなかった　の5段階評価で行う

救急委員会

第5編

救急カート内常備品

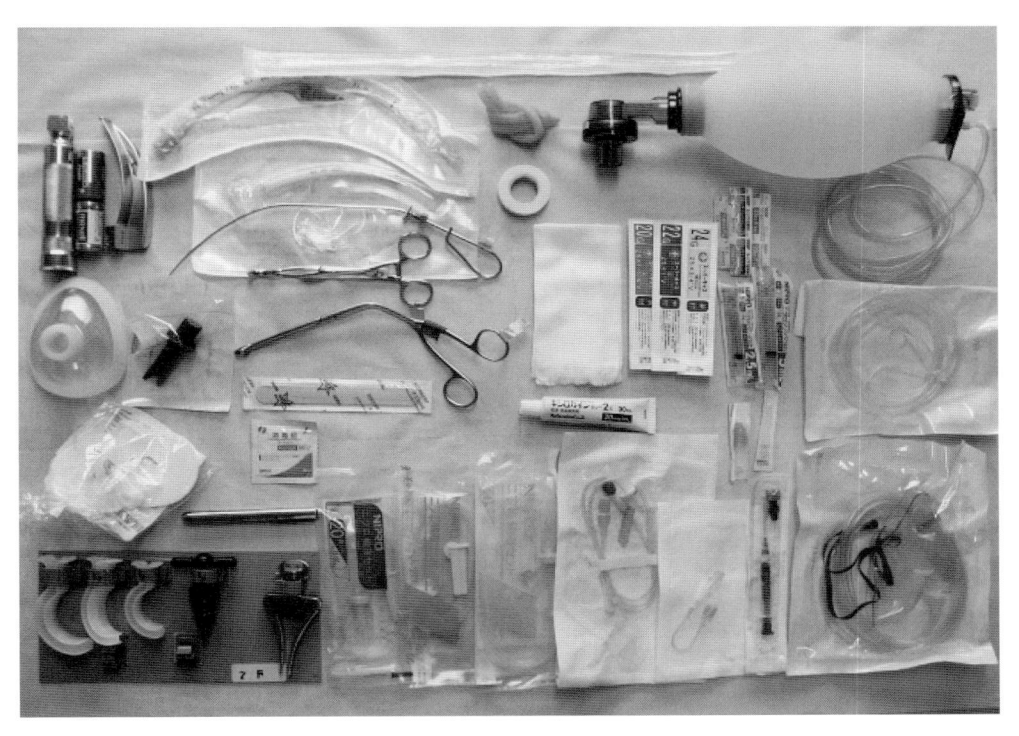

1、喉頭鏡（＋乾電池）
2、ブレード（M・L）
3、挿管チューブ（7.5・8.0・8.5）
4、ネーザルエアウェイ（6.0・7.0・8.0）
5、スタイレット
6、舌鉗子
7、マギール鉗子
8、駆血帯
9、固定テープ
10、ガーゼ
11、アンビュー・延長チューブ
12、マスク（大・中）
13、バイトブロック
14、チューブホルダー
15、アルコール綿
16、エアウェイ（大・中・小）
17、ペンライト（＋乾電池）
18、開口器
19、舌圧子
20、輸液セット（小児・成人）
21、輸液セット（ポンプ式）
22、2wayサイト
23、プラスチック針
24、ネジ式ロック
25、Jループ
26、血ガスキット
27、キシロカインゼリー
28、サーフロ針（20・22・24G）
29、注射針（18・22・23G）
30、シリンジ（2.5・5・10・20ml）
31、酸素チューブ（鼻カテ・マスク）
32、吸引チューブ

救急委員会

第5編

医療機器　修理・点検フローチャート

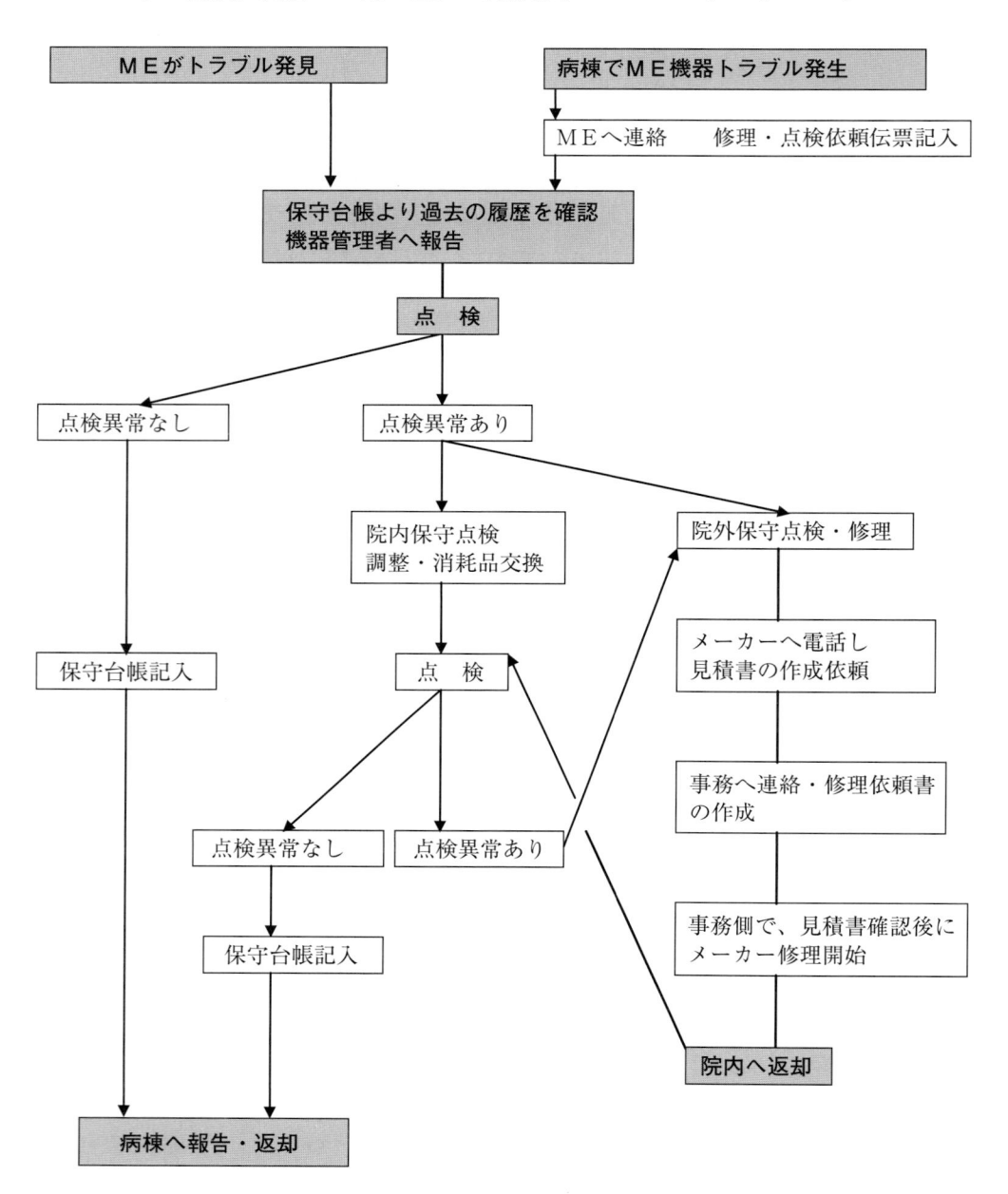

```
[MEがトラブル発見]                [病棟でME機器トラブル発生]
       │                                │
       │                                ▼
       │                    [MEへ連絡　修理・点検依頼伝票記入]
       │                                │
       └────────────┬───────────────────┘
                    ▼
          [保守台帳より過去の履歴を確認
           機器管理者へ報告]
                    │
                    ▼
                 [点　検]
                    │
         ┌──────────┴──────────┐
         ▼                     ▼
    [点検異常なし]         [点検異常あり]
         │              ┌──────┴──────┐
         │              ▼             ▼
         │       [院内保守点検     [院外保守点検・修理]
         │        調整・消耗品交換]      │
         │              │               ▼
         │              ▼        [メーカーへ電話し
         │           [点　検]      見積書の作成依頼]
         │              │               │
         │       ┌──────┴──────┐        ▼
         │       ▼             ▼   [事務へ連絡・修理依頼書
    [保守台帳記入] [点検異常なし] [点検異常あり]  の作成]
         │       │             │        │
         │       ▼             └────────┤
         │  [保守台帳記入]               ▼
         │       │              [事務側で、見積書確認後に
         │       │               メーカー修理開始]
         │       │                      │
         │       │                      ▼
         │       │                 [院内へ返却]
         ▼       ▼
      [病棟へ報告・返却]
```

医療機器管理委員会

第5編

医療ガス設備日常点検記載簿

部署 _____

(酸素)　笑気　吸引

点検範囲 _____　　　　　　年　　　月

	点検者	ネジゆるみの有無	ガス漏れ音の有無	ホースのねじれ	金具の損傷変形の有無	アダプタロックは正常か	使用していないアウトレットに器具は接続していないか	備考
1								
2								
3								
4								
5								
6								
7								
8								
9								
10								
11								
12								
13								
14								
15								
16								
17								
18								
19								
20								
21								
22								
23								
24								
25								
26								
27								
28								
29								
30								
31								

異常を認めた時　日勤時間帯　事務　塩原（PHS 501）または、透析　高橋（PHS 518）に連絡する。
　　　　　　　　夜間時間帯は事務当直者（PHS 501）へ連絡する。事務当直者は事務　塩原（自宅または携帯）または、透析　高橋（自宅または携帯）に連絡する。

医療ガス安全管理委員会

第5編

＜引用・参考文献＞

○医療事故発生時の対応－看護管理者のためのリスクマネジメントガイドライン－　－転載－
　　※上記冊子のp26、図3「医療事故に伴う法的責任の決定経過」は、杉谷藤子「看護事故」防止の手引きp16、「医療事故に伴う法的責任の経過」、日本看護協会出版会　1997　一部改変
　　　　　　　　　　　　　　　　　　　　　　　　　　公益社団法人日本看護協会　2002年10月

○患者安全推進ジャーナル別冊
　病院内の自殺対策のすすめ方
　　※・自殺のリスク・アセスメントのためのチェック・リスト（p36）
　　　・入院時の危険物持ち込み制限の院内周知文書の例（p51）
　　　・患者の自殺時（縊首〈ハンギング〉、刺傷行為）の対応（p53）
　　　・病院外の社会資源（p58）
　　　・社会資源の利用（p82）
　　　・自殺発生時の対応（平日昼間）（ある急性期病院の例）（p91）
　　　　　　公益財団法人　日本医療機能評価機構　認定病院患者安全推進協議会　2011年1月

○医療安全研修マニュアル－小規模医療機関を中心に－
　　　　　　　　　　　　　　　　　　　　　　嶋森好子：株式会社じほう　2011年12月

○医療安全のリーダーシップ論
　　　　　　　　　　　　　　　　　　日本医療マネジメント学会：メディカ出版　2011年6月

○医療安全管理の進め方
　　　　　　　　　　　医療安全ハンドブック編集委員会：メヂカルフレンド社　2002年10月

○医療コンフリクト・マネジメント－メディエーションの理論と技法－
　　　　　　　　　　　　　　　　　　和田仁孝／中西淑美：有限会社シーニュ　2006年5月

○医療メディエーション－コンフリクト・マネジメントへのナラティヴ・アプローチ
　　　　　　　　　　　　　　　　　　和田仁孝／中西淑美：有限会社シーニュ　2011年11月

○患者安全推進ジャーナル別冊
　医療コンフリクト・マネジメントの考え方
　　　　　　公益財団法人　日本医療機能評価機構　認定病院患者安全推進協議会　2009年11月

○日本看護協会看護業務基準集　2004年
　　　　　　編集　公益社団法人日本看護協会　発行　株式会社日本看護協会出版会　2005年2月

○医療者が知っておきたい自殺のリスクマネジメント
　　　　　　　　　　　　　　　　　　　　　　高橋祥友：株式会社医学書院　2006年11月

○社会福祉施設等におけるノロウイルス対応標準マニュアル（第3版）－吐物処理の手順－
　　　　　　　　　　　　　　　　　　　　　　　　　　東京都福祉保健局　2006年1月

○血液製剤添付文書集－照射赤血球濃厚液－LR（Ir-RCC-LR）の製剤ラベルの見方－写真提供
　　　　　　　　　　　　　　　　　　　　　　　　　　　　　　　　　日本赤十字社

○輸血過誤防止のチェックポイント
　　　　　　　　　　　　　　　　　　　　一般社団法人　日本輸血・細胞治療学会

○輸血拒否と免責に関する証明書
　　　　　　　　　　　　　　　　　　　　一般社団法人　日本輸血・細胞治療学会

○急性輸血副作用の診断項目表
　　　　　　　　　　　　　　　　　　　　一般社団法人　日本輸血・細胞治療学会

○こころとからだの質問票
　　　　　　　　　　　　　　　　　　　　上島国利／村松公美子：ファイザー社　1999年

執筆者一覧

医療法人相生会
　　理事長　若松良二

医療法人相生会　わかば病院
　　病院長　南雲俊之

医療法人相生会　わかば病院　医療安全総合対策委員会
　　医療安全管理者（兼）看護部長　小宮美恵子

【編集委員】
渡辺　豊・・・・・・・事務長
塚越由の・・・・・・・病棟師長
種子田みちよ・・・・・病棟師長（兼）患者サポート　（専任）
吉原未緒・・・・・・・看護主任（兼）感染制御管理者（専任）
阪本香里・・・・・・・看護主任（兼）褥瘡専任看護師
水野真由美・・・・・・看護主任
松田はつみ・・・・・・介護職主任
島田智也・・・・・・・薬剤主任（兼）感染制御（専任）
八木原達也・・・・・・臨床工学技士主任
仁司裕見子・・・・・・臨床検査技師主任
今井弘二・・・・・・・診療放射線技師長
平石桜子・・・・・・・診療放射線技師
石田孝行・・・・・・・医事課長
清水秋夫・・・・・・・総務課

◆　　◆

　医療安全総合ハンドブックは、2009年に作成し、点検・修正を加えながらの活用実績は早いもので3年が経過しています。その間に診療報酬改定も行われ、医療安全対策の質向上に係る規制や加算もますます重点化しつつあります。さらに、インシデント・アクシデント分析による対策と改善事例は、医療・看護の質向上に向けたニューマニュアルへと改訂・追加されてきました。

　このハンドブックも更新を続けながら全1,000ペーを超えて構成されています。本書ではその一部を紹介していますが、冒頭でも述べたように日々更新している生き物であり、本書の中にはすでに改訂されている部分もあることを申し添えるとともに、ご了承いただきますようお願いいたします。

　　　　　　　　　　　　　　　　　　　　（小宮　恵美子）

わかば病院版
医療安全対策総合ハンドブック

2013年4月18日　第1版第1刷発行

編　者　医療法人　相生会
　　　　わかば病院
　　　　医療安全総合対策委員会

発行者　平　　盛之

発　行　所　㈱産労総合研究所
　　　　　　出版部 経営書院

〒102-0093　東京都千代田区平河町2-4-7　清瀬会館
　　　　　　　　　　　　　　　　電話　03（3327）1601

落丁・乱丁はお取り替えします。　　印刷・製本　中和印刷株式会社
ISBN978-4-86326-144-0 C3047